心 病 论

何念善　李凯　艾尔法提·艾麦尔　编著

中国中医药出版社

·北京·

图书在版编目（CIP）数据

心病论／何念善，李凯，艾尔法提·艾麦尔编著. —
北京：中国中医药出版社，2022.8
ISBN 978 - 7 - 5132 - 7721 - 1

Ⅰ.①心…　Ⅱ.①何…②李…③艾…　Ⅲ.①心病
辨证　Ⅳ.①R241.5

中国版本图书馆 CIP 数据核字（2022）第 135583 号

中国中医药出版社出版

北京经济技术开发区科创十三街 31 号院二区 8 号楼
邮政编码　100176
传真　010 - 64405721
河北省武强县画业有限责任公司印刷
各地新华书店经销

开本 880×1230　1/32　印张 11　字数 239 千字
2022 年 8 月第 1 版　2022 年 8 月第 1 次印刷
书号　ISBN 978 - 7 - 5132 - 7721 - 1

定价　50.00 元
网址　www.cptcm.com

服务热线　010 - 64405510
购书热线　010 - 89535836
维权打假　010 - 64405753

微信服务号　zgzyycbs
微商城网址　https://kdt.im/LIdUGr
官方微博　http://e.weibo.com/cptcm
天猫旗舰店网址　https://zgzyycbs.tmall.com

编写说明

四十三年前，作为一个中医专业的学生，拜读《黄帝内经》自然是入门认宗之举。

这部著作是中国医学的渊薮与基石，中医长河的源头，巍巍乎若高山，荡荡乎若流水，令人高山仰止。

在一遍遍的参读中，我对《素问·灵兰秘典论》中关于五脏六腑的论述记忆尤其深刻，其"心者，君主之官，神明出焉……主明则下安，以此养生则寿，殁世不殆，以为天下则大昌。主不明则十二官危，使道闭塞而不通，形乃大伤，以此养生则殃，以为天下者，其宗大危，戒之戒之"的经典论断，振聋发聩，我铭刻于心。

大学期间遍阅群书，在学院图书馆的古典医籍中关于脏腑的专著只看到一本《脾胃论》，"心"这么重要的脏却没有医家来专门论述。

学医以至从医的数十年里，我一直为此疑惑不解且殊为遗憾。

现代科技的发展进步，已极大地改善了人类的生活环境与质量，使我们免受了自然力量如风寒暑热的侵害；生产力水平的提高，使人类免受劳顿之苦；物质的极大丰富，解除了我们饥饿及营养不良的威胁。时代变迁让疾病谱也发生了重大变化，六淫之邪以及饮食劳倦不再成为致病的主要原因，而七情之伤就成了致病的重要因素。喜、怒、忧、思、悲、恐、惊俱与心相关，怒伤肝，思伤脾，悲伤肺，恐伤肾，但首先是伤心，任何的情志变化均与心相关。我认为，百病皆由心生，养生重在养心，情志活动对人体气机的升降出入均有不同程度的影响，这是由心的重要地位所决定的。

我常凝望"心"字而产生联想，一个容器内外三点水，中国传统文化中水是灵动灵气的化身，有运动循环之意，古人常说人心都是肉长的，那为什么五脏中唯心没有月（肉）字旁呢？

本书共分六章，即对心的认识，百病皆由心生，养生重在养心，常见心病及其辨证论治，心病的传变及其辨治和心病从他脏论治。

在常见心病及其辨证论治一章中，我选了一些常见心病，精选了历代医家的论述，希望临证时多一些思路。在辨证分型方面，虽较实际简单，但只要思路清晰，辨证准确，便可以合方而用。

关于心病的内容还有很多，中医的心病包含了西医的心血管病、精神科的疾病和心身科的疾病，本书所列的常见病也是挂一漏十，我们希望本书能起到抛砖引玉的作用，让中医人重视"心"的作用，研究如何养"心"、治"心"，当我们研究透了"心"，患者才能真正放心。

何念善 2022 年 7 月于乌鲁木齐

目　录

第一章　中医对心的认识

第一节　心的含义

　　"心"是中国传统文化中绕不开的问题，也是中医学与西医学的重要概念。中医学是讲究"心主神明""形神合一"整体观的医学，在中医学中，心的地位十分重要，中医学强调人体是一个以心为主宰、以五脏为中心的有机整体。人有五脏，分别为心、肝、脾、肺、肾，后四者均有"月"字偏旁，"月"即"肉"，《说文解字》云："胾，大脔也，谓鸟兽之肉……人曰肌，鸟兽曰肉。"五脏名字之中，唯独心没有"月"字偏旁，这说明"心"除了代表着一种实体，表示了肉体心脏之外，还具有深远的延伸之意。笔者认为，从"心"字构造而言，其意重在"心"上之三点。中医理论中，心有两个重要的作用，一是心主血脉，二是心主神明。"心"的三点水，从心主血脉的角度看分别代表了动脉血、静脉血和心中之血；从心主神明的角度看，分别代表了天、地、人的良心。心为火脏，为阳中之太阳，充满了能量，这种能量使得静脉血转化为动脉血，滋养周身，循环往复，周而复始。而天地之良心也为人心赋能，使得人心拥有着天地大爱的能量。从中医形、气、神有机统一的角度而言，中医学"心"的内涵可分为血肉之心、藏象之心和神明之心。

1. 从形的角度——血肉之心

心字是象形字，甲骨文像心脏之形，金文更像。甲骨文中"心（♡）"像心脏之形，隶变后楷书写作心。心字不仅表现出心脏的外形，并且心房、心室的结构在字形上明确可见。现代解剖学也证实了心的构造的确像古人形容的那样。中国古代有比干被剖心的记载，《史记·殷本纪》对此有详细描述："（比干）乃强谏纣，纣怒曰：吾闻圣人心有七窍。剖比干，观其心。"后世有"七孔比干心""七窍玲珑心"之说。中医学是建立在一定的解剖形态学基础之上的。古代的医学家，对于心脏的位置、形状、大小、内部的基本结构以及基本机能等，都有较明确的认识。《内经》已粗略地描述了心外观之色、形、位。如《灵枢·顺气一日分为四时》云："心为牡脏，其色赤。"《素问·痿论》云："肺者，脏之长也，为心之盖。"《难经·四十二难》曰："心重十二两，中有七孔三毛，盛精汁三合，主藏神。"明确指出心的重量为十二两。所谓"三毛"，是对连心大血管的直观描述。《黄庭内景五脏六腑补泻图》云："心，火宫也，居肺下肝上，对鸠尾下一寸，色如缟映绛，形如莲花未开。"《类经图翼·经络》云："心居肺管之下，膈膜之上，附着脊之第五椎……心象尖圆，形如莲蕊……心外有赤黄裹脂，是为心包络。"以上古人所言有形之"心"，实际上指解剖学意义上的实体心脏。讲它既主血脉又藏神，这便说的是这个"心"的功能。

值得注意的是，古书记载的有关心的解剖形态位置，与现代解剖所见有出入。现代的解剖，是直观的肉眼实体解剖，而古人对脏腑形态和位置的描述，除部分为"肉眼"观察，另外一些则来自入定后的返观内照，通过"天目"所见。因此，对心脏或是其他脏腑的研究，中医立足于功能的观察、归纳和总结。

2. 从气的角度——藏象之心

"藏象之心"是从气的角度来说的。藏象是指藏于体内的内脏及其表现于外的生理病理征象及与自然界相通应的事物和现象。"藏象"一词首见于《素问·六节藏象论》，其云："帝曰：藏象何如？岐伯曰：心者生之本，神之变也，其华在面，其充在血脉，为阳中之太阳，通于夏气……凡十一脏，取决于胆也。"藏象可以分化出更小的组合要素，包括脏腑的生理功能、阴阳关系、与四时节令的关系、与其他脏腑的联系等。张介宾认为："藏居于内，形见于外，故曰藏象。"藏象的概念含有"藏"和"象"。"藏"是藏于体内的内脏，包括人的五脏六腑及其所属的组织器官；"象"是以五脏为中心的五个生理病理系统的外在现象和比象。其含义有二：一是指表现于外的生理病理征象；二是指内在以五脏为中心的五个生理病理系统与外在自然环境的事物与现象类比所获得的比象。藏象理论把形与象有机地结合起来，较确切地反映了中医学对人体生理活动的认识方法。

心藏象是五脏藏象之一。古人对人体脏腑有初步而原始的直观认识。但古人并没有从解剖的角度来研究脏腑的功能，而是结合生活观察，在不断探析、总结临床实践的基础上，吸收当时先进的哲学思想，理性地思考和分析综合，用取象比类、推演比较的方法，逐渐归纳形成中医心藏象的理论体系。藏象之心即指心为五脏之一，属火，以血肉之心为基础。所谓"藏"，是指"藏精气而不泻"，即"心"藏精气。所谓"象"，是指表现于外的生理功能和病理征象。藏象之心外显内隐。内隐是指隐于内的"心"的各种功能，包括属火、主南方、心肾相交、心主一身之血脉等；外显是指显现于外的目、舌、面、脉等体表的各种表现。如《素问·五脏生成》曰："心之合脉也，其荣色也。"张志聪注曰："色现于明堂，心之华在面，故其荣在色。"心的盛衰与否可由望面和望舌来诊察。"手少阴之别……循经入心中，系舌本"（《灵枢·经脉》），心气通于舌，故心与舌直接相连。心主血脉，血脉通之荣之，则舌体红润，灵活柔软。心的功能正常，则舌能感知五味、表达语言；若心病则"舌卷不能言"。心的盛衰与否也可通过脉诊来诊察。《素问·脉要精微论》言："左外以候心。"基于阴阳五行理论，东、南为阳，西、北为阴，圣人南面而立，左为阳，右为阴，心属火位南，故居左，且心位肺之下、膈之上，故对应寸部。心脏平和脉象当"累累如连珠，如循琅玕"；病脉可见"喘喘连属，其中微曲，曰心病；死心脉来，前曲后居，如操带钩，曰心死"（《素问·平人气象论》）。《内经》对"心"主要是从藏象的角度来论述的。如"肝生于左，肺藏于右，心部于表，肾治于里，脾为之使"，就是按照五脏的作用来说的。肖烈钢[1]认为："藏象学说并不十分强调细致的解剖结构，而重视研究人体功能……即通过人体外在组织器官的功能状态和变化来推求人体内在脏器的功能和变化。"

值得注意的是，"藏"与脏器的概念不同。"藏"是中医学特有的概念。中医学的整体观察和"以象测藏"的认识方法，决定了"藏"的结构是一个在形态性结构框架的基础上赋予了功能性结构的成分而形成的形态功能合一性结构；脏器是西医学的一个形态学概念，是指机体内外器官而言，属一个纯形态学的或实体性的结构，而其功能是通过直接对该器官的解剖分析而获得。"藏象学说"是研究脏腑生理功能、病理变化为中心，以及脏腑之间、脏腑与形体官窍及自然社会环境之间的相互关系的学说。其特点，其一是以五脏为中心的人体自身的整体性，其二是五脏与自然环境的统一性。

3. 从神的角度——神明之心

"心藏神"，即指神明之心。在讨论心脏的解剖形态部位时，《内经》又提出了"心主神明"概念，《素问·灵兰秘典论》云："心者，君主之官，神明出焉。"《灵枢·邪客》云："心者，五脏六腑之大主也，精神之所舍也。"这就将心脏划分为"血肉之心""神明之心"了。血肉之心可见，神明之心无形。明代著名医家李梴在《医学入门·心》中云："有血肉之心，形如未开莲花，居肺下肝上也；有神明之心，神者，气血所化，生之本也，万物由之盛长，不着色象，谓有何有，谓无复存，主宰万事万物，虚灵不昧是也。"

从若干文献看来，古人对"心"概念的认识，是一个由具体到抽象的过程，实际上已经包含了人之心理活动的基本内容[2]。

（1）可以进行思维：《孟子·告子上》曰："心之官则思。"《灵枢·本神》篇中将人从"任物"到"处物"行为的整个思维过程，都归属于心的功能，并认为"心怵惕思虑则伤神"。《神灭论》云："心病则思乖，是以知心为虑本。"以上都说明心为思虑的器官。

（2）能够贮存记忆：《灵枢·五色》篇曰："积神于心，以知往今。"说明人以往的经验，是存记于内心的，故《诸病源候论·多忘候》说："多忘者，心虚也。"

（3）主管产生情感：《素问·阴阳应象大论》曰："心……在声为笑，在变动为忧……在志为喜，喜伤心。"《类经·天年常度》云："凡情志之属，唯心所统。"《医门法律·先哲格言》曰："忧动于心则肺应，思动于心则脾应，怒动于心则肝应，恐动于心则肾应，此所以五志唯心所使也。"以上都说明心主管着产生情感的情志活动。

（4）统赅意志过程：意志过程是人心理活动的一部分，《灵枢·本神》曰："心有所忆谓之意，意之所存谓之志。"《医门法律》亦曰："心为五脏六腑之大主，而总统魂魄，兼赅意志。"可见心能够统赅人的意志过程。

（5）支配感知活动：《类经·五癃津液别》曰："是以耳之听，目之视，无不由乎心也。"说明视觉、听觉、嗅觉、触觉等感知觉，也都属于心之机能的一部分，心在人的感知活动中占有支配的地位，如果心不接收信息，则感知就不能完成。

（6）关系睡梦阴阳：《类经·梦寐》曰："夫五行之化，本自无穷，而梦造于心，其原则一。"《吴医汇讲·日讲杂记》则曰："《内经》梦事虽分脏腑阴阳，大要总系心肝两脏为主。"均说明梦寐由心所主，多梦则是心神活动不正常的一种表现。

（7）藏出神明之所：《荀子·解蔽》曰："心者，形之君，神明之主也。"《管子·心术》曰："心也者，神之舍也。"《素问·灵兰秘典论》曰："心者，君主之官也，神明出焉。"

中国古代哲学和传统医学，对心的认识可以说已超越了解剖学的概念，而将之认为是一个哲学概念。心的概念包含了人的精神心理，乃至本性，甚至是宇宙的大道，如管子的"修心静音，道乃可得"、孔子的"从心所欲，不逾矩"、王阳明的"心即是天，言心则天地万物皆举之矣"及"信心清净，则生实相"（《金刚般若波罗蜜经》）等。

4. "心"的三个层次内涵之间的联系[2]

（1）血肉之心是基础：中医的心以解剖学血肉之心为基础，而藏象之心和神明之心则需以血肉之心为依托才能发挥良好的作用。三者在生理和病理上也是相互影响的。

（2）藏象之心是纽带：藏象之心以气的功能为主，是联系有形的血肉之心和无形的神明之心的纽带。心气推动气血在脉中运行，流注全身，发挥营养和滋润作用，同时滋养心神。故《灵枢·平人绝谷》曰："五脏安定，血脉和利，精神乃居，故神者，水谷之精气也。"如果心气异常则会影响血肉之心和心神。如"真心痛，手足青至节，心痛甚，旦发夕死，夕发旦死"，"心伤则神去，神去则死矣"。

（3）神明之心主宰全身：神明之心非常重要，从心神二字的连用即可看出。心神在人体占有主导地位，地位崇高，犹如一身之主宰。故"心者，君主之官，神明出焉"。若心神正常，则人体各部分功能协调，彼此合作，互助互用，全身安定，没有疾病，"故主明则下安，以此养生则寿"。心神也与情志有关，进而影响人体脏腑气血；经云"七情皆发于心"。若情志异常则会影响脏腑气血，如"喜则气缓"，"喜伤心"。脏腑气血异常也会影响到情志，如"心气虚则悲，实则笑不休"。若心神不明，气血不调，百病由生，甚则危及生命，故"得神者昌，失神者亡"，"心动则五脏六腑皆摇"。清·唐容川言："火扰其（注：指心）血则懊恼，神不清明则虚烦不眠，动悸惊惕，水饮克火，心亦动悸，血攻心则昏迷，痛欲死，痰入心则癫，火乱心则狂。"可见心神的功能正常与否，直接决定着生命的存亡。

第二节　心为生命之本

人体的生命活动，主要表现为脏腑、经络的协调有序，气血津液的代谢平衡以及与自然环境的统一。这是人体生命活动的基本特征。这一基本特征的维持，主要决定于心的功能活动正常与否，即在心神、心脉、心阳的协调、控制、推动之下全身气化活动的正常进行。心的组织结构和生理特性决定了心为生命之本。

一、组织结构

《素问·阴阳应象大论》云："南方生热，热生火，火生苦，苦生心，心生血，血生脾，心主舌，其在天为热，在地为火，在体为脉，在脏为心，在色为赤，在声为笑，在变动为忧，在窍为舌，在味为苦，在志为喜。"《素问·六节藏象论》云："心者，生之本，神之变也，其华在面，其充在血脉，为阳中之太阳，通于夏气。"

心为脏，在腑为小肠，在体为脉，其华在面，开窍于舌，在液为汗，在志为喜，通过手少阴心经、手太阳小肠经、手厥阴心包经等联络脏腑与官窍。

1. 心为脏

心为脏，具有贮藏精气而不泻的特点。张介宾《类经图翼·经络》云："心居肺管之下，膈膜之上，附着脊之第五椎……心象尖圆形，如莲蕊……外有赤黄裹脂，是为心包络。"心在位置上居高，属阳，为阳脏。其五行属性为火，与四时之夏相通应，夏属火，以火热为主，火性升散。心为阳中之太阳，以阳气为用，维持人的生命活动，使之生机不息，故喻之为人身之"日"。

关于心包，杨上善在《黄帝内经太素·经脉之一》中提到"心外有脂，包裹其心，名曰心包"；孙广仁[3]在《中医基础理论》中说："心包络简称心包，亦称膻中，是心脏外面的包膜，具有保护心脏的作用。"认为心包、心包络与膻中三者同属一个概念。《吴棹仙医经精义》云："心之上端，有油质紧紧包裹，曰包络。肺复覆其外，心犹花，肺犹叶，包络犹苞也。其生理之源与心同，其无形之气，萃于心者，曰心主。布胸中者，曰膻中，为气之主宰，故任脉有穴在胸，曰膻中，乃全体之气之所会也。"古代医家认为，心为人身之君主，不得受邪，所以若外邪侵心，则心包络当先受病，故心包有"代心受邪"之功用。如《灵枢·邪客》云："心者，五脏六腑之大主也，精神之所舍也。其脏坚固，邪弗能容也。容之则心伤，心伤则神去，神去则死矣。故诸邪之在于心者，皆在于心之包络。"实际上，心包受邪所出现的病证，即是心的病证，心和其他脏器一样，皆可受邪气之侵。

中医历代医家所述之心脏，与现代医学之心脏在形态及部分功能上相吻合。但中医学的心，不仅仅是个泵血的器官，更强调心之功能，有着丰富的中医理论内涵及生理病理表现。

2. 心在腑为小肠

心的经脉属心而络小肠，小肠的经脉属小肠而络心，二者通过经脉的相互络属构成表里关系。在生理状态下，心火敷布小肠，小肠能受盛化物、泌别清浊，吸收水谷和精微化生为气血，支持心主血脉的功能。在病理状态下，心火炽盛，心移热于小肠，则出现小便短赤、尿道灼热疼痛甚则尿血等小肠实热证。反之小肠有热亦可循经上熏于心，出现心烦、口腔糜烂、舌尖红赤疼痛等症状。

3. 心在体为脉，其华在面

心在体为脉，是指全身的血脉统属于心。华是光彩之义，其华在面，是指心脏精气的盛衰，可从面部的色泽表现出来。由于头面部的血脉极其丰富，全身血气皆上注于面，故心的精气盛衰及其生理功能正常与否，可以显露于面部。如《灵枢·邪气脏腑病形》云："十二经脉，三百六十五络，其血气皆上于面而走空窍。"心气旺盛，血脉充盈，则面部红润光泽。心气不足，可见面色㿠白、晦滞；心血亏虚，则见面色无华；心脉痹阻，则见面色青紫；心火亢盛，则见面色红赤；心阳暴脱，可见面色苍白、晦暗。故《素问·五脏生成》云："心之合，脉也；其荣，色也。"

4. 心开窍于舌

心开窍于舌,是指心之精气盛衰及其功能病变可从舌的变化得以反映。因而观察舌的变化可以了解心主血脉及藏神功能是否正常[2]。而心主血脉及藏神功能是舌具有司味觉和辅助发音功能的根本。心与舌通过经脉相互联系。《灵枢·经脉》云:"手少阴之别……循经入于心中,系舌本。"心经的脉络上系于舌,心的气血上荣于舌,而舌体血管丰富,外无表皮覆盖,故舌色能灵敏地反映心主血脉的功能状态。《灵枢·脉度》云:"心气通于舌,心和则舌能知五味矣。"综上所述,舌与心在生理上密切相关。心的主血、藏神功能正常,则舌体红活荣润,柔软灵活,味觉灵敏,语言流利。若心有病变,亦可从舌上反映出来。如心血不足,则舌淡瘦薄;心火上炎,则舌红生疮;心血瘀阻,则舌质紫暗,或有瘀斑。若心主神志功能失常,则可见舌强、语謇甚或失语等。

此外,舌通过经络与脾、肝、肾等脏也有联系,与心为五脏六腑之大主之说相合。

5. 心在液为汗

汗是五液之一,《素问·五脏生成》有"五脏化液,心为汗"之说。汗是津液通过阳气的蒸化后,经汗孔排于体表的液体,《素问·阴阳别论》云:"阳加于阴谓之汗。"心在液为汗,是指心血为汗液化生之源,汗液的生成、排泄与心血、心神的关系十分密切。心主血脉,血液与津液同源互化,血液中的水液渗出脉外则为津液,津液是汗液化生之源,故有"血汗同源"之说。《医宗必读》云:"心之所藏,在内者为血,发于外者为汗,汗者心之液也。"心血充盈,津液充足,汗化有源。汗出过多，津液大伤，必然耗及心血，可见心慌、心悸之症。心又藏神，汗液的生成与排泄又受心神的主宰与调节。心神清明，对体内外各种信息反应灵敏，汗液的生成与排泄，就会随体内生理情况和外界气候的变化而有相应的调节，所以情绪紧张、激动、劳动、运动及气候炎热时均可见汗出现象。由此可见，心以其主血脉和藏神功能为基础，主司汗液的生成与排泄，从而维持了人体内外环境的协调平衡。又，汗是阳气蒸化津液所致，汗多又可耗散心气或心阳，大汗可致心气、心阳暴脱而出现气脱或亡阳的危候。

6. 心在志为喜

《素问·阴阳应象大论》云："人有五脏，化五气，以生喜怒悲忧恐。"藏象学认为，五志以五脏的生理功能为基础，由五脏的生理功能所化生，分属于五脏。《素问·阴阳应象大论》云："在脏为心……在志为喜。"这就是说喜为心之志。喜乐愉悦，有益于心主血脉的生理功能，所以《素问·举痛论》云："喜则气和志达，荣卫通利。"但喜乐过极，则可致心神受伤，神志涣散，故《灵枢·本神》云："喜乐者，神惮散而不藏。"另外，心为神明之主，不仅喜能伤心，五志过极均能损伤心神，所以《灵枢·邪气脏腑病形》云："愁忧恐惧则伤心。"《类经·疾病类》言："情志之伤，虽五脏各有所属，然求其所由，则无不从心而发。"

7. 心之经脉

《灵枢·经脉》云："心手少阴之脉，起于心中，出属心系，下膈，络小肠；其支者，从心系，上挟咽，系目系；其直者，复从心系，却上肺，下出腋下，下循臑内后廉，行太阴、心主之后，下肘内，循臂内后廉，抵掌后锐骨之端，入掌内后廉，循小指之内，出其端。"又云："心主手厥阴心包络之脉，起于胸中，出属心包络，下膈，历络三焦；其支者，循胸出胁，下腋三寸，上抵腋下，循臑内，行太阴、少阴之间，入肘中，下循臂，行两筋之间，入掌中，循中指，出其端；其支者，别掌中，循小指次指出其端。"心系出现病变，其经脉循行部位常可出现临床征象，针灸、按摩经脉穴位，可治疗该系统的多种疾病。

心主脉，脉含神，心通过神气对经络的调节，进而调节脏腑功能活动。心通过经脉、经别、心系与其他脏腑相沟通，并通过经络及神气来调节脏腑的功能活动，从而成为生命之本。

二、生理特性

1. 心藏神

此处所言之神的概念包括了广义之神和狭义之神。广义之神指整个人体生命活动的总体表现，包括面色表情、目光眼神、言语应答、肢体活动等。《灵枢·本神》云："故生之来谓之精，两精相搏谓之神。"《素问·移精变气论》云："得神者昌，失神者亡。"狭义之神指人的精神活动、意识思维和情志活动。《灵枢·五色》云："积神于心，以知往今。"

人体之神藏于心，《灵枢·大惑论》云："心者，神之舍也。"《素问·宣明五气》云："心藏神。"由于心中有神，所以心才能主宰人体的一切生理活动和心理活动。

心主宰五脏六腑、形体官窍的生理活动。心的功能正常与否，直接影响所有脏腑的活动。心之行血，肺之呼吸，脾之运化，肝之疏泄，肾之封藏，胆之贮存与排泄胆汁，胃之受纳，小肠之化物，大肠之传导，三焦运行津液与元气，膀胱之贮尿与排尿，四肢之屈伸，躯干之俯仰，目之视物，耳之闻声，鼻之嗅味，口之摄食，舌之感味等，人体所有的生理活动，无一例外都是在心的主宰下进行的。若心神正常，则脏腑机能协调有序，气血津液生化如常，四肢百骸活动自如，各尽其职，共同完成整体生命活动，在外表现为蓬勃生命力。若心神不明，人体各部分得不到应用的协调与统治，因而产生紊乱，疾病由是而生，甚至危及生命。

心主宰人体的心理活动。《灵枢·本神》云："所以任物者谓之心，心有所忆谓之意，意之所存谓之志，因志而存变谓之思，因思而远慕谓之虑，因虑而处物谓之智。"这些思维活动均是在"任物之心"的基础上产生的。中医学认为，五脏皆与精神活动有关，《素问·宣明五气》云："心藏神，肺藏魄，肝藏魂，脾藏意，肾藏志。"说明五脏均参与人的精神活动。这与心主神明并不矛盾，《灵枢·邪客》云："心者，五脏六腑之大主也，精神之所舍也。"即是说，精神活动虽分属于五脏，然而，最终受控于心。除思维活动外，心还是人体情志的发生之处和主宰者。如张介宾在《类经》中所说："心为五脏六腑之大主，而总统魂魄，并赅意志，故忧动于心则肺应，思动于心则脾应，怒动于心则肝应，恐动于心则肾应，此所以五志唯心所使也。"又说："情志之伤，虽五脏各有所属，然求其所由，则无不从心而发。"可见心既主宰精神意识思维活动，又是情志生发之处，所以说心主宰人的心理活动。

因此，心神既主宰脏腑等的功能活动，又主宰人的心理活动，这便是《素问·灵兰秘典论》"心者，君主之官，神明出焉"和《素问·六节藏象论》"心者，生之本，神之变也"所言之意。正因为其具有了这两方面的含义，所以在病理上才可出现"主不明则十二官危"和"心动则五脏六腑皆摇"。而只有精神思维活动和生命活动的统一，才使心成为"生之本"。

2. 心主血脉

《素问·痿论》云："心主身之血脉。"《灵枢·本神》云："心藏脉，脉舍神。"《灵枢·营卫生会》云："血者，神气也。"说明了血是神的载体和物质基础。"心主血脉"则是"神明出焉""神之变"的保证。如果没有心主血脉的作用，神的表现也就无从谈起。

临床实践亦充分体现了这一点。心的气血充盈，则神志清晰，思维敏捷，精力充沛。如果心血不足，使神不能安藏，而出现失眠、多梦、健忘、烦躁等症状时，使用滋养心血的方法治疗可取得疗效。当热入营血，扰乱心神，出现谵语、昏迷等症状时，可用清热凉血的方法治疗而获效。若失血过多，必致昏迷，甚至危及生命。可见神是血功能的体现，心主血脉的功能与心藏神的功能是直接关联的。

另外心有枢机之能。"枢机"指运转门户之枢轴，常用以比喻事物的关键部分。中医理论认为，枢机为气血阴阳升降出入之关键所在。

少阴枢机主要是靠心主血脉的功能来实现[4]。《素问·阴阳离合论》指出："太阳为开，阳明为阖，少阳为枢……太阴为开，厥阴为阖，少阴为枢。"少阴属心肾。血脉和十二经脉中经气的运行都是靠手少阴心的推动作用。少阴枢机不但能枢转血脉，还能运转经气，外可助太阴水谷精微之气及津液的开发，内可助厥阴阴血之阖，这是少阴枢的主要生理功能。《灵枢·根结》言少阴"枢折则脉有所结而不通"，是说少阴枢机不利，就会使血脉不通而发生血瘀。《灵枢·经脉》也说："手少阴气绝则脉不通，脉不通则血不流，血不流，则毛色不泽，故其面黑如漆柴者，血先死。"

3. 心为阳中之太阳

《素问·六节藏象论》云："心者……为阳中之太阳，通于夏气。"说明心为阳气至盛之脏，因此五行学说将心归属于火，以说明心的生理特性。心的这种阳气至盛的生理特性对维持人体各项生命活动起着至关重要的作用，并体现在心脏功能的各个方面。

人身之阳气根于先天，源出于肾。但肾阳深藏于下，不能直接温养脏腑百骸，必待肾阳上行于心化为君火，才能离照当空，烛照万物。如《医学实在易》言："盖人与天地相合，天有日，人亦有日，君父之阳，日也。"心之阳热之气不仅维持了心本身的生理功能，将其喻为人身之日，更是说明心阳能温养一身上下，是维持各项生命活动的原动力。凡脾胃的腐熟、运化，肾阳之温煦、蒸腾，以及全身的水液代谢、汗液的调节等脏腑经络的生理活动都离不开心阳的温煦和推动。明代医家王肯堂指出："心是主火之脏，阳乃火也，气也，故凡五脏六腑表里之阳皆心脏主之，以行其变化。"

《素问·生气通天论》曰："阳气者，精则养神。"王冰注云："此又明阳气之运养也。然阳气者，内化精微，养于神气。"意思是阳气可以通过气化作用，内化为精微来充养神气。心藏神，又为阳中之太阳，为一身阳气之所系。唯有心阳隆盛，方能化育、温养神明，进而才能"主明则下安"。若心火妄动或心阳衰微，则心神因之而动乱或昏昧，如《伤寒论》心阳衰微之少阴提纲："少阴之为病，脉微细，但欲寐也。"

心主血脉，包括了心生血和推动血液运行两方面含义。心阳隆盛，心阳气化如常，使先天、后天之精化赤成血。如唐宗海说："心生血，乃秉火之气化，故色赤。"心阳不足，反失其化，则血无以成，则其色淡。心火过盛，煎熬阴血，则血色紫暗。所以心阳的气化作用是血液生成过程中的重要环节。同时，血液的运行又以心阳为动力。黄元御指出："脉络者，心火之所生也，心气盛则脉络疏通而条达。"心阳隆盛，则温通血脉，令血液流行不止，环周不休。若心火过盛，动而无制，迫血外溢，则发为吐血、衄血等出血性疾病；心阳不宣，鼓动无力，血行涩滞，则积于体内为瘀血，血脉瘀滞不通，则见心悸、怔忡、胸痹、心痛、脉结代等病证；君火暴衰，血脉骤闭，发为真心痛者，危在旦夕，如《灵枢·厥论》云："真心痛，手足青至节，心痛甚旦发夕死，夕发旦死。"心脏发病有时既快又重，平时可无任何症状，而突然心气暴绝而生命终结。

《灵枢·口问》云："心动五脏六腑皆摇。"因为血为五脏六腑、四肢百骸功能活动的基本营养物质，而心阳为血行之原动力，一旦心受邪伤，致心阳、心气、心阴、心血任何一项失常，则脏腑经络、四肢百骸无不受累而成重证。所以心阳暴脱、心气欲绝时其他脏气也随之而绝。反之其他脏腑之气将绝时，无不累及于心，而有神志改变。所以相比较而言，心疾重于其他脏腑之疾。

心之所以为"生之本",根本原因在于其"藏神""神明出焉",这决定了心是人体生命活动的主宰者。而心主血脉为心藏神提供了物质基础,心为阳中之太阳是神"内主一身,外役群动"的根本与内在动力。

《伤寒论》作为奠定中医辨证施治基础的经典,同样体现了"心为生之本"这一命题。孙喜灵[5]统计了《伤寒论》的病证症状构成,对比了方药性能,分析了临证方剂应用,他认为《伤寒论》的理法方药体系是在脏腑基础上,以心为核心构建并展开的。而在六经辨证中少阴病死证最多,少阴在脏主心肾,病至少阴,伤及心肾,真阴真阳俱衰。因此,少阴病常关系到生命的存亡,体现了心为生命之本的重要性。

综上所述,心为生命之本,养心护心乃养生之重中之重。

参考文献

[1] 肖烈钢. 论藏象学说的科学内涵. 江西中医学院学报, 1994, 6 (1): 2.

[2] 李洋. 基于中医"心主神明"观的心身健康相关性研究. 南京: 南京中医药大学, 2012.

[3] 孙广仁. 中医基础理论. 北京: 中国中医药出版社, 2002.

[4] 周世雄, 雒晓东. 论开阖枢理论在《伤寒论》六经气化学说中的作用. 中国中医基础医学杂志, 2019, 25 (11): 1496 - 1498.

[5] 孙喜灵, 张晓林, 赵岩, 等. 心为君主之官在《伤寒论》的体现和意义. 山东中医药大学学报, 2009, 33 (6): 450 - 453.

第二章　百病皆由心生

病由心生，因人的情志变化无不由心发生，七情过极均可伤心，致使病生。

历代医家在临床诊疗过程中多强调肾、脾的重要性，因为肾为五脏阴阳之根本，为先天之本，脾是五脏气血生化之源，为后天之本。在当时的历史背景下，疾病多由饮食失节、劳累过度等所致，故更强调脾肾的重要性。而心是五脏之大主，五脏的各种生命活动都是在心的主宰下进行的。随着社会的进步与发展，人们生活水平提高，劳动强度大为降低，食物极大丰富，饮食劳倦对人体的危害相对较少。而现代生活节奏的日益加快和竞争意识的不断增强，情志致病的发病率逐年升高。故临床中应重视心的作用，调节心之阴阳气血的平衡，以使神安，达到"主明则下安"。

第一节　情志性理致病

《黄帝内经》首次阐述了情志内伤的理论，尊阴阳为天地之道，"夫邪之所生，或生于阴，或生于阳"，将病因分阴阳两类，同时把情志视为重要的致病因素，"其生于阳者，得之风雨寒暑。其生于阴者，得之饮食居处，阴阳喜怒"。明确提出不良情志活动的病因学意义，如"喜怒不节，则伤脏，脏伤则病起于阴也"，"怒伤肝"，"喜伤心"，"思伤脾"，"忧伤肺"，"恐伤肾"等。宋·陈无择明确提出"七情"的概念："七情者，喜、怒、忧、思、悲、恐、惊是，若将护得宜，怡然安泰。役冒非理，百疴生焉……七情，人之常性，动之则先自脏腑郁发，外形于肢体，为内所因。"张仲景重视情志疾病的辨证论治，把《内经》中七情内伤的理论与临证实践结合在一起。《伤寒杂病论》中对奔豚病、百合病、脏躁、惊悸、失眠等与情志相关的病证确立了完整的理、法、方、药辨证论治体系。如在描述奔豚病这一证候时指出，"奔豚病，从少腹起，上冲咽喉，发作欲死，复还止，皆从惊恐得之"，并给出相应的方药，"奔豚，气上冲胸，腹痛，往来寒热，奔豚汤主之"。

笔者临床诊疗过程中重视心的作用，认为七情致病首先伤心。张介宾在《类经·疾病类》中强调："情志之伤，虽五脏各有所伤，然求其所由，则无不从心而发。""心为五脏六腑之大主，而总统魂魄，并赅意志，故忧动于心则肺应，思动于心则脾应，怒动于心则肝应，恐动于心则肾应。"

情志致病的病理机制以干扰气机为核心[1]。气机对于整个生命活动至关重要，它起着推动、激发、温煦、防御、固摄和气化等作用。只有气机调畅，升降出入协调有序，生命机能才能得以充分发挥，气机失调，妨碍机体的气化过程，其结果必是郁而不运，滞而不行[2]，即《素问·六微旨大论》云："出入废，则神机化灭；升降息，则气立孤危。故非出入，则无以生长壮老已；非升降，则无以生长化收藏。是以升降出入，无器不有。"情志过度如何影响气机逆乱，《素问·举痛论》中则有详细描述："怒则气逆，甚则呕血及飧泄，故气上矣。喜则气和志达，荣卫通利，故气缓矣。悲则心系急，肺布叶举，而上焦不通，荣卫不散，热气在中，故气消矣。恐则精却，却则上焦闭，闭则气还，还则下焦胀，故气不行矣。惊则心无所依，神无所归，虑无所定，故气乱矣……思则心有所存，神有所归，正气留而不行，故气结矣。"《灵枢·口问》云："心者，五脏六腑之主也，故悲哀愁忧则心动，心动则五脏六腑皆摇。"其内在机制，《素问·阴阳应象大论》指出："人有五脏化五气，以生喜怒思忧恐。"《淮南子·精神训》亦说："气志者，五脏之使候也，耳目淫于声色之乐，则五脏动摇不定矣。"正常情志变化是以内脏机能的运行为基础，也是其外在表现，然而当其过度超过五脏承受范围，则反会伤害相关内脏。

心驰域外，为物役使，通过人的感官，耗伤精气。精是由禀受于父母的生命物质与后天水谷精微相融合而形成的一种精华物质，是人体生命的本源，是构成人体和维持生命活动的最基本物质。《阴符经》认为："五贼在乎心，施行于天……万物，人之盗。"即万物通过人的眼、耳、鼻、舌、身盗得人的精气。《淮南子·神训》云："夫孔窍者，精神之户牖也。"朱丹溪在《格致余论·相火论》亦云："心，君火也，为物所感则易动，动则精自走。"李东垣《脾胃论》说："凡喜怒忿悲忧思恐惧，皆伤元气。"《素问·疏五过论》云："暴乐暴苦，始乐后苦，皆伤精气，精气竭绝，形体毁沮。"《素问·五常政大论》明确提出："阴精所奉，其人寿。"嗜欲无穷，情志波荡，而致精失耗伤，减少寿命。

刘力红教授通过多年潜心研究清朝末年王凤仪先生的思想，结合临床经验，发现身体只占导致疾病因素的十分之一，疾病与人负面情绪等因素有巨大关联。人生病最根本的原因并非来源于身体，而是来自心性，最直接的因素正是我们的情绪。

王凤仪（1864—1937），中国近代著名的民间教育家、伦理道德宣传家。他洞悉性理疗病法，讲病化人，成效显著，创造了诊疗奇迹。先生以五常为核心，阐述人的身、心、家庭、社会之间的关系，并且运用到治病、治家乃至治国的实践中，收效甚佳。他将七情结合在伦理纲常当中，以生活化的语言来表达，将诸如"本立而道生"等的生存法则融合于日常生活，让普通的老百姓无形中顺应了大道理。依"道"来化"性"治病，调和了家庭关系、社会关系，世风渐转，不知不觉间将大众引入了圣道，真正做到了上达下化。

王凤仪认为：①怨伤脾：怨会造成胃脘疼闷、胀饱、噎膈、上吐下泻、胃虚、胃炎、胃溃疡、胃黏膜脱落甚至胃癌等疾病。②恨伤心：恨会造成冠心病、心肌炎、心包积液、二尖瓣狭窄、心肌梗死、癫狂失语等疾病。③恼伤肺：恼会造成气喘、咳嗽、吐血、肺虚、肺炎、肺结核等疾病。鼻炎因争强好胜引起，挑理导致感冒，冒犯长辈会发烧，不服人得肺病。④怒伤肝：怒会造成头晕眼花、耳聋、牙痛、嘴斜眼歪、中风、半身不遂、肝胆病。⑤烦伤肾：烦会造成腰痛、腿酸、肚腹疼痛、腰椎间盘突出、腰椎结核、股骨头坏死、糖尿病以及尿毒症等疾病。

同样，国外的很多学者也认识到了情绪变化对健康的影响。露易丝·海（1926—2017）是美国最负盛名的心理治疗专家，杰出的心灵导师，著名作家和演讲家。她是全球"整体健康"观念的倡导者和"自助运动"的缔造者。露易丝·海揭示了疾病背后所隐藏的心理模式，认为每个人都有能力采取积极的思维方式，实现身体、精神和心灵的整体健康。《治愈你的身体》一书中指出，某些特有的情绪如批判、愤怒、排斥，是致病最主要的原因。

露易丝·海身心疾病对照表（部分）

症状	思想形态的症结	治疗它们应有的正确意识
肺	拿不起放不下	生命的气息源源不断地流淌着
肝炎	愤怒、恐惧、憎恨，肝是原始的情绪与愤怒的温床	我放开所有的愤怒，我的意识是清净无染的，我的意念是清新有活力的
心脏病	严重的情绪问题，排斥、紧张与压力	快乐、欢乐、喜悦，我接受生活的全部
肾脏病	批评、失望、挫败感	人生每一面都是美好的，每一件事都使我充实
肺炎	沮丧、对生活厌倦、内心纷扰	生命是神圣的，并充满了欢乐的气息
结肠炎	过分严谨的压抑、失败、感情的需求	我是自由的，生命是欣欣向荣的
腹泻	对某种思想害怕与排斥	我让过去的事物自然流逝
坐骨神经痛	伪善，对钱的恐惧，对未来的恐惧	我的生活越来越好，我是安全的

续表

症状	思想形态的症结	治疗它们应有的正确意识
高龄 见：阿尔茨海默病	回到童年时代的所谓"安全"之中。要求被别人照顾、被别人注意。控制周围人的一种方式。逃避现实	神圣的力量保护着我，我是安全的、宁静的。在生活的各个层次上，宇宙的智慧都在起作用
带状疱疹（水痘）	等着另一只鞋掉下来，害怕和紧张，过于敏感	我很轻松，我很平静，因为我很相信生活的进程，我的世界里一切都好
皮肤问题 见：麻疹，牛皮癣，皮疹	焦虑，恐惧，衰老，我受到了威胁	我乐意用快乐和平的思想保护我自己。过去的已经被宽恕和遗忘。现在我是自由的
胃部问题 见：胃炎，心痛，胃溃疡，溃疡	恐惧，害怕新事物，没有能力吸收新事物	生活支持我。我每时每刻都在吸收新事物。一切都好
中风（脑血管意外）	放弃，拒绝，宁愿死也不愿改变，拒绝生活	生活是变化的，我很容易接受新事物。我接受生活——过去的、现在的、未来的
麦粒肿 见：眼睛问题	通过愤怒的眼睛来看问题，对某人生气	我选择用爱和快乐来看任何人、任何事
甲状腺 见：甲状腺肿，甲状腺功能亢进，甲状腺机能减退	羞耻，"我从来没做过自己想做的事，什么时候能轮到我呢？"	我从过去的限制中走出来，现在我允许自己自由地、创造性地表达自己
耳鸣	拒绝去听，不听自己内心的声音，倔强	我相信更高大的自己，我用爱倾听自己的声音，我抛弃所有与爱的信念相违背的行为

续表

症状	思想形态的症结	治疗它们应有的正确意识
肺结核	在自私中日渐消瘦，占有，痛苦的思想，怨恨	当我爱自己、赞同自己以后，我创造出一个快乐、和平的世界
肿瘤	照料旧的伤痛和打击，制造懊悔	我乐意丢弃过去，把我的注意力放在今天的事物上，一切都好
泌尿系统感染（膀胱炎，肾盂肾炎）	被人驱逐，通常是被异性或情人赶走，责备其他人	我丢弃自己潜意识里造成这些情况的思维模式，我愿意改变，我爱自己，赞同自己
阴道炎见：女性问题，白带	对伴侣感到生气，性内疚，惩罚自己	我爱自己，赞同自己，其他人的行为只是对此的反映，我对自己的性别感到欣喜
病毒感染见：感染	生活中缺少爱，苦难	我乐意让快乐充满我的生活，我爱自己
白癜风	感到完全在事物之外，没有归属感，不属于某个集体	我是生活的中心，我被爱包围着
真菌感染见：真菌，鹅口疮	否认自己的需求，不支持自己	我选择用爱与快乐的方式支持自己

　　现代科学研究证明，人的精神心理状态与人体的内分泌系统存在着内在的相互制约关系，内分泌系统则直接影响肉体的健康状况，与人为善，心地坦荡，淡泊名利之人，才会拥有内心喜悦、自我肯定与满足的健康心态。这对于增强机体的免疫力是非常有益的[3]。端粒体位于 DNA 的两端，随着年龄的增长，它越来越短，直到最后由于过短，细胞无法分裂，生命就

死亡了。诺贝尔生理学或医学奖获得者布莱克本教授在一次演讲中说："你的压力越大，你的端粒就越短，你更容易患上各种病，也更容易早死。研究说明，我们的生活遭遇和我们对遭遇的反应会影响到我们的端粒体。幸运的是，我们完全有能力控制我们端粒体的命运。上万份研究表明，把压力当作负面影响或者是威胁的话，你的血管会收缩，应对压力的皮质醇会升高并保持高位，长期高危的皮质醇会损害到你的端粒体，如果你把你的压力当作积极迎接的挑战，你的供血增加，皮质醇会短暂升高，但是不会损害端粒体。另外，长期生活在互不信任的环境中的人，它的端粒体会更短。和睦的邻里关系和长期的婚姻和友情都会让你有更长的端粒体。"

病由心生，绝大多数疾病都不是突然发生的，很多疾病都指向一个长期忽略的内在负面情绪问题。疾病是个提示，是一个心结的肉体表达。临床医生不仅要"治病"，即消除或缓解患者身体的不适症状，更要"救人"，即提示、帮助患者解除心结。这是医生的新任务，也是最重要的任务。《东医宝鉴》指出："欲治其疾，先治其心，必正其心，乃资于道。使病者尽去心中疑虑思想，一切妄想，一切不平，一切从我悔悟……既然领悟，顿然解释，则心地自然清静，病症自然安痊。能如是则药未到口，病已忘矣。此真人以道治心，疗病之大法也。"

第二节　心身医学

心身疾病又称为心理生理疾病，是指由心理、社会因素起主导作用而引起的一类躯体疾病，从心身关系层面认识并治疗疾病的医学体系称为心身医学。20世纪30年代，仅提出7种心身疾病，随着对疾病、对人、对文化认识的深入，70年代，进一步将其按临床系统分15大类，至此，心身疾病的范围大体上确定下来，初步统计，心身疾病几乎占人类疾病总数的80%[4]。原发性高血压、冠心病、糖尿病、甲状腺功能亢进、肥胖症、支气管哮喘、消化性溃疡、慢性胃炎、溃疡性结肠炎、偏头痛、慢性疲劳症、性功能障碍、风湿性关节炎、银屑病、荨麻疹等，这些我们熟悉的疾病，对其病因过去曾从生物化学、分子生物学、免疫学、病理学等物质层面认识，而今天却被重新定位为心身疾病。

"心身相关"是心身医学关于心身关系的一个基本观点。蔡能等在其著作《心身病》中是这样定义的："心指的是精神思维情绪，身指的是躯壳、身形，包括身体脏腑器官。心身相关是指精神思维情绪活动对身体的影响，既包括生理方面的，也包括心理方面的。""心身相关"的重点在于病理状态下或亚健康状态下的心与身之间互相影响。"心身相关"的哲学基础是心身二元论，将心与身割裂为两个不同的方面，因而在对心身疾病治疗的研究和临床思路中，出现心与身的分离。目前，对心身疾病的治疗遵循的都是"心身并治"的原则，即从躯体和精神心理两个方面采取综合治疗措施，在给予躯体治疗的同时，合并采用精神科或心理科治疗。

中医诊治的对象是生活于天地间，有着五官十二窍和七情六欲的人。其理法方药皆包括对人体心理和生理的认识理解与诊疗护理，亦即说现代医学心理学的研究对象、研究内容等，始终就是中医学整个医疗体系理法方药各个环节的有机组成部分。"形神合一"是中医学情志病理论的基本内容，也是中医学整体哲学的体现。"形"包括以五脏为中心的四肢百骸、五官九窍及精血津液等有形物质。"神"是人体生命运动的主宰，既包括对生理性功能活动的协调，又包括对精神心理性活动的统摄。神与形是生命不可缺少的两个方面，两者之间存在着对立而统一的辩证关系。其基本内容有两点：一，承认心与身之间存在着相互影响、相互作用的联系，认为这种联系以气机运动为纽带和中介；二，强调只有通过"神"的统摄作用才能使心与身两大生命活动处于协调、健康、有序的规律性运动状态[5]。"形神合一"理论的哲学基础为心身一元论，将心与身的活动融合于"神"这一人体生命活动规律之中，以"气机"这一可具操作性的概念来描述心身统一的人体生命活动，并发展出一整套独具特色的心身状态调治理论和操作方法。根据辨证论治组方而成的心身中药复方经过临床应用与实验研究，具有对躯体障碍与多种情绪障碍的双重调节作用，这些结果证明了中医学对心身障碍辨证施治的有效性和心身同治的优势性。例如"双心病"的临床治疗。近年来，国内外医学专家在临床观察中发现，越来越多的心血管病患者合并存在心理障碍，简称"双心病"，这两种疾病相互影响，互为因果，导致病情恶化。单纯运用西医治疗冠心病的方法不能很好地达到预期的效果，通过中西医结合可以实现整体调节，改善症状，并提高生活质量。

世界卫生组织（WHO）将健康定义为生理、心理和社会适应方面的完满状态。可见健康的内涵包括生理、心理和社会适应三个层面。随着西方医学模式从生物医学模式到社会－心理－生物医学模式的转变，医学界预测未来医学的发展趋势，将从"疾病医学"向"人文医学"发展，从对病源的对抗治疗向整体治疗发展，从生物治疗向心身综合治疗发展，从以疾病为中心向以病人为中心发展[6]。世界卫生组织发布的《迎接21世纪的挑战》中说："21世纪的医学，不应该以疾病为主要研究领域，应当以人类的健康作为医学的主要研究方向。"

几千年来，我国传统医学的医学模式可概括为时空－社会－心理－生物医学模式，这一内涵以"心身合一"为核心的中医整体医学模式，比现代医学模式更加优越，它指导中医的发展与应用实践已有两千多年，至今仍保持着先进性，且具有实用价值与现实意义。傅景华在《中华医道与人类健康》讲座中说："中华医道乃生命之道，而不仅是人体之学；中华医道乃空时之道，而不仅是结构之学；中华医道乃神气之道，而不仅是功能之学；中华医道乃动变之道，而不仅是指标之学。中华医道乃生命、时空、神气、动变之道，而不仅是人体、结构、功能、指标之学。懂得中华医道属于生生之道，才能够正确地对待生命、对待自然、对待社会，实现人与自然的和谐，人与社会的和谐，以及人的生命过程中神、气、形的和谐……只有实现了这一广阔的和谐态势，人类社会才能进入和谐社会，人类生命才能进入和谐生命，从而实现人类的自然健康！自然健康就是自然而然的健康，就是符合自然之道的健康，就是符合天道、地道、人道，即符合大道的健康。这种人类的自然健康是人类最高的追求。这种与自然、生命、社会之大一统的大和谐，不仅表现在人体的健康，而且表现在身心的健康，还有道德的健康、精神的健康、思想的健康……人类实现了道德的健康、精神的健康、思想的健康和身体的健康，才称之为自然健康。自然健康需要简、便、效、廉，需要无介入、无害、无痛的医疗方法。患者不是市场，医药不是商业，人体不是战场，药物不是武器……中华医道以患者为至亲，以疾病为忤儿，以生命为慈母，以本草为情义……此医之道也，本草之道也！"

形神兼治是中医整体治疗思想的基本内涵，中医始终坚持身心并调、治养结合的原则。每个个体都有自己的心身发展过程，既有先天禀赋的影响，也有后天调整的情况，形成了个体阴阳不同的特点。针对个体的不同情况采取不同的治疗方式，这就是辨证论治的实质。由于心理治疗最讲究个体差异性，所以中医的思想方法对心理治疗的发展是极为有利的，中医学中特有的整体观、心身观和丰富的调心、调神方法是我们必须借鉴、发扬的。

参考文献

[1] 陈玉峰. 中医"精""神"一元论. 沈阳: 辽宁中医药大学, 2012.

[2] 邓洋洋, 李睿, 郑洪新. 思虑过度与亚健康. 中华中医药学刊, 2008, 26 (3): 641.

[3] 吕锡坤. 论道教的修德养生思想及其现代启示. 世界宗教文化, 2008, 32 (4): 15 – 18.

[4] 姜乾金. 心身医学. 北京: 人民卫生出版社, 2007.

[5] 李洋. 基于中医"心主神明"观的心身健康相关性研究. 南京: 南京中医药大学, 2012.

[6] 王庆其. 从未来医学的发展趋势看《内经》的学术优势. 中西医结合学报, 2011, 9 (4): 349.

第三章　养生重在养心

　　养生，养即调养、保养、补养之意，生即生命、生存、生长之意，养生包含了未病先防、已病促愈、病后复原的思想。中医养生学历史悠久，源远流长。"往古之人居禽兽间，运作以避寒，阴居以避暑"（《素问·移精变气论》），可以看作我国最早的保健活动。相传燧人氏"钻木取火，以化腥臊"（《韩非子·五蠹》），神农氏"尝百草之滋味，水泉之甘苦"（《淮南子·修务训》），其后彭祖寿考之士好"吹呴呼吸，吐故纳新，熊经鸟伸"（《庄子·刻意》）。可见在周代之前，已有食养、药补、行气、导引之术风行。春秋战国之际，学术界出现了万舸竞流、百家争鸣的局面。《周易》论阴阳，老子道论，管子的精气学说，孔子的自我调摄，荀子的"治气养心"理论，子华子强调运动的主张，《吕氏春秋》汇聚诸家，《黄帝内经》总其大成，均为中国养生之道的学术渊源。汉晋以后，医、道双峰突起，释、儒自成体系，极大地丰富了中国养生的学术内涵。道家宗老庄，自嵇康、张湛、葛洪、陶弘景以来，均注重养神炼气，并配合导引、服饵。医家遵岐黄，自越人、张机、华佗、孙思邈以降，皆提倡清静调神，及调摄饮食、起居、精神、情志，并配合行气、导引、按摩、药补。释家养生术于汉明帝时随着佛教的传入始有流行。安世高译上座部禅法，宣扬调息、止观的坐禅方法。支谶译《道行般若经》介绍心色皆空的理论。其后有达摩《楞加经》、智顗《摩诃止观》、慧能《六祖坛经》等，均主张清静养性。儒家宗孔孟，强调日常生活的调理，并与道德修养和社会思想联系在一起，形成自己的特点。各家之中尚有众多流派，皆殊途同归。

《黄帝内经》中养生是非常重要、备受推崇的行为，《素问·四气调神大论》说"圣人不治已病治未病，不治已乱治未乱"，就是强调要在没有生病的时候，按照养生之道来做好养生实践，使身体常处于健康状态，不要"病已成而后药之"，免受疾病之苦。《素问·灵兰秘典论》云："心者，君主之官也，神明出焉……主明则下安，以此养生则寿，殁世不殆，以为天下则大昌。主不明则十二官危，使道闭塞而不通，形乃大伤，以此养生则殃。"君主，是对最高统治者的称谓，把心称为君主，突出了心高于一切的地位，同时也指出了养生重在养心。

第一节　养心重在调神

《灵枢·邪客》云："心者，五脏六腑之大主，精神之所舍也，其脏坚固，邪弗能容也，容之则心伤，心伤则神去，神去则死矣。"顾护这颗心的目的是让神舍而不去。不仅要顾护好心这个舍，更要照顾好心舍中的这个神，养心就是养神。

古今养生家特别强调养神的重要性。《灵枢·九针十二原》即有"粗守形，上守神"之论，《素问·宝命全形论》亦有"一曰治神，二曰知养身"之说。《淮南子》一书更是明确提出养神为养生之本，其曰："太上养神，其次养形，神清意平，百节皆宁，养生之本也。肥肌肤，充腹胃，闲嗜欲，养生之末也。"三国时期著名的养生家嵇康亦在其《养生论》中指出了"修性以保神，安心以全身"的以神养形的著名观点。《内经》开篇《素问·上古天真论》更是具体说道："恬淡虚无，真气从之，精神内守，病安从来。是以志闲而少欲，心安而不惧，形劳而不倦，气从以顺，各从其欲，皆得所愿。故美其食，任其服，乐其俗，高下不相慕，其民故曰朴。是以嗜欲不能劳其目，淫邪不能惑其心，愚智贤不肖，不惧于物，故合于道。所以能年皆度百岁而动作不衰者，以其德全不危也。"开宗明义地将摄养精神的养生之道置于首位，不仅说明了养神在养生中的重要作用，还提出了养神的总原则。

1. 清静寡欲

《老子》云："致虚极，守静笃，万物并作，吾以观其复，夫物芸芸，各归其根，归根曰静，静曰复命。"老子的清净主张，在养生方面确有指导意义。《内经》则接受了这一观点，并采取了积极进取的态度。恬淡意为安静淡泊。养神的重要方法在于静养。因为神属阳，易于耗散而外越，静以养神可保精神内守。《素问·痹论》云："静则神藏，躁则消亡。"故养神之道，首贵清静。

《素问·生气通天论》明确指出："清静则肉腠闭拒，虽有大风苛毒，弗之能害。"可见，思想清静，能使人体正气充盛，抗邪于外。《淮南子·原道训》云："夫精神气志者，静而日充者以壮，躁而日耗者以老。是故圣人将养其神，和弱其气，平夷其形，而与道俯仰。"表明人们的精气神需要静养，面对任何事都应该波澜不惊，心如止水。不能保持心神的宁静，时常躁动不安，则易耗损心力，易于衰老。《淮南子·精神训》云："是故五色乱目，使目不明；五声哗耳，使耳不聪；五味乱口，使口爽伤；趣舍滑心，使行飞扬。此四者，天下之所养性也，然皆人累。故曰：嗜欲者，使人之气越；而好憎者，使人之心劳；弗疾去，则志气日耗。"刘河间也强调："心乱百病生，心静则万病悉去。"

欲使思想清静，关键要做到少私寡欲。私心、嗜欲出于心，私心太重，嗜欲不止就会扰动心神，破坏神气的清静。若能"薄名利""禁声色""廉货财""损滋味""除候妄""去炉忌"，"然后可以保性命延驻百年"（《太上老君养生诀》）。《嵇中散集》卷四《答难养生论》亦有文曰："养生有五难：名利不灭，此一难也。喜怒不除，此二难也。声色不去，此三难也。滋味不绝，此四难也。神虑精散，此五难也。五者必存，虽心希难老，口诵至言，咀嚼英华，呼吸太阳，不能不回其操，不夭其年也；五者无于胸中，则信顺日济，玄德日全，不祈喜而有福，不求寿而自延。此养生大理之所效也。"

《淮南子》提出了"闭四关""止五遁"的节欲方法。"闭四关"即是节制目、耳、口、心的嗜欲，可使精气不外泄。"五遁"指木、水、土、金、火五个方面的物质享受。养生要做到节制声色五味，远离奇珍异物等，使心志平易，血气平和。做到"闭四关""止五遁"，则可与"道论"。孙思邈提出的"人之寿夭，在于樽节"。所谓"樽节"，孙思邈在《千金要方》中做了具体的说明，即少思、少念、少欲、少事、少语、少笑、少愁、少乐、少喜、少怒、少好、少恶，被称为养生长寿的十二少樽节法。

欲望减少了，内心自然清净安宁，心常清静则神安。心态常保持一种淡泊宁静的状态，身心自然处于平衡、平和的状态，生理机能得到充分的恢复，以达到养生防病的目的。

2. 修德

孟子说"养心莫善于寡欲"，但随着社会的发展，伴随而来的是各种社会环境与生活环境带来的巨大压力，使得心神时时处于躁动状态及无休止的嗜欲当中。生活中许多人心难静、气难顺、神难凝，事事、时时考虑自己的名利得失。在物质文明高度发达的今天，是否能做到神凝气定，与自身的精神境界和心理调控有关，这关系到人的道德心性修养，这时就需要接收中国传统文化的养德修身思想。

作为中国主流意识形态的儒家文化精心构建了其社会教化和自我修养相结合的模式。用"礼"和"仁"规范人们的行为，抑制人们各种贪婪欲望、偏激情绪、不良习性。《论语·颜渊》云："非礼勿视，非礼勿听，非礼勿言，非礼勿动。"《荀子·礼论》曰："礼起于何也？曰人生而有欲，欲而不得，则不能无求。求而无度量分界，则不能不争。争则乱，乱则穷。先王恶其乱也，故制礼义以分之，以养人之欲，给人之求，使欲必不穷乎物，物必不屈于欲，两者相持而长，是礼之所起也。"通过修德达到"仁"的境界，孔子曰"仁者寿"（《论语·雍也》）。汉代儒者董仲舒说："仁人之所以多寿者，外无贪而内清静，心平和而不失中正，取天地之美以养其身。"（《春秋繁露·循天之道》）孟子说："仁，人心者。"指出仁的本质，并在《公孙丑上》说："夫志，气之帅也；气，体之充也……我善养吾浩然之气。"一个人要想做到身心健康，那就只有"善养吾浩然之气"。孟子的养生思想强调通过陶冶道德情操以养生。所养之"气"实质上是一种精神气质的变化，是人生境界的提升，道德修养和道德信念的加强。孟子意识到了心理健康对身体健康的重要性，指出了一个人的认知对生命的颐养和质量的必要性。孟子在养生的同时引入了价值观念，在强调珍惜生命的同时更注重人的精神追求，这不仅对提高人生境界意义重大，而且对养生本身也是很有意义的。

《管子·内业》云："凡人之生也，必以其欢，忧则失纪，怒则失端，忧悲喜怒，道乃无处。是故止怒莫若诗，去忧莫若乐，节乐莫若礼，守礼莫若敬。内静外敬，能反其性，性将大定。"告诫人们不要让喜怒忧悲的情绪扰乱了人的平和中正的本性，提出用诗来节制人们的忿怒，用乐来消除人们的烦恼，用礼来节制人们的行为，保持行为恭敬，内心静定，只要能够如此去做，就可以使平正的本性恢复，并保持稳定，最终得以涵养心性。晋代养生学家葛洪在《抱朴子》中强调："欲求仙者，要当以忠孝和顺仁信为本。若德行不修，但务方术，皆不得长生也。"认为德行修养比神仙方术这些具体修行方法在养生方面地位还要重要，是得以长寿的根本条件。唐代兼摄道、儒、释三家的名医孙思邈说："百行周备，虽绝药饵，足以暇年；德行不克，纵服玉液金丹，未能延寿。"同样认为如果没有德行修养，哪怕服用当时认为最为珍贵的灵丹妙药也不可能求得长寿。

因此养生贵在养心，而养心重在养德。《大学》云："欲修其身，先正其心。"心正则气正，气正则精固，精固则身安，身安则长寿。"应把养德视为养心之本。道德是做人之本，立命之根。只有内修德性，做仁爱之人，才能保持人体内在的和谐、人与自然的和谐、人与社会的和谐，从而提高生命质量，达到养生益寿的目的，实现生命的真正价值。正如孔子在《中庸》中所说："大德必得其寿。"

人是社会生活中的人，除了客观看待生命现象，还要在社会生活中从人生价值方面认识生命的意义，养生才具备价值与可操作性。所以将医学与人文相结合，才是完整的养生体系。身体是人生存的基础，为立业之本，是创造价值的前提，生命的存在与身体的强健是实现生命价值的首要条件。因此养生的必要性及重要性是不言而喻的。但不能单单把追求长寿看作养生的最终目的，而是争取使生命更高尚、更丰富、更有价值。把健康放在壮阔的生命价值背景下去看待，这使得健康有了更为积极、更加高尚的价值。《论语·里仁》言"朝闻道，夕死可矣"，养生并不是生命哲学的终极意义，其生命哲学的终极意义就是闻道，实现个体生命的价值，超越现实层面的生活。

中医养生学滥觞于中国传统文化，中国传统文化以关注人的生命质量为核心，更加追求精神价值，从而提高认识境界。道家追求修心炼性，儒家追求正心修身，释家追求明心见性，法门不同，却殊途同归，均是通过修养心神以达到天人合一、心身合一的生命境界。生命是实现理想的载体，养生是为了更好地实现人生价值，而人生价值在于不断学习，提升自身的道德修养，精神境界又对人、对社会产生积极正面的影响。

傅景华老师在《中华医道与人类健康》的讲座中谈道：

"中华医道以济世利生为目的，以医道医德为纲纪。只有实现道德纲纪，才能引领医疗卫生之一切领域。而且，由此引入社会各个领域，在各个领域实现道德纲纪，就会解决人类所面临的一切问题。不以利益为目的，不以金钱为万能，放弃掠夺，放弃贪欲，放弃狭隘的利益之争……以道德为纲，可以实现人类永久的和谐、协调、自信……实现人类的健康幸福，包括社会之和谐、家庭之和谐以及个人生命之和谐。以道德为纲纪，是解决人类一切问题根本之所在。正如人们所说的'顶层设计'一样，离开道德纲纪，不可能解决人类面临的一切灾难，包括生态、环境、能源、健康、病毒、疾病……就病毒而言，如果病毒不断变异，我们人类怎么能够通过研究疫苗、研究所谓杀病毒的药物来跟上病毒的变异。除此之外，一切竞争、战争、冲突以及自然灾害，如果没有人类以道德为纲，就无法解决人类所面临的一切问题。"

今天的炎黄子孙要向华夏圣贤寻求智慧，从医入道，道以医显，发扬中国传统文化的精髓和美德，打开东方复兴的大门，开创人类崭新的和谐文明，一切从"心"开始。

第二节　养心疗法

具体的养心的方法多种多样，谨述其主要几种如下：

一、精神、情志调摄法

精神调摄主要是保持乐观、愉快的心情，心态平和。有大爱之心，才能有平和的心态。有了平和的心态，才能提高自身的正气。《内经》强调"内无思想之患，以恬愉为务"，"乐易者常寿长"（《荀子》），"心小则易伤以忧"（《灵枢·本脏》）。事实证明，悲观、沉重、忧郁和焦虑，足以为各种疾病打开方便之门，高血压、溃疡病、血管硬化、神经衰弱、偏头痛、糖尿病、甲状腺功能亢进、神经性皮炎以及各种癌症等，均与这些不良的精神因素有关。乐观豁达、精神振奋乃是保健益寿的良方。

生活中，最好的状态是什么？就是全神贯注地专注在你当前正在做的事情，不论是学习、工作、思考，还是娱乐。《寿世青编·养心说》云："未事不可先迎，遇事不可过扰，既事不可留住，听其自来，应以自然，任其自去，忿懥恐惧，好乐忧患，皆得其正，此养之法也。"保持觉知于当下，而非过去或未来。来了，则应；去了，则收；欢喜了，则沉浸其中；悲伤了，则允许悲伤。想太多，就是精神内耗的最大表现。

中医有喜、怒、忧、思、悲、恐、惊七种情志，这些情志对五脏都会产生重要影响。正常生理状态下是不会致病的，只有突然、强烈或长期持久的情志刺激超过了人体正常生理活动范围，人体气机紊乱，脏腑气血功能失调，才会导致疾病的发生。"七情致病，内伤脏腑，外伤气血。"（《素问·举痛论》）"淫气忧思，痹聚在心。"（《素问·痹论》）。这些均说明情志活动不加以调节和控制，均可会破坏机体的稳定和平衡，扰乱脏腑正常的气机运动，从而诱发疾病，甚至危及生命。现代社会飞速发展，社会生活中快速的节奏、剧烈的竞争，也给人们带来了空前的心理压力和社会适应问题，此时调心宁神就显得尤为重要，要保持健康的心理状态，就必须注意调节情志，避免过度。

另外，精神活动也应该随着四时的变化加以调节。《素问·四气调神大论》云："春三月……以使志生；夏三月……使志无怒；秋三月，使志安静；冬三月……使志若伏若匿。"就是适应四时阴阳的特点，使精神情志随之活泼向上、宣达愉快、恬静收敛、藏而不泄。每日精神调摄亦遵此法，清晨舒展活跃，白日情绪饱满，傍晚安神悦志，睡前静心敛思。

现代医学及心理学研究证明，情绪与心态不仅影响人的健康，而且影响人的社会活动，积极稳定的心境，乐观向上的情绪和心态，与人的正确世界观、人生观和价值观有关，有了正确的人生观，就能凡事从大处着眼，就能站得高，看得远，不因一时一事的挫折而烦恼不休，就会有增强人体抵抗疾病和抗疲劳的能力，使人健康长寿。另外在身体患有疾病时也会采取较积极的态度面对，更加关注自己的健康，即使患了病也较易治愈，容易康复。

二、静坐疗法

静坐的关键在于静，静以养心。静坐之静，既指形体的安静和呼吸的平和有序，也指精神的淡泊冲和，内心思想的安定、平静。《医钞类编》云："养心在凝神，神凝则气聚，气聚则形全。若日逐攘忧烦，神不守舍，则抑郁衰老。"凝神敛思是保持清静的主要方法。《庄子》记载，黄帝曾向名叫广成子的人询问学习长寿之道，广成子说："无视无听，抱神以静，形将自正。必静必清，无劳汝形。无劳汝静，乃可长生。目无所视，耳无所闻，心无所知，汝神将守形，形乃长生。"

这段精辟的论述，实则就是在静坐中的真实感受，也是长生之道。

静坐的意义不仅仅是疗疾养生，它还可促进学习、增强记忆、开悟增智。司马承祯在《坐忘论》中云："夫心者，一身之主，百神之师。静则生慧，动则生昏。"理学大师朱熹对学生说："用半日静坐，半日读书，如此一二年，何患不进！"明代王阳明说："昔吾居滁时，见诸生多务知解，口耳异同，无益于得，姑教之静坐，一时窥见光景，颇收近效。"唐代大诗人白居易、王维、李白及宋朝文学家陆游、苏东坡、欧阳修早年受佛、道影响很深，都习修打坐，写了不少玄理禅趣的妙诗和令人难忘的绝句，而其中不少篇章就是在静坐中悟出的。如李白在学道打坐后写道："宴坐寂不动，大千入毫发，湛然冥真心，旷却断出没。""灭除错疑尽，领略人精要，澄虑观此身，因得通寂照。"陆游在《好事近词》中写道："心如潭水静无风，一坐数千息，夜半忽惊奇事，看鲸波瞰日。"

著名中医临床大家张锡纯极力推荐静坐法，其在《论卫生静坐法》中说："今之讲卫生者，多尚静坐之功。"静坐之功"诚为卫生之要着"。同时期的著名教育家、中医养生学家、哲学学者蒋维乔著有《因是子静坐养生法》，将静坐法推广于世，从理论至方法详细而生动。现代国医大师邓铁涛每天醒来后第一件事，就是静坐。美国哈佛大学教授和马里兰州大学哈里博士经五年研究后认为："冥思静坐对影响视力、血压、认识功能的激素水平提高大有好处，另可治疗许多不治之症和心脏病、关节炎等慢性病。"荷兰科学家研究表明，打坐沉思者比其他人得病的可能性低 50%，在感染威胁生命的重病方面低 87%。另外，科学家发现，静坐时大脑中出现的大量 α 波，可很明显地促进激素分泌，从而使血管扩张和血液畅通，会使人体组织细胞进行新陈代谢不可缺少的物质——三磷腺苷明显增高，会大大增加人体的免疫功能。科学家还发现，长期冥想打坐，可增加前额叶脑皮层和右前脑皮层的厚度，而这些区域是控制人注意力和感知能力的地方。许多科学家、作家、发明家等的前额叶脑皮层都厚，而且他们的脑电波大部分时间都处于 α 波频率，这说明坐禅确实能使大脑敏捷并容易产生灵感。地球物理学家测定得知，空间电离层与地球共振的休曼波是 8 ～ 14 赫兹，而这个频率与人体打坐入静时的脑电波基本相近，故在物我两忘的境界下打坐会发生天人共鸣，体悟人生大道、宇宙真谛。

那么，我们在静坐时具体要怎么做呢？首先静坐时要远离嘈杂的场所，尽量找一个环境清静、通风良好的房间，但有风吹到处不宜坐。在入坐之前，将项链、手表、眼镜等物摘下，宽松衣带，使筋肉不受拘束，气机不致阻滞，并需注意保暖。静坐可在床上或椅子上进行，总以平坦为宜，座位上需铺被褥或垫子，务使软厚，以便于久坐。打坐的姿势，可分坐椅式、盘坐式，最好不用睡式以免出现昏沉入睡的现象。一般用盘坐的姿势，单盘、双盘和散盘都可，手随意放到腿上，以自然、舒适为宜。静坐时臀部后半部，要求垫高一些，可垫棉垫或较薄的枕头。这样，可以使腰部自然伸直，避免打坐时因腰肌疲劳，慢慢弯腰曲背的弊病。静坐时做到头平正、眼微闭、唇暗合、舌舔上腭、气沉丹田、全身放松、排除杂念、沉淀思绪，即凝神。这里放松是最关键的。明代高攀龙在《静坐说》中云："静坐之法，不用一毫安排，只平平常常，默然静去，此平常二字不可容易看过。"静坐中容易出现昏沉、打瞌睡或散乱、走神的情况。因此静坐前需避免饱食、饥饿或食用过于辛辣刺激性食物；避免参与一些容易引起情绪激动的活动，如看惊险电视电影，与人激烈辩论或争吵等；避免过于身心疲倦。疲劳时最好休息睡眠，消除疲劳再静坐。各家都有一些帮助入静的一些方法，如数吸、默念（佛家默念"阿弥陀佛""唵嘛呢叭咪吽"等）、观想（观想大海、天空、阿弥陀佛、观世音菩萨等），还有意守（排除杂念，运意执守丹田，意守中丹田、下丹田）等。

杨定一《静坐的科学——医学与心灵之旅》从物理、生物、神经生理学等研究成果来看静坐，书中说道："静坐只是一种工具，能帮你放下心灵自出生以来囤积至今的废物和残渣，并有效地滤净你深邃的心海，直到心灵澄净，让领悟和快乐的光辉可以透进来。"

三、导引吐纳法

中国古代最为盛行的养生方法就是导引吐纳，现今将之称为"气功"。导引吐纳法着重于调神、调息、调身，从而调整、协调和改善心身机能状态，可治疗和预防心身疾病。导引一词，首见于《庄子·刻意》："吹呴呼吸，吐故纳新，熊经鸟申，为寿而已矣。此导引之士，养形之人，彭祖寿考者之所好也。"可见，庄子说的导引包含了"吹呴呼吸，吐故纳新"与"熊经鸟申"两部分，前者是吐纳行气，后者是用熊经、鸟申两个术式来泛喻导引。王先谦在《庄子集解》中说的

"导气令和，引体令柔"，指的就是这两层意思。所以导引术以肢体运动为主，而辅以吐纳行气。《抱朴子内篇·微旨》曰："知屈伸之法者，则曰导引，可以难老矣，明吐纳之道者，谓之行气，足以延寿矣。"可见古人对导引和呼吸吐纳的重视。

中医重视气对人体的作用，认为天地万物无不需气以生。葛洪《抱朴子》云："服药虽为长生之本，若能兼行气者，其益甚速，若不能得药，但行气而尽其理者，亦得数百岁。"吐纳术就是一种行气之法，吐纳者，呼吸也。吐出浊气，纳入人体所需之清气，对心肺功能有直接的改善作用。吐纳使呼吸归根，帮助培蓄人体内部之气，保住先天元气，气足则百病可治，亦可长寿，至简至易，常年坚持，则可终身受益。

1. 吐纳法

吐纳法流派各异，杂而多端，本文简述道教吐纳法。

吐纳时须择空气清新之地，山林、公园、田野皆可，室内可以打开窗户。最好不要穿过紧的衣服，腰带可以松一松，以利气血流通。姿势不限，行、立、坐、卧均可。练功时双目微闭，含光内视，眼观鼻，鼻观心，心观丹田，观丹田者，观丹田之气是也。所以微闭者，太睁容易滋生杂念，全闭容易昏迷入睡，皆对养气不利。微闭时眼皮自然下垂，以看到眼前之物而又不能辨清为度。首先开口，缓缓吐出体内浊气，再自鼻中吸气，用意咽入下丹田（约脐下二指许），以补呼出之气。呼必呼尽，吸必吸满，吸时小腹鼓起，呼时小腹微收，叫作顺呼吸。初学吐纳必须如此，这样口呼鼻吸三次。然后抿口合齿，舌顶上腭，收视返听，鼻吸鼻呼，一呼一吸，皆令出入丹田。

务必做到以心领气，以气随心，吸气时随意念下注丹田，呼气时以意念领出窍外，谓之心息相依。吐纳还有一个重要口诀，叫作吸长呼短。吸气进入丹田，略存一存，然后才能收腹呼气。

2. 六字诀

六字诀是针对脏腑病机的一种配合发声的呼吸吐纳方法。六字诀与五脏相应，五脏分属五行，六字的发音部位与五行相应，是五种类型发音的代表，分别调理相应脏腑。六字诀治病见效快、效果好，养生保健功效显著，所以自古不仅为中医所推崇，并在道家、佛家、武术界广为流传。

六字诀较为完整的记载最早见于南北朝时期著名道士、医药学家陶弘景的《养性延命录·服气疗病》及隋代京黑先生所撰的《神仙食炁金匮妙录》："时寒可吹，时温可呼。委曲治病，吹以去寒，呼以去热；嘻以去风，又以去痛；呵以去烦，又以下气；嘘以散滞；呬以解极（劳极）。"唐代大医孙思邈的《孙真人卫生歌》云："春嘘明目本扶肝，夏呵心火可自闭，秋呬定收金肺润，冬吹肺肾得平安，三焦嘻却除烦热，四季常呼脾化餐，切忌出声闻口耳，其功尤胜保神丹。"明太医院医官龚廷贤在《寿世保元》中说："以六字诀治五脏六腑之病，其法以呼字而自泻去脏腑之毒气，以吸气而自采天地之清气补气。当日小验，旬日大验，年后百病不生，延年益寿。"可见六字诀力量之强，治病养生作用之大，影响之深远。六字诀在明代以前是没有动作配合的，其功法是单纯的呼吸吐纳。到了明代以后，才有呼吸与动作相配合的文字资料。如明代胡文焕的《类修要诀》中的"祛病延年六字法"："肝若嘘时目睁睛，肺知呬气手双擎，心呵顶上连叉手，肾吹抱取膝头平，脾病呼时须撮口，三焦客热卧嘻宁。"

六字诀功效神奇，但功法并不神秘。六字诀的练法有很多种，而最简单的练法是不拘形式，无论行立坐卧，只要长长地吸气，然后按照口型缓缓地呼气吐字，注意鼻吸口呼，即可达到治病健身的目的。用于健身，每个字按相生顺序（嘘、呵、呼、呬、吹、嘻）吐纳六遍左右；用于治病，对应字加练十几遍，或单练相应字即可。

效果更好而又极其简单的练法是站功。先两脚与肩同宽，微屈膝站立，两眼微闭，全身放松。再稍屈膝下蹲，屈肘，两手在腹前如抱球状，两掌心对着肚脐。然后深吸气，吸气后闭气一会儿（暂停呼吸，以不感憋气为宜），而后按照口型缓缓地呼气吐字。吐气尽再深吸气，闭气，呼气吐字。练完一个字后站起身，以两腿微屈站立为宜，两手收至腹部，两手相叠轻按肚脐，缓缓地吸气、呼气。吸气时提肛缩阴，意想气入丹田，呼气时不吐字，全身放松即可。也可意守丹田，自然呼吸，全身放松。如此稍事休息后再练下一字，注意吐嘘字时要双目圆睁，吐完字后再两眼微闭，练其他字时要始终微闭双眼。练功过程中口中会生津液，这可是养生保健的良药，将其吮至舌根，咽入丹田。全部练完后再如上稍事休息，而后左右两方向轻揉肚脐各六圈，再以脚尖为中心左右转动两脚各六圈，睁开双眼，收功即可。

六字诀中"呵"字与心相应。《遵生八笺·修养心脏法》言："当以四月五月弦朔清旦，面南端坐，叩齿九通，漱玉泉三次，静思注想，吸离宫赤气入口，三吞之，闭气三十息，以补呵气之损。"《遵生八笺·六气治心法》又言："治心脏用呵，以鼻渐长引气，以口呵之，皆调气如上，勿令自耳闻之。若有心病，大呵三遍。呵时，以手交叉，乘起顶上为之，去心家劳热，一切烦闷，疾愈即止，过度即损。亦须以呼字吸旺气以补之。"

3. 导引

导引的具体方法有很多，《诸病源候论》中载有导引治病法 260 多种。现代比较流行的太极拳、五禽戏、八段锦、易筋经等都是导引的方法，可根据自己的喜好选择。具体养心的导引法可参考以下两法。明·高濂《遵生八笺·心脏导引法》云："可正坐，两手作拳，用力左右互筑，各五六度。又以一手向上拓空，如擎石米之重，左右更手行之。又以两手交叉，以脚踏手中，各五六度，闭气为之。去心胸风邪诸疾，行之良久，闭目，三咽津，叩齿三通而止。"东晋·许逊《灵剑子》言："补心脏坐功之法有二：一势，正坐斜身，用力偏敧如排山势，极力为之，能去腰脊风冷，宣通五脏六腑，散脚气，补心益气。左右以此一势行之。二势，以一手按髀，一手向上，极力如托石，闭气行之，左右同行。去两胁间风毒，治心脏，通和血脉。"

导引法的动作过程中，调身、调息、调神"三调合一"非常重要。调息就是指呼吸吐纳，是调身和调心的纽带。练习过程中，呼吸与动作协调统一，一般向上的动作配合吸气，向下的动作配合呼气，动作停顿的时候适当闭气，逐步达到"匀细柔长"的呼吸状态。

四、五行音乐疗法

音乐与药物一样对人体疾病有治疗作用。《史记·乐书》记载："音乐者，所以动荡血脉、流通精神而和正心也。"《春秋左传·昭公二十一年》云："和声入耳而藏于心，心亿则乐。窕则不咸，摠则不容，心是以感，感实生疾。今钟摠矣，王心弗堪，其能久乎。"这里明确指出音乐的强弱对人体健康会产生一定的影响。研究表明，音乐声波的频率和声压会引起生理上的反应。音乐的频率、节奏和有规律的声波振动，会使身体的某些器官和组织细胞发生共振，进而会直接影响人的脑电波、心率、呼吸节奏等生命体征。目前研究认为，音乐疗法的生理作用主要包括音乐对人体的同频共振效应以及对神经内分泌的调节效应等。

中医五行音乐疗法理论来自阴阳五行学说，五行中的五音按照土、金、木、火、水分别对应为宫、商、角、徵、羽。《黄帝内经》云："天有五音，人有五脏；天有六律，人有六腑。"指出五音与五脏是相互对应的，其具体关系为"角为木音通于肝，徵为火音通于心，宫为土音通于脾，商为金音通于肺，羽为水音通于肾"。五行音乐疗法不仅可以单纯应用于治疗，还可与药物、针灸等其他治疗方法相结合。五行音乐疗法具有操作简便、安全性佳及经济负担轻等优势。

1. 五行音乐配属关系

（1）宫调与宫调式乐曲：宫调，为长夏音，以宫音（1，Do）为主音，属土，主化，通于脾，能促进全身气机稳定，调节脾胃之气的升降，具有养脾健胃、补肺利肾、泻心火的作用。适用于脾胃虚弱，升降紊乱，恶心呕吐、饮食不化、消瘦乏力、神衰失眠等症。特点：风格悠扬沉静，淳厚庄重，有如"土"般宽厚结实，可入脾。可调节消化系统功能，对神经系统、精神的调节也有一定的作用。

根据五音通五脏的理论，宫音入脾，对脾胃系统作用比较明显，能促进消化系统功能，滋补气血，旺盛食欲，同时能够安定情绪，稳定神经系统。宫音匹配土型人，即阴阳平和之人。其为人态度和顺可亲，忠厚朴实，端庄持重，观察事物逻辑分明，易听取别人的意见，乐于助人，但性情略为保守。其性情温厚，阴阳调和，一般不容易罹患疾病，可以多听典雅温厚的宫调乐，使身心更为健康。宫调式乐曲，如《春江花月夜》《月儿高》《月光奏鸣曲》《梅花三弄》《高山》《流水》《阳春》等。

（2）商调与商调式乐曲：商调，为秋音，以商音（2，Re）为主音，属金，主收，通于肺，能促进全身气机的内收，调节肺气的宣发和肃降，具有养阴保肺、补肾利肝、泻脾胃虚火之功效。适用于肺气虚衰，气血耗散，自汗盗汗、咳嗽气喘、心烦易怒、头晕目眩、悲伤不能自控等症。特点：风格高亢悲壮，铿锵雄伟，具有"金"之特性，可入肺。可调节呼吸系统功能，对神经系统、内分泌系统有一定的影响。

听商调音乐，可以增强机体抗御疾病的能力。商调入肺，可以加强呼吸系统的机能，改善卫气不足的状况。商调匹配金型人，又称少阳之人。金型人意志坚定，性格开朗，独立意识强，判断是非能力及组织能力、自制能力颇强，有自以为是的倾向。金型人阳气较盛，音乐养生应该以调和阴阳为主，发散阳气，适合听柔和的羽、角调式的音乐。代表曲目有《慨古吟》《长清》《鹤鸣九皋》《白雪》《第三交响曲》《嘎达梅林》《悲怆》等。

（3）角调与角调式乐曲：角调，为春音，以角音（3，Mi）为主音，属木，主生，通于肝，能促进体内气机的上升、宣发和展放，具有疏肝解郁、养阳保肝、补心利脾、泻肾火的作用。适用于肝气郁结、胁胀胸闷、食欲不振、性欲低下、月经不调、心情郁闷、精神不快、烦躁易怒等症。特点：大地回春、万物萌生、生机盎然的旋律，曲调亲切爽朗，生气蓬勃，清澈馨香，如暖流温心，清风入梦，具有"木"之特性，可入肝。主要调节神经系统，对内分泌系统、消化系统也有调节作用。

角调式乐曲悠扬，生机勃勃，象征春天万木皆绿。角音入肝，对诸如胁肋疼痛、胸闷、脘腹不适等肝郁不舒的诸种症状作用尤佳。角调式乐曲与木型人匹配，属少阴之人。其性格多愁善感，对人生比较悲观，认识事物的能力强，钻研学问，具有才华。木型人大多优柔寡断，沉默寡言，有时让人难以亲近。由于木型人阴气偏重，阳气不足，建议配合用徵调乐或宫调乐来调节阴阳。角调式乐曲有《列子御风》《庄周梦蝶》《春之声圆舞曲》《蓝色多瑙河》《江南丝竹乐》《春风得意》《江南好》。

（4）徵调与徵调式乐曲：徵调，为夏音，以徵音（5，So）为主音，属火，主长，通于心，能促进全身气机上升。具有养阳助心、补脾利肺、泻肝火的作用。可防治心脾两虚、内脏下垂、神疲力衰、神思恍惚、胸闷气短、情绪低落、形寒肢冷等病证。特点：旋律热烈欢快，活泼轻松，构成层次分明、情绪欢畅的感染气氛，具有"火"之特性，可入心。主要调节循环系统，对神经系统与精神系统疾病也有调节作用。

徵调式风格欢快，轻松活泼，像火一样升腾，具有炎上的特性。徵调入心，对心血管的功能具有促进作用，对血脉瘀阻的各种心血管疾病疗效显著。徵调式乐曲匹配火型人，属太阳之人。其性格开朗，乐观，反应敏捷，积极主动，志向远大，即使失败也不后退。但容易急躁冲动，自制力不强，甚至控制不了自己。火型人阳气过多，阴气不足，应配合羽调式音乐，调和阴阳，避免阳气过盛而导致的一系列疾病和情绪失控。代表曲目有《山居吟》《文王操》《樵歌》《渔歌》《步步高》《狂欢》《解放军进行曲》《卡门序曲》等。

（5）羽调与羽调式音乐：羽调，为冬音，以羽音（6，La）为主音，属水，主藏，通于肾，能促进全身气机的潜降。具有养阴、保肾藏精、补肝利心、泻肺火的作用。适用于虚火上炎，心烦意乱、头痛失眠、夜寐多梦、腰酸腿软、性欲低下、阳痿早泄、小便不利等症。特点：风格清纯，凄切哀怨，苍凉柔润，如天垂晶幕，行云流水，具有"水"之特性，可入肾。主要对泌尿与生殖系统有调节作用。

羽调式乐曲清幽柔和，哀婉，如水之微澜，羽声入肾，故可以增强肾的功能，滋补肾精，有益于阴虚火旺而出现的各种症状，如耳鸣、失眠、多梦等。羽调式乐曲亦有益智健脑的作用。羽调匹配水型人，为太阴之人，其性格内向，喜怒不露于表，不喜欢引人注目，心思缜密，谨慎精明，认识事物细致深刻，学问颇好，但含而不露。水型人阴气太重，医家主张，应该用水乐泄其阴气，再以火乐振奋其阳气，从而获得阴阳平衡。代表曲目有《乌夜啼》《稚朝飞》《梁祝》《二泉映月》《汉宫秋月》《轻骑兵进行曲》《喜洋洋》等。

2. 辨证施乐

（1）相应：《礼记·乐礼》云："宫动脾，商动肺，角动肝，徵动心，羽动肾。"不同调式的乐曲可以调节与其相应的脏腑，五音与五脏相通。角属木音，具有生长、升发之意，可疏泄肝胆，促进人体气机的升发条畅；徵属火音，具有发热、向上之意，可助养心气，促进气机的上升；宫属土音，具有生化、承载之意，可调节脾胃的升降功能，促进全身气机的稳定；商属金音，具有沉降、收敛之意，可调节肺的肃降功能，促进气机的内收；羽属水音，具有滋润、下行之意，可助养肾气，促进气机的下降。通过五音来调五脏，可使人体气机调匀，达到阴阳平和状态。

（2）相生：根据五行相生的原理，木、火、土、金、水依次相生，按照虚则补其母的原则，当一脏为虚证时，选择其母脏相对应的乐曲，达到相生的目的。如肝血亏虚者，选择羽调乐曲以达水生木；心气虚者，选择角调乐曲以达木生火；脾胃虚弱者，选择徵调乐曲，以达火生土；肺气亏虚者，选择宫调乐曲，以达土生金；肾气亏虚者，选择商调乐曲，以达金生水。

（3）相胜：根据五行相克的原理，采用与患者情绪相反的乐曲改变其情志，即以情胜情法。《素问·五行大论》言："怒伤肝，悲胜怒"；"喜伤心，恐胜喜"；"思伤脾，怒胜思"；"忧伤肺，喜胜忧"；"恐伤肾，思胜恐"。如情志为怒者，选择商调乐曲以克制怒；情志为喜者，选择羽调乐曲以克制喜；情志为思者，选择角调乐曲以克制思；情志为悲（忧）者，选择徵调乐曲以克悲（忧）；情志为恐者，选择宫调乐曲以克制恐。

（4）因时制宜：中医学以天人相应的整体观念为特点，养生治病均以此为原则。因此，在施乐时按照自然对人体的影响规律即天人相应规律进行，则可达到增强疗效的目的。不同季节选用与五行属性相符合的音调。如春时木气旺盛，用角音；夏时火盛，用徵音；长夏属脾，用宫音；秋天金气旺盛，用商音；冬季水盛，用羽音等。一日中亦应注意音乐治疗的时间性。如7：00～11：00这个时间段，太阳在逐渐升起，人受大自然的影响，阳气升发，此时施以角调的曲子，可促使阳气升发。而11：00～15：00时，太阳当空照，气温明显增高，阳气隆盛，心火在这个时段比较旺盛，这是疗心的最佳时间，此时施徵调的曲子，往往可收到事半功倍的效果。

五、膳食疗法

膳食疗法最主要的不是补充营养，而是调和饮食。食有寒热温凉四气、酸苦甘辛咸五味，分别作用于人体，会产生不同的效应。不从微观的、个别的、静止的成分出发，而从宏观的、整体的、动态的形、色、气、味等性能出发，利用这种不同方式的特性来调和阴阳气血等偏颇，从而达到保健和医疗的目的，这是中国养生学在饮食理论方面的重要特点。

中国历代养生家都主张饮食的选择要全面配合、因人制宜、五味调和、寒热相宜，并要根据四时气候的变化和地理环境的不同而进行调节。食物的烹调宜熟、软、素、淡。进食须按时有序、注意节制、情绪安宁、专心致志。并宜温暖，忌生冷；宜细缓，忌粗速。食后须摩腹、散步，并忌过劳和恼怒。如《勿药元诠》云："怒后勿食，食后勿怒。"病人的饮食须按照病情的寒热虚实来选择。把饮食用于治疗疾病也称作"饮食疗法"。此外，还须注意饮食卫生和饮食禁忌。

在养心方面，《素问》云："味过于咸，大骨气劳，短肌，心气抑"，"多食咸，则脉凝泣而变色"。可见偏嗜咸味易伤及心脏，导致血脉瘀阻，故饮食应清淡少盐。常见的养心食物包括莲子、桂圆、大枣、核桃、大米、小米、燕麦等。中医有以形补形、以色补色之主张。如西红柿、猪心就是补心养心之佳品。西红柿不仅色红，其结构与心脏也有相似之处。猪心具有安神定惊、养心益气、止汗补血等功效。唐代孙思邈《备急千金要方·食治》谓，猪心"平，无毒，主惊邪、忧患、虚悸、气逆，妇人产后中风，聚血气惊恐。"清代章穆《调疾饮食辨》云："心补心，主虚汗惊悸，多梦惊忡。"清代王士雄《随息居饮食谱》云："治恍惚惊悸、癫痫忧患诸症，皆取其引入心经，以形补形，而药得祛病以外出也。"现将古今本草、方书、食疗著作中的养心药膳选介几款如下：

1. 酸枣粥（《饮膳正要》）

原料：酸枣仁10克，粳米60克。

制法：用水煎酸枣仁，取汁，与米合煮成粥。或将枣仁研细末入粥亦可。

用法：每日1次，晚餐服用。

功效：枣仁安神镇静，粳米健脾益气，合用可治虚烦不眠。

主治：虚劳，心烦不得睡卧。

2. 猪心粥（《食疗粥谱》）

原料：猪心 1 个，粳米 100 克，白萝卜 100 克，精盐、猪油、味精各少许。

制法：猪心、萝卜洗净切小丁，用猪油炒散。合粳米、精盐加开水煮粥，调入味精即可。

用法：每日 1 次，小儿可分几天食用。

功效：补心定惊。

主治：惊邪忧恚，虚悸气逆，产后中风，小儿惊痫。

3. 豆豉酱猪心（《食医心镜》）

原料：猪心 1 个，淡豆豉 30 克，精盐、酱油、面酱、黄酒各适量。

制法：猪心洗净，加豆豉、盐、面酱、黄酒及水，大火烧开后改用小火炖烂并收汁。拣出猪心，用刀切薄片。

用法：每日 1 次，单食、佐餐皆可。

功效：补心安神。

主治：心血亏虚之心悸、产后惊悸抽风等症。

4. 参归心子（《证治要诀》）

原料：猪心 1 个，党参、当归各 50 克，酱油少许。

制法：猪心带血以竹刀剖开，纳入党参、当归，加水煮熟。去药切片，蘸酱油食之。汤饮服或另作烹菜之用。

用法：每日 1 次，连食数日。

功效：补益心气，收敛心血。

主治：心虚自汗，失眠梦惊。

5. 胡椒炖猪心（《本草纲目》）

原料：猪心1个，每岁入胡椒1粒，盐、米酒各适量。

制法：猪心、胡椒、盐加米酒炖至猪心烂熟，切片供食。

用法：每日1次，可连续食用。

功效：滋补心气，温阳通络。

主治：阳虚闭阻型心绞痛。

6. 琥珀心（《常见病证的辨证与食疗》）

原料：猪心1个，琥珀粉、党参粉各5克，精盐少许。

制法：将猪心剖破，洗净心腔内的血液，纳入琥珀粉和党参粉，放入炖盅内，隔水炖至猪心烂熟。取出猪心，弃去药渣后切片，重新放入炖盅内，加少许盐调味。

用法：吃心喝汤，隔日1次，连食数日。

功效：补心益脾。

主治：心脾虚型心脏病。

7. 柏子仁炖猪心（《饮食疗法》）

原料：猪心1个，柏子仁75克，酱油少许。

制法：猪心带血剖开，纳入柏子仁，置炖盅内，加水，隔水炖至猪心烂熟。

用法：弃去柏子仁，猪心切片，蘸少许酱油吃。3日1次。

功效：养心、安神、补血、润肠。

主治：心悸失眠，老人体弱及产后血虚所致的肠燥便秘。

第四章　常见心病及其辨证治疗

第一节　常见心病的学术源流及现代证治

一、心悸

心悸是指病人自觉心中悸动，惊惕不安，甚则不能自主的一种病证，临床一般多呈发作性，每因情志波动或劳累过度而发作，且常伴胸闷、气短、失眠、健忘、眩晕、耳鸣等症。本病分为惊悸与怔忡，大凡惊悸发病，多与情绪因素有关，可由骤遇惊恐、忧思恼怒、悲哀过极或过度紧张而诱发，多为阵发性，病来虽速，病情较轻，实证居多，可自行缓解，不发时如常人。怔忡多由久病体虚，心脏受损所致，无精神等因素亦可发生，常持续心悸，心中惕惕，不能自控，活动后加重，多属虚证，或虚中夹实，病来虽渐，病情较重，不发时亦可兼见脏腑虚损症状，惊悸日久不愈。西医学中各种原因引起的心律失常以及心功能不全等，以心悸为主症者，可参照本病辨证论治。

（一）学术源流

1. 先秦两汉时期

《黄帝内经》对心悸病证的症状表现、病因病机、治则治法、脉象、预后调理等方面的内容均有一定程度的涉及。症状表现的记载主要有"心掣""心下鼓""心动""心澹澹大动""心中憺憺"等。认识到心悸的病因有宗气外泄、心脉不通、突受惊恐、复感外邪等。如《素问·平人气象论》曰："左乳下，其动应衣，宗气泄也。"《素问·举痛论》云："惊则心无所依，神无所归，虑无所定，故气乱矣。"《素问·痹论》亦云："脉痹不已，复感于邪，内舍于心。"对心悸脉象的变化记载也较为明确，脉律不齐是本病的表现。《素问·平人气象论》云："脉绝不至曰死，乍疏乍数曰死。"这是认识到心悸时严重脉律失常与疾病预后关系的最早记载。明确提出了补虚泻实的治则。心悸的治疗方法包括针刺和汤药，但并未明确列举治疗方药，只提出了针灸疗法的大体原则。以上内容为后世临床论治本病奠定了一定理论基础。

《难经》提出"调其营卫"的治则，《神农本草经》明确指出一些药物对心悸病证有疗效，如人参、薇衔、柏实、茯苓、厚朴、羚羊角、天鼠屎、桔梗、旋覆花、葽草等。二者对《内经》做了很好的补充。

东汉张仲景将《内经》所确立的中医学理论与临床实践有机地结合起来并加以发展。心悸作为病名，首见于汉代张仲景的《伤寒论》和《金匮要略》，其后诸代多沿袭此病名。《伤寒论》与《金匮要略》二书有许多条文涉及了心悸病证的临床论治。并对它的发病原因做了扼要的叙述，认为主要原因是由惊扰、水饮、虚劳及汗后受邪等因素引发的。心阳不振之心悸，治以桂枝甘草汤；心气血虚之心悸，治以炙甘草汤；里虚不足之心悸治以小建中汤；心肾阳虚水泛之心悸，治以真武汤；饮遏心阳之心悸，治以半夏麻黄丸；中阳不足，水饮内停之心悸，治以茯苓甘草汤；气滞阳郁之心悸，治以四逆散。《金匮要略·惊悸吐衄下血胸满瘀血病》篇还对惊悸的发病原因以及审证求因的方法，做了专门论述，指出："寸口脉动而弱，动则为惊，弱则为悸。"这些内容确立了心悸病证的辨证论治基础，对后世产生了深远的影响。

2. 魏晋南北朝及唐宋时期

晋代王叔和的《脉经》第一次全面总结前代脉学经验，对心悸病证的脉象进行了详细论述。同时代的皇甫谧《针灸甲乙经》则对针灸学经验进行了首次大总结，根据心悸伴随的不同症状，从不同经脉取穴加以治疗，系统而有条理，极大地丰富了心悸病证的针灸治疗方法。

隋代巢元方首次对心悸病证的病因、病机和证候进行集中论述，《诸病源候论》中多以惊悸命名心悸病证，可分为风惊悸、虚劳惊悸、脚气风经五脏惊悸、金疮惊悸和产后心虚惊悸五种。除后两种言血虚而致惊悸外，前三种都强调风这一外邪在发病中所起的主导作用。

唐代孙思邈的《备急千金要方》《千金翼方》和王焘的《外台秘要》则收录了较多的治疗心悸病证的方剂，对唐以前的治疗经验做了全面总结。

宋代方书盛行，大型官修方书如《太平圣惠方》《圣济总录》，前者收录与心悸病证有关的方剂多达120余首，后者更是庞杂，达200多首。另外，数量众多的小型私家方书中也载有许多相关方剂。宋代的大量方书有一个共同特点，即以病证列方药，而较少注意对疾病的病因、病机的探讨和阐述。陈言有感于此，独辟蹊径，著《三因极一病证方论》，进一步阐述了"三因致病说"。此书首次对惊悸证治进行专门论述，并明确提出"惊悸与怔悸，二证不同"的观点，惊悸从不内外因论述，怔悸从内因论述，很有临床指导性。《三因极一病证方论·卷之十·惊悸证治》言："夫惊悸与怔悸，二证不同。惊悸，则因事有所大惊，或闻虚响，或见异相，登高涉险，梦寐不祥，惊忤心神，气与涎郁，遂使惊悸，名曰心惊胆寒，在心胆经，属不内外因，其脉必动；怔悸，则因汲汲富贵，戚戚贫贱，久思所爱，遽失所重，触事不意，气郁涎聚，遂致怔悸，在心脾经，意思所主，属内所因。"其后记载："温胆汤，治心胆虚怯，触事易惊，或梦寐不祥，或异象感惑，遂致心惊胆慑，气郁生涎，涎与气搏，变生诸证。"此方除痰祛湿为治疗心悸常用方。严用和发挥陈氏之说，提出了怔忡的病名，在《济生方》中专立"惊悸怔忡健忘门"，对惊悸、怔忡二证做了精详的鉴别，认为惊悸为心虚胆怯所致，治法为宁心壮胆；怔忡为"真血虚耗，心帝失辅"，治法为专补真血。另外，"冒风寒暑湿，闭塞诸经"，"五饮停蓄，湮塞中脘"（《济生方·怔忡论治》），亦令人怔忡，当随其证，施以治法。

3. 金元时期

金元时期的学术争鸣，开创了医学发展的新局面，金元医家的学术观点加深了对心悸病证的认识。金代刘完素倡"火热论"，认为惊悸、怔忡均为心火热甚所致，故以寒凉治之。李杲力主"脾胃论"，将本病病机归为脾胃内伤，阴火上扰干心，治疗上把益元气与泻阴火、安养心神与调理脾胃有机地结合在一起。元代朱丹溪认为惊悸、怔忡二者的区别在于"惊悸有时，怔忡无时"，但二者病因病机相似，应责之虚与痰，如《丹溪心法·惊悸怔忡》云："惊悸者血虚，惊悸有时，以朱砂安神丸。""怔忡者血虚，怔忡无时，血少者多，有思虑便动，属虚；时作时止者，痰因火动。"治疗上痰宜吐之，火宜清之，血虚宜补之。

4. 明清时期

明清时期对心悸病证的认识，基本上属于补充和完善的过程。一方面，医家们对前人的心悸病证辨治成果进行全面整理和总结，完善了心悸病证的辨证论治体系；另一方面，不少医家还结合自己的临床经验和心得，在前人基础上做了进一步的发挥和创新。

明清时期大量医著中有关心悸病证病因病机、治法、方药等方面的内容多是对前人观点、经验的整理和总结，比如明代楼英《医学纲目》、孙一奎《赤水玄珠》、汪机《医学原理》、龚信《古今医鉴》等，清代张璐《张氏医通》、冯兆张《杂症大小合参》、吴澄《不居集》、何梦瑶《医碥》、沈金鳌《杂病源流犀烛》、陈修园《医学从众录》等。

明清时期，辨证论治的思想方法在临床上普遍应用，许多医家集前人经验之大成，并结合自己心得，对惊悸、怔忡的证治条分缕析，详尽明确，使心悸病证的辨证论治体系不断完善。明·龚廷贤在《万病回春》中将怔忡分血虚、痰因火动、血虚火动三型。血虚者，治以四物安神汤兼辰砂安神丸；痰因火动者，治以二陈汤加枳实、麦冬、黄连、山栀、人参、白术、当归、辰砂等；血虚火动者，治以朱砂安神丸。惊悸也分血虚火动、痰火兼气虚、心虚气虚兼痰三型。血虚火动者，宜养血以清火，治以养血安神汤；痰火而气虚者，宜清痰火以补虚，治以金箔镇心丸；心虚气虚而有痰者，宜安神补虚以化痰，治以益气安神汤。清·沈金鳌在《杂病源流犀烛》中以心伤火动、火郁痰生概括悸病之由。水衰火旺者，治以天王补心丹；水停心下者，治以茯苓饮子、半夏麻黄汤；汗吐下后正气虚者，治以温胆汤。怔忡则分二十二型论治，尤为详尽，对怔忡的证治做了全面的总结。

在临证实践中，有些医家形成了自己独特的见解，或是治疗上总结出别具特色的经验。明·张介宾认为怔忡由阴虚劳损所致，其言："凡治怔忡惊恐者，虽有心脾肝肾之分，然阳统乎阴，心本乎肾。所以上不宁者，未有不由乎下，心气虚者，未有不因乎精。然心、肝、脾、肾之气名虽有异，而治不可有离者，亦以精气互根之宜然而君相相资之全力也。"明·王肯堂根据包络之火的特性，结合五脏之气化火，明确提出了"五脏有疾，皆能与包络之火合动而作悸"的新观点，加深了对心悸病证病机的认识。清·陈士铎治疗惊悸怔忡经验独特，《辨证录》载其自创的六首方剂，三方用治怔忡，三方用治惊悸，均组方精巧，自出机杼，不落前人窠臼。治怔忡三方中，制怔汤不全去定心，而肝肺同补；心肾两交汤大补肾精之外，仍益以补心之剂，心肾同补；坚胆汤胆与肝心同治，更加安神、消痰之味。心虚之惊悸用安定汤，心肝血虚之惊悸用镇神丹，心肾不交之惊悸用两静汤。清·吴师机重视内病外治，善用膏药治病，其《理瀹骈文》一书载有心悸病证外治方法。水停心下所致怔忡，以行水膏贴于心口；阴虚火旺所致惊悸，治以滋阴壮水膏。清·王清任开辟了活血化瘀法新途径，《医林改错·血府逐瘀汤所治证目》记载："心跳心慌，用归脾、安神等方不效，用此方（血府逐瘀汤）百发百中。"把活血化瘀法作为心悸治疗的补充。至此，心悸源流，可以明矣；心悸论治，堪谓备矣。

（二）现代认识

1. 病因病机

心悸的发生多因体质虚弱、饮食劳倦、七情所伤、感受外邪及药食不当等，以致气血阴阳亏损，心神失养，心主不安，或痰、饮、火、瘀阻滞心脉，扰乱心神。

（1）体虚劳倦：禀赋不足，素体虚弱，或久病伤正，耗损心之气阴，或劳倦太过伤脾，生化之源不足，致气血阴阳亏损，脏腑功能失调，心神失养，发为心悸。如《丹溪心法·惊悸怔忡》所言："人之所主者心，心之所养者血，心血一虚，神气不守，此惊悸之所肇端也。"

（2）七情所伤：平素心虚胆怯，突遇惊恐，忤犯心神，心神动摇，不能自主而发心悸。《济生方·惊悸论治》云："惊悸者，心虚胆怯之所致也。"长期忧思不解，心气郁结，阴血暗耗，不能养心而心悸；或化火生痰，痰火扰心，心神失宁而心悸。此外，大怒伤肝，大恐伤肾，怒则气逆，恐则精却，阴虚于下，火逆于上，动撼心神，亦可发为惊悸。

（3）感受外邪：风、寒、湿三气杂至，合而为痹。痹证日久，复感外邪，内舍于心，痹阻心脉，心血运行受阻，发为心悸。或风寒湿热之邪，由血脉内侵于心，耗伤心气心阴，亦可引起心悸。温病、疫毒均可灼伤营阴，心失所养，或邪毒内扰心神，如春温、风温、暑温、白喉、梅毒等病，往往伴见心悸。

(4) 药食不当：嗜食醇酒厚味、煎炸炙煿，蕴热化火生痰，痰火上扰心神则为悸。正如清·吴澄《不居集·怔忡惊悸健忘善怒善恐不眠》云："心者，身之主，神之舍也。心血不足，多为痰火扰动。"或因药物过量或毒性较剧，耗伤心气，损伤心阴，引起心悸。如中药附子、乌头、蟾酥、麻黄等，西药锑剂、洋地黄、奎尼丁、阿托品、肾上腺素等，补液过快、过多等亦可致心悸。

心悸病位在心，与肝、脾、肾、肺等脏腑关系密切，病机不外乎气血阴阳亏虚，心失所养，或邪扰心神，心神不宁。如心之气血不足，心失滋养，搏动紊乱；或心阳虚衰，血脉瘀滞，心神失养；或肾阴不足，不能上制心火，水火失济，心肾不交；或肾阳亏虚，心阳失于温煦，阴寒凝滞心脉；或肝失疏泄，气滞血瘀，心气失畅；或脾胃虚弱，气血乏源，宗气不行，血脉凝留；或脾失健运，痰湿内生，扰动心神；或热毒犯肺，肺失宣肃，内舍于心，血运失常；或肺气亏虚，不能助心以治节，心脉运行不畅，均可引发心悸。

心悸的病理性质主要有虚实两方面。虚者为气、血、阴、阳亏损，使心失滋养，而致心悸；实者多由痰火扰心，水饮上凌，心血瘀阻，气血运行不畅所致。虚实之间可以相互夹杂或转化。实证日久，病邪伤正，可分别兼见气、血、阴、阳之亏损，而虚证也可因虚致实，兼见实证表现。临床上阴虚者常兼火盛或痰热；阳虚者易夹水饮、痰湿；气血不足者，易兼气血瘀滞。心悸初起以心气虚为常见，可表现为心气不足、心血不足、心脾两虚、心虚胆怯、气阴两虚等证。病久阳虚者，则表现为心阳不振、脾肾阳虚甚或水饮凌心之证；阴虚血亏者多表现为肝肾阴虚、心肾不交等证。若阴损及阳，或阳损及阴，可出现阴阳俱损之候。若病情恶化，心阳暴脱，可出现厥脱等危候。

2. 辨证论治

（1）心虚胆怯

临床表现：心悸不宁，善惊易恐，坐卧不安，不寐多梦而易惊醒，恶闻声响，食少纳呆，苔薄白，脉细数或细弦。

治法：镇惊定志，养心安神。

代表方：安神定志丸。

本方由人参、茯苓、茯神、石菖蒲、远志、龙齿组成。气短乏力，头晕目眩，动则为甚，静则悸缓，为心气虚损明显，重用人参；兼见心阳不振，加肉桂、炮附子；兼心血不足，加阿胶、制何首乌、龙眼肉；兼心气郁结，心悸烦闷，精神抑郁，加柴胡、郁金、合欢皮、绿萼梅；气虚夹湿，加泽泻，重用白术、茯苓；气虚夹瘀，加丹参、川芎、红花、郁金。

（2）心血不足

临床表现：心悸气短，头晕目眩，失眠健忘，面色无华，倦怠乏力，纳呆食少，舌淡红，脉细弱。

治法：补血养心，益气安神。

代表方：归脾汤。

本方由白术、当归、茯神、炙黄芪、龙眼肉、远志、酸枣仁、木香、炙甘草、人参、生姜、大枣组成。五心烦热，自汗盗汗，胸闷心烦，舌淡红少津，苔少或无，脉细数或结代，为气阴两虚，治以益气养血，滋阴安神，用炙甘草汤；兼阳虚而汗出肢冷，加炮附子、黄芪、煅龙骨、煅牡蛎；兼阴虚，重用麦冬、生地黄、阿胶，加北沙参、玉竹、石斛；纳呆腹胀，加陈皮、谷芽、麦芽、神曲、山楂、鸡内金、枳壳；失眠多梦，加合欢皮、夜交藤、五味子、柏子仁、莲子心等；若热病后期损及心阴而心悸者，可用生脉散。

（3）阴虚火旺

临床表现：心悸易惊，心烦失眠，五心烦热，口干，盗汗，思虑劳心则症状加重，伴耳鸣腰酸，头晕目眩，急躁易怒，舌红少津，苔少或无，脉象细数。

治法：滋阴清火，养心安神。

代表方：天王补心丹合朱砂安神丸。

天王补心丹由人参、茯苓、玄参、丹参、桔梗、远志、当归、五味子、麦冬、天冬、柏子仁、酸枣仁、生地黄、朱砂组成；朱砂安神丸由朱砂、黄连、炙甘草、生地黄、当归组成。前方滋阴养血，补心安神；后方清心降火，重镇安神。肾阴亏虚，虚火妄动，遗精腰酸者，加龟甲、熟地黄、知母、黄柏，或加服知柏地黄丸；若阴虚火热不明显者，可单用天王补心丹；若阴虚兼有瘀热者，加赤芍、牡丹皮、桃仁、红花、郁金等。

（4）心阳不振

临床表现：心悸不安，胸闷气短，动则尤甚，面色苍白，形寒肢冷，舌淡苔白，脉象虚弱或沉细无力。

治法：温补心阳，安神定悸。

代表方：桂枝甘草龙骨牡蛎汤合参附汤。

桂枝甘草龙骨牡蛎汤由桂枝、炙甘草、煅龙骨、煅牡蛎组成；参附汤由人参、炮附子、生姜组成。前方温补心阳，安神定悸；后方益心气，温心阳。形寒肢冷者，重用人参、炮附子，加黄芪、肉桂；大汗出者，重用人参、煅龙骨、煅牡蛎，加黄芪、山萸肉，或用独参汤；兼见水饮内停者，加葶苈子、五加皮、车前子、泽泻等；夹瘀血者，加丹参、赤芍、川芎、桃仁、红花；兼见阴伤者，加麦冬、枸杞子、玉竹、五味子；若心阳不振，以致心动过缓者，酌加蜜麻黄、补骨脂，重用桂枝。

（5）水饮凌心

临床表现：心悸眩晕，胸闷痞满，渴不欲饮，小便短少，或下肢浮肿，形寒肢冷，伴恶心，欲吐，流涎，舌淡胖，苔白滑，脉象弦滑或沉细而滑。

治法：振奋心阳，化气行水，宁心安神。

代表方：苓桂术甘汤。

本方由茯苓、桂枝、白术、甘草组成。兼见恶心呕吐，加半夏、陈皮、生姜；兼见肺气不宣，肺有水湿者，表现为咳喘、胸闷，加杏仁、前胡、桔梗、葶苈子、五加皮、防己；兼见瘀血者，加当归、川芎、刘寄奴、泽兰、益母草；若见因心功能不全而致浮肿、尿少、阵发性夜间咳喘或端坐呼吸者，当重用温阳利水之品，可用真武汤。

（6）瘀阻心脉

临床表现：心悸不安，胸闷不舒，心痛时作，痛如针刺，唇甲青紫，舌质紫暗或有瘀斑，脉涩或结或代。

治法：活血化瘀，理气通络。

代表方：桃仁红花煎。

本方由丹参、赤芍、桃仁、红花、香附、延胡索、青皮、当归、川芎、生地黄、乳香组成。气滞血瘀，加用柴胡、枳壳；兼气虚，加黄芪、党参、黄精；兼血虚，加制何首乌、枸杞子、熟地黄；兼阴虚，加麦冬、玉竹、女贞子；兼阳虚，加炮附子、肉桂、淫羊藿；络脉痹阻，胸部窒闷，加沉香、檀香、降香；夹痰浊，胸满闷痛，苔浊腻，加瓜蒌、薤白、半夏、陈皮；胸痛甚，加乳香、没药、五灵脂、蒲黄、三七粉等。

（7）痰火扰心

临床表现：心悸时发时止，受惊易作，胸闷烦躁，失眠多梦，口干苦，大便秘结，小便短赤，舌红，苔黄腻，脉弦滑。

治法：清热化痰，宁心安神。

代表方：黄连温胆汤。

本方由半夏、陈皮、茯苓、甘草、枳实、竹茹、黄连、生姜、大枣组成。痰热互结，大便秘结者，加生大黄；心悸重者，加珍珠母、石决明、磁石；火郁伤阴，加麦冬、玉竹、天冬、生地黄；兼见脾虚者，加党参、白术、谷芽、麦芽、砂仁。

二、胸痹心痛

胸痹，是以胸部闷痛，甚则胸痛彻背，喘息不得卧为主症的疾病，轻者仅感胸闷如窒，呼吸欠畅，重者则有胸痛，严重者心痛彻背，背痛彻心。真心痛，是胸痹进一步发展的严重病证，其特点为剧烈而持久的胸骨后疼痛，伴心悸、水肿、肢冷、喘促、汗出、面色苍白等症状，甚至危及生命。西医学中冠状动脉粥样硬化性心脏病之心绞痛、心肌梗死与本病密切相关，可参照本病辨证论治。

（一）学术源流

1. 先秦两汉时期

"心痛"最早见于马王堆汉墓出土的《足臂十一脉灸经》："足少阴温（脉）……其病，病足热……心痛，烦心。"但首次较详细论述该病证者则是《黄帝内经》。《内经》中的"心痛"既是症状，又是病名。《灵枢·五邪》篇指出："邪在心，则病心痛。"《素问·脏气法时论》亦说："心病者，胸中痛，胁支满，胁下痛，膺背肩胛间痛，两臂内痛。"《灵枢·经脉》云："心手少阴之脉，起于心中，出属心系……是动则嗌咽干心痛，渴而欲饮，是为臂厥。是主心所生病者，目黄胁痛，臑臂内后廉痛厥，掌中热痛。"《灵枢·厥病》把心痛严重者，称为"真心痛"，其谓："真心痛，手青至节，心痛甚，旦发夕死，夕发旦死。"《难经·第十六难》记载："心脉，其外症，面赤，口干，喜笑；其内症，脐上有动气，按之牢若痛；其病，烦心，心痛，掌中热而啘，有是者，心也，无是者，非也。"

胸痹之名，始见于《黄帝内经》，其与肺系病证有关。《灵枢·本脏》曰："肺小，则少饮，不病喘喝。肺大则多饮，善病胸痹，喉痹逆气。"可以认为，当时胸痹是指与肺的功能有密切关系的胸部痹阻性疾病。胸痹的治疗，《内经》提出了针刺治疗的穴位和方法，《灵枢·五味》有"心病宜食薤"的记载。

《神农本草经》被后世奉为中药经典之作。《神农本草经》

在治疗心痛的用药方面，补充了《内经》之不足，其中记载了许多治疗心脏疾病的药物，如菖蒲"开心孔，补五脏，通九窍"，百合"治邪气腹胀，心痛，补中益气"，茯苓"治胸胁逆气，心下结痛"，赤石脂"主养心气"，半夏"治心下坚、胸胀"等。

《黄帝内经》并未将胸痹及心痛合并，汉代张仲景在《金匮要略·胸痹心痛短气病脉证治》中正式提出胸痹名称，首将胸痹与心痛二者合并论述。"夫脉当取太过不及，阳微阴弦，即胸痹而痛，所以然者，责其极虚也。今阳虚知在上焦，所以胸痹、心痛者，以其阴弦故也。"将其病因病机归纳为"阳微阴弦"。胸痹与心痛在病因上皆为上焦阳虚，阴乘阳位所致，而且有时胸痹与心痛难以分开。胸痹的范围由相关肺系病证扩展到心系病证。

《金匮要略》还论述了胸痹心痛的证治："胸痹之病，喘息咳唾，胸背痛，短气，寸口脉沉而迟，关上小紧数，瓜蒌薤白白酒汤主之。""胸痹不得卧，心痛彻背者，瓜蒌薤白半夏汤主之。""胸痹心中痞，留气结在胸，胸满，胁下逆抢心，枳实薤白桂枝汤主之，人参汤亦主之。""胸痹，胸中气塞，短气，茯苓杏仁甘草汤主之，橘枳生姜汤亦主之。""胸痹缓急者，薏苡附子散主之。"根据病邪兼夹、病情轻重、病位不同等确立了不同的胸痹治疗方法。关于心痛的证治，"心中痞，诸逆心悬痛，桂枝生姜枳实汤主之。""心痛彻背，背痛彻心，乌头赤石脂丸主之。"根据不同证候，制定了瓜蒌薤白半夏汤等十首方剂，以通阳宣痹为主，体现了辨证论治的特点。

《金匮要略》将《内经》所确立的中医学理论与临床实践有机地结合起来并加以发展，奠定了胸痹心痛的临床论治基础。

2. 魏晋南北朝及唐宋时期

隋·巢元方认为"心痛"的病因为"风冷邪气乘于心"，扩展了"阳虚阴厥"和诸脏乘于心的心痛病因，并根据病位在正经还是别络，分为"真心痛"和"心痛"。《诸病源候论》云："心痛者，风冷邪气乘于心也。其痛发，有死者，有不死者，有久成疹者。心为诸脏主而藏神，其正经不可伤，伤之而痛为真心痛，朝发夕死，夕发朝死。心有支别之络脉，其为风冷所乘，不伤于正经者，亦令心痛。"并将胸痹的内涵进一步扩展，除了心、肺相关疾病外，还涉及胸壁病变，其云："胸痹候，寒气客于五脏六腑，因虚而发，上冲胸间，则胸痹。胸痹之候，胸中幅幅如满，噎塞不利，习习如痒，喉里涩，唾燥，甚者，心里强，痞急痛，肌肉苦痹，绞急如刺，不得俯仰，胸前皮皆痛，手不能犯，胸满短气，咳唾引痛，烦闷，自汗出，或彻背膂。其脉浮而微者是也，不治，数日杀人。"对于胸痹的论述，涵盖了《金匮要略》《肘后备急方》的内容。

唐·孙思邈在心痛理论方面多继承前人。《备急千金要方》曰："论曰：胸痹之病，令人心中坚满痞急痛……不得俯仰，其胸前皮皆痛……论曰：夫脉当取太过与不及，阳微阴弦即胸痹而痛……今阳虚知在上焦，所以胸痹心痛者，以其人脉阴弦故也。"其所论胸痹症状除基本同《诸病源候论》外，并有"心中坚满痞急痛"及"时欲呕吐"等脾胃消化系统症状。

对《金匮要略》的胸痹及方药进行了补充，其中通气汤治"胸满短气噎塞"，前胡汤"治胸中逆气，心痛彻背，少气不食"等。《备急千金要方·心脏》载九种心痛，即虫心痛、注心痛、风心痛、悸心痛、食心痛、饮心痛、冷心痛、热心痛及去来心痛，这里的心痛位置包含了心痛及心下胃脘痛。此皆说明胸痹心痛并非单纯心系疾病。

宋·陈无择《三因极一病证方论》第一次将各种心痛的病因归纳整理，明确提出心痛的病因为外感六淫、喜怒忧郁、饮食不节及劳役所伤，对后世影响深远。杨士瀛《仁斋直指方》首次明确提出气、血、痰、水这四种导致心痛的病理因素，颇可指导临床。

自宋代开始，活血化瘀、除痰化湿、芳香温通的治疗方法及药物被广泛用于胸痹心痛的治疗，所用方剂增加了很多。如《太平圣惠方》治疗胸痹心背痛、卒心痛的方剂中选用丹参、川芎、当归、莪术等；《太平惠民和剂局方》治心痛应用破血逐瘀的三棱、莪术、没药、血竭等；《圣济总录》治疗厥心痛的高良姜散，亦合以活血化瘀的三棱、当归、桃仁、丹参等；《儒门事亲·心痛》以失笑散治急心痛；《仁斋直指方·心疼证治》所附诸方常用五灵脂、桂枝、干姜、延胡索等药物；《是斋百一选方》卷八治疗心脾痛的名方（后被命名为手拈散）由草果、延胡索、五灵脂、没药这四味活血药物组成。

堪称宋代医学全书的《圣济总录》详述临床各科证治，有论有方，内容极其丰富。该书将"心痛"按照起病的缓急程度分为"卒心痛"和"久心痛"。对久心痛与卒心痛做了区别，其认为："卒心痛者，本于脏腑虚弱，寒气卒然客之，其状如寒痛不得息……其久成痛者，由风冷邪气，乘于心之支别络，停滞不去，发作有时，故经久不瘥也。"《圣济总录·胸痹门·胸痛》曰："胸痛者，胸痹痛之类也。此由体虚夹风，又遇寒气加之，则胸膺两乳间刺痛，甚则引背胛，或彻背膂，咳唾引痛是也。"这是医学文献中对现代冠心病心绞痛部位的最典型的最早描述。

3. 金元时期

刘完素在《素问病机气宜保命集·心痛论第二十》中指出："诸心痛者，皆少阴厥气上冲也。有热厥心痛者，身热足寒，痛甚则烦躁而吐，额自汗出，知为热也。……有大实心中痛者，因食受时气，卒然发痛，大便或秘，久而注闷，心胸高起，按之愈痛，不能饮食，急以煮黄丸利之。……有寒厥心痛者，手足逆而通身冷汗出，便利溺清，或大便利而不渴，气微力弱，急以术附汤温之。寒厥暴痛，非久病也，朝发暮死，当急救之，是知久痛无寒，而暴痛非热也。"把心痛从病因角度分为热厥、寒厥、大实心痛三种，并分别运用汗、散、利、温等法及有关方药治疗，可谓心痛辨证论治的开始，具有重要意义。从此以后，历代医家逐渐摆脱心痛必言五脏经脉、九种心痛等成说，开始重视对心痛病证的辨证论治研究。

张元素在《内经》理论的基础上，确定了补泻心脏的具体药物。《医学启源》云："心苦缓，以五味子之酸收之。心欲软，软以芒硝之咸。补以泽泻之咸，泻以人参、甘草、黄芪之甘。心虚则以炒盐补之。虚则补其母，木能生火，肝乃心之母，肝母生心火也。以生姜补肝，如无他证，钱氏安神丸是也。实则甘草泻之，如无他证，钱氏方中，重则泻心汤，轻则导赤散是也。"这些用药理论与今天临床运用不大相同，值得思考。

张子和在疾病治疗中十分重视心理因素的作用。他在《儒门事亲·九气感疾相为治衍》中云："悲可以治怒，以怆恻苦楚之言感之。喜可以治悲，以谑浪亵狎之言娱之。恐可以治喜，以恐惧死亡之言怖之。怒可以治思，以污辱欺罔之言触之。思可以治恐，以虑彼志此之言夺之。"这是对《素问·阴阳应象大论》的情志相胜疗法的发挥。《儒门事亲》卷七载一心痛的病案："息城司侯，闻父死于贼，乃大悲哭之。罢，便觉心痛，日增不已，月余成块，壮若覆杯，大痛不住，药皆无功。议用燔针炷艾，病人恶之，乃求于戴人。戴人至，适巫者在其旁，乃学巫者，杂以狂言以谑病者，至是大笑不忍，回面向壁。一二日，心下结块皆散。戴人曰：《内经》言，忧则气结，喜则百脉舒和。又云，喜胜悲。《内经》自有此法治之，不知何用针灸哉！适足增其痛耳。"该案便是张子和上述理论的具体运用与验证，对我们在临床上采用心理疗法治疗心痛有一定指导意义。

李杲独重脾胃，从脾胃入手疗心痛。他认为，心痛乃饮食劳倦，中气不足，以致寒邪乘虚而入。《东垣试效方·心胃及腹中诸痛门》曰："足太阴脾之脉，其支者，复从胃别上膈，注心中。是动则病舌本强，食则呕，胃脘痛，腹胀善噫，心下急痛。《举痛论》云：五脏卒痛，何气使然？曰：经脉流行不止，环周不休，寒气入经稽迟，泣而不行，客于脉外则血少，客于脉中则气不通，故卒然而痛，得炅则痛立止。因重感于寒，则痛久矣。夫心胃痛及腹中诸痛，皆因劳役过甚，饮食失节，中气不足，寒邪乘虚而入客之，故卒然而作大痛。"李杲对于心痛和胃脘痛没有加以区别，统称为"心胃及腹中诸痛"。但他又认为："腹痛有部分，脏位有高下，治之者亦宜分之。如厥心痛者，乃寒邪客于包络也，前人以良姜、菖蒲大辛热之味末之，酒醋调服，其痛立止，此折之耳；真心痛者，寒邪伤其君也，手足青至节，甚则旦发夕死；脘痛者，太阴也，理中、建中、草豆蔻丸之类主之；腹脐痛者，少阴也，四逆汤、姜附御寒汤之类主之；少腹痛者，厥阴也，正阳散、回阳丹、当归四逆之类主之；杂证而痛者，苦楝汤、酒煮当归丸、丁香楝实丸之类主之，是随高下治也。"

4. 明清时期

明清时期对本病的认识进一步提高。明代王肯堂对心痛与胃脘痛做了明确的鉴别。他在《证治准绳》"心痛胃脘痛"部分，明确指出心痛、胸痛、胃脘痛之别，这对胸痹心痛的诊断是一大突破。王肯堂解释朱丹溪"心痛即胃脘痛"语，曰："或问丹溪言心痛即胃脘痛，然乎？曰心与胃各一脏，其病形不同，因胃脘痛处在心下，故有当心而痛之名，岂胃脘痛即心痛哉？历代方论将两者混同叙于一门，误自此始。"

明清医家各自提出自己的学术主张，并逐渐形成诊治胸痹心痛辨证论治体系。皇甫中《明医指掌》先论述心痛的分类，叙述各种邪气所致心痛的症状特点，如"痛时嘈杂不宁，如饥如饱，怏怏欲吐，吐即稍宽，为痰饮停积。痛时隐隐闷结，胸臆相引，得嗳觉宽，为忧郁所致。痛时欲近暖处，饮热酒即解，为寒客心包络"等，按着前论病因的不同，分虚痛、实痛、热厥心痛、寒厥心痛、痰积食积心痛、瘀血痛施治处方。

这可能是最早的比较全面对心痛辨证施治的雏形。其后众医家以该模式论述胸痹心痛病。如孙一奎《赤水玄珠·心痛门》云："今之治例，皆非真心痛也，以其在心之部位而名。或心之脉络，或手心主之脉络，或胃脘，或胸膈，或食伤，或寒伤，或痰饮，或死血，或虫，或郁火，皆致痛也。"其后所载的治疗方剂，也随之分为治寒之剂、散寒之剂、内伤饮食之剂、气痛之剂、治痰饮痛剂、治死血痛剂、治火郁之剂、治虫之剂。再如《济阳纲目》《医宗必读·心腹痛》等，也都是按照病因不同而分列方剂。

明·张景岳创立了八纲辨证，张氏将阴阳分为"二纲"，将表里、虚实、寒热分为"六变"，明确提出阴阳为"医道之纲领"，里、虚、寒属阴，表、实、热属阳。张氏认为"痛有虚实"，"久痛者多虚，暴痛者多实"，痛证有寒热，"因寒者常居八九，因热者十唯一二。"《景岳全书·二十五卷·心腹痛》云："本篇论痛，总计一十三条，所言寒气与炅气相薄，及热气留于小肠闭而不通者，止二条为热证，而其他皆属于寒，则此证之概可知，学者归思所辨矣。"其后论治言："凡心腹痛证，必须先辨寒热，如无热证热脉，则定非火邪，不得妄用凉药。"随着证候鉴别、辨证诊断的发展，明清时期心痛的辨证论治体系逐渐完善。

在临证实践中，有些医家形成了自己独具特色的经验，对后世影响深远。清代著名医家叶天士《临证指南医案》中胸痹医案共有14个，其中"某，痛久入血络，胸痹引痛，血络痹痛。炒桃仁、延胡、川楝子、木防己、川桂枝、青葱管。"本案"痛久入血络"，开后世应用络病学说诊治胸痹心痛之先河。叶氏群集辛润通络之品，搜剔络脉瘀浊之邪，以求开络瘀以定胸痛。叶氏在一些医案中非常注重应用透络的药物。华玉堂在梳理其医案时认为："若夫胸痹，则但因胸中阳虚不运，久而成痹。《内经》未曾详言，唯《金匮》立方，俱用辛滑温通，所云寸口脉沉而迟，阳微阴弦，是知但有寒证，而无热证矣。先生宗之，加减而治，亦唯流运上焦清阳为主。莫与胸痞、结胸、噎膈、痰食等症混治，斯得之矣。"病机有胸脘清阳不运者，或因阳虚寒凝，或因气滞痰凝，或因痰饮凝滞，或因寒湿郁痹者，宗《金匮》之法，主以温通阳气为大法。又有血络痹痛者，用行气活血通络法，是发前人之未法，对后世的络病学说影响深刻。

在胸痹心痛治疗方面，王清任的《医林改错》提出因瘀血致病说，并在古方桃仁承气汤、失笑散、复元活血汤等活血化瘀方的基础上，创血府逐瘀汤、膈下逐瘀汤等，主张以活血化瘀法如血府逐淤汤治疗本病。其论曰："胸疼在前面，用木金散可愈；后通背亦疼，用瓜蒌薤白白酒汤可愈。在伤寒，用瓜蒌、陷胸、柴胡等皆可愈。有忽然胸疼，前方皆不应，用此方一付（血府逐瘀汤），痛立止。"以上大大丰富了胸痹心痛的治疗内容。

（二）现代认识

1. 病因病机

本病证的发生多与寒邪内侵、饮食失调、情志失节、劳倦内伤、年迈体虚等因素有关。其病机有虚实两方面，实为寒凝、血瘀、气滞、痰浊，痹阻胸阳，阻滞心脉；虚为气虚、阴伤、阳衰，肺、脾、肝、肾亏虚，心脉失养。在本病证的形成和发展过程中，大多因实致虚，亦有因虚致实者。

（1）寒邪内侵：寒主收引，既可抑遏阳气，即所谓暴寒折阳，又可使血行瘀滞，发为本病。《素问·调经论》云："寒气积于胸中而不泻，不泻则温气去，寒独留，则血凝泣，凝则脉不通。"《医学正传·胃脘痛》云："有真心痛者，大寒触犯心君。"素体阳衰，胸阳不足，阴寒之邪乘虚侵袭，寒凝气滞，痹阻胸阳，而成胸痹。诚如《医门法律·中寒门》云："胸痹心痛，然总因阳虚，故阴得乘之。"《类证治裁·胸痹》亦云："胸痹，胸中阳微不运，久则阴乘阳位，而为痹结也。"

（2）饮食失调：饮食不节，如过食肥甘厚味，或嗜烟酒而成癖，以致脾胃损伤，运化失健，聚湿生痰，上犯心胸清旷之区，阻遏心阳，胸阳失展，气机不畅，痰阻血瘀，心脉闭阻，而成胸痹。

（3）情志失节：忧思伤脾，脾运失健，津液不布，遂聚为痰。郁怒伤肝，肝失疏泄，肝郁气滞，甚则气郁化火，灼津成痰。无论气滞或痰阻，均可使血行失畅，脉络不利，而致气血瘀滞，或痰瘀交阻，胸阳不运，心脉痹阻，不通则痛，而发胸痹。《杂病源流犀烛·心病源流》曰："总之七情之由作心痛。"七情失调可致气血耗逆，心脉失畅，痹阻不通，而发心痛。

（4）劳倦内伤：劳倦伤脾，脾虚转输失能，气血生化乏源，无以濡养心脉，拘急而痛。积劳伤阳，心肾阳微，鼓动无力，胸阳失展，阴寒内侵，血行涩滞，而发胸痹。

（5）年迈体虚：本病多见于中老年人，年过半百，脏气渐亏，精血渐衰。如肾阳虚衰，则不能鼓舞五脏之阳，可致心气不足或心阳不振，血脉失于温运，痹阻不畅，发为胸痹；肾阴亏虚，则不能濡养五脏之阴，水不涵木，又不能上济于心，因而心肝火旺，心阴耗伤，心脉失于濡养，而致胸痹；心阴不足，心火燔炽，下及肾水，又可进一步耗伤肾阴；心肾阳虚，阴寒痰饮乘于阳位，阻滞心脉。凡此均可在本虚的基础上形成标实，导致寒凝、血瘀、气滞、痰浊，而使胸阳失运，心脉阻滞，发生胸痹。

胸痹的主要病机为心脉痹阻，病位在心，涉及肝、肺、脾、肾等脏。心主血脉，肺主治节，两者相互协调，气血运行自畅。心脉不畅，肺失治节，则血行瘀滞；肝失疏泄，气郁血滞；脾失健运，聚生痰浊，气血乏源；肾阴亏损，心血失荣，肾阳虚衰，君火失用，均可引致心脉痹阻，胸阳失旷而发胸痹。其临床主要表现为本虚标实，虚实夹杂。本虚有气虚、气阴两虚及阳气虚衰；标实有血瘀、寒凝、痰浊、气滞。二者可相兼为病，如气滞血瘀、寒凝气滞、痰瘀交阻等。

胸痹轻者多为胸阳不振，阴寒之邪上乘，阻滞气机，临床表现为胸中气塞，短气；重者则为痰瘀交阻，壅塞胸中，气机痹阻，临床表现为不得卧，心痛彻背。同时亦有缓作与急发之异，缓作者，渐进而为，日积月累，始则偶感心胸不舒，继而心痹痛作，发作日频，甚则掣及后背；急作者，素无不舒之感，或许久不发，因感寒、劳倦、七情所伤等诱因而猝然心痛。

胸痹病机转化可因实致虚，亦可因虚致实。痰踞心胸，胸阳痹阻，病延日久，每可耗气伤阳，向心气不足或阴阳并损证转化；阴寒凝结，气失温煦，日久寒邪伤人阳气，亦可向心阳虚衰转化；瘀阻脉络，血行滞涩，瘀血不去，新血不生，留瘀日久，心气痹阻，心阳不振。此三者皆因实致虚。心气不足，鼓动不力，易致气滞血瘀；心肾阴虚，水亏火炎，炼液为痰；心阳虚衰，阳虚外寒，寒痰凝络。此三者皆由虚而致实。本病多在中年以后发生，如治疗及时得当，可获较长时间稳定缓解，如反复发作，则病情较为凶险。病情如若骤变，可见心胸猝然大痛，出现真心痛，甚则"旦发夕死，夕发旦死"。

2. 辨证论治

（1）心血瘀阻

临床表现：心胸疼痛，如刺如绞，痛有定处，入夜为甚，甚则心痛彻背，背痛彻心，或痛引肩背，伴有胸闷，日久不愈，可因暴怒、劳累而加重，舌质紫暗，有瘀斑，苔薄，脉弦涩。

治法：活血化瘀，通脉止痛。

代表方：血府逐瘀汤。

本方由当归、生地黄、桃仁、红花、枳壳、赤芍、柴胡、甘草、桔梗、川芎、牛膝组成。瘀血痹阻重证，胸痛剧烈，可加乳香、没药、郁金、降香、丹参等；若血瘀气滞并重，胸闷痛甚者，可加沉香、檀香、荜茇等；若寒凝血瘀或阳虚血瘀，伴畏寒肢冷，脉沉细或沉迟者，可加桂枝或肉桂、细辛、高良姜、薤白等，或人参、炮附子等；若气虚血瘀，伴气短乏力，自汗，脉细弱或结代者，当益气活血，用人参养营汤合桃红四物汤加减，重用人参、黄芪；若猝然心痛发作，可含化复方丹参滴丸、速效救心丸。

（2）气滞心胸

临床表现：心胸满闷，隐痛阵发，痛有定处，时欲太息，遇情志不遂时容易诱发或加重，或兼有胸部胀闷，得嗳气或矢气则舒，苔薄或薄腻，脉细弦。

治法：疏肝理气，活血通络。

代表方：柴胡疏肝散。

本方由陈皮、柴胡、枳壳、白芍、炙甘草、香附、川芎组成。胸闷心痛明显，为气滞血瘀之象，可合用失笑散；气郁日久化热，心烦易怒，口干便秘，舌红苔黄，脉弦数者，用加味逍遥散。

（3）痰浊闭阻

临床表现：胸闷重而心痛微，痰多气短，肢体沉重，形体肥胖，遇阴雨天而易发作或加重，伴有倦怠乏力，纳呆便溏，咳吐痰涎，舌体胖大且边有齿痕，苔浊腻或白滑，脉滑。

治法：通阳泄浊，豁痰宣痹。

代表方：栝蒌薤白半夏汤合涤痰汤。

栝蒌薤白半夏汤由瓜蒌、薤白、半夏、白酒组成；涤痰汤由半夏、胆南星、橘红、枳实、茯苓、人参、石菖蒲、竹茹、甘草、生姜组成。前方偏于通阳行气；后方偏于健脾益气，豁痰开窍。痰浊郁而化热者，用黄连温胆汤加郁金；如痰热兼有郁火者，加海浮石、海蛤壳、栀子、天竺黄、竹沥；大便干结，加桃仁、大黄；痰浊与瘀血往往并见，因此通阳豁痰和活血化瘀法亦经常并用。

（4）寒凝心脉

临床表现：猝然心痛如绞，心痛彻背，喘不得卧，多因气候骤冷或骤感风寒而发病或加重，伴形寒，甚则手足不温，冷汗自出，胸闷气短，心悸，面色苍白，苔薄白，脉沉紧或沉细。

治法：辛温散寒，宣通心阳。

代表方：枳实薤白桂枝汤合当归四逆汤。

枳实薤白桂枝汤由枳实、厚朴、薤白、桂枝、瓜蒌组成；当归四逆汤由当归、桂枝、白芍、细辛、炙甘草、大枣、通草组成。前方重在通阳理气，后方以温经散寒为主。阴寒极盛之胸痹重症，表现为胸痛剧烈，痛无休止，伴身寒肢冷，气短喘息，脉沉紧或沉微者，当用温通散寒之法，予乌头赤石脂丸加荜茇、高良姜、细辛等；若痛剧而四肢不温，冷汗自出，即刻舌下含化苏合香丸或麝香保心丸。

（5）气阴两虚

临床表现：心胸隐痛，时作时休，心悸气短，动则益甚，伴倦怠乏力，声息低微，面色㿠白，易汗出，舌质淡红，舌体胖，边有齿痕，苔薄白，脉虚细缓或结代。

治法：益气养阴，活血通脉。

代表方：生脉散合人参养荣汤。

生脉散由人参、麦冬、五味子组成；人参养荣汤由人参、熟地黄、当归、白芍、白术、茯苓、炙甘草、黄芪、陈皮、五味子、桂心、远志组成。前方长于益心气，敛心阴；后方补气养血，安神宁心。兼有气滞血瘀，可加川芎、郁金；兼见痰浊之象，可重用茯苓、白术，加白蔻仁；兼见纳呆、失眠等心脾两虚者，可重用茯苓、远志，加茯神、半夏、柏子仁、酸枣仁。

（6）心肾阴虚

临床表现：心痛憋闷，心悸盗汗，虚烦不寐，腰酸膝软，头晕耳鸣，口干便秘，舌红少津，苔薄或剥，脉细数或促代。

治法：滋阴清火，养心和络。

代表方：天王补心丹合炙甘草汤。

天王补心丹由人参、玄参、丹参、茯苓、五味子、远志、桔梗、当归、天冬、麦冬、柏子仁、酸枣仁、生地黄、朱砂组成；炙甘草汤由炙甘草、人参、桂枝、生姜、阿胶、生地黄、麦冬、火麻仁、大枣组成。前方以养心安神为主，后方以养阴复脉见长。阴不敛阳，虚火内扰心神，虚烦不寐，舌尖红少津者，可用酸枣仁汤；若兼见风阳上扰，加用珍珠母、磁石、石决明、琥珀等；若心肾阴虚，兼见头晕目眩，腰酸膝软，遗精盗汗，心悸不宁，口燥咽干，可用左归饮。

（7）心肾阳虚

临床表现：心悸而痛，胸闷气短，动则更甚，自汗，面色㿠白，神倦怯寒，四肢欠温或肿胀，舌质淡胖，边有齿痕，苔白或腻，脉沉细迟。

治法：温补阳气，振奋心阳。

代表方：参附汤合右归饮。

参附汤由人参、炮附子、生姜组成；右归饮由熟地黄、山药、山茱萸、枸杞子、杜仲、炙甘草、炮附子、肉桂组成。前方大补元气，温补心阳；后方温肾助阳，补益精气。伴有寒凝血瘀标实证者适当兼顾。若肾阳虚衰，不能制水，水饮上凌心肺，症见水肿、喘促、心悸，用真武汤加黄芪、防己、猪苓、车前子；若阳虚欲脱厥逆者，用四逆加人参汤，或参附注射液

40～60mL 加入 5% 葡萄糖注射液 250～500mL 中静脉点滴，可增强疗效。

（8）正虚阳脱

临床表现：心胸绞痛，胸中憋闷或有窒息感，喘促不宁，心慌，面色苍白，大汗淋漓，烦躁不安或表情淡漠，重则神识昏迷，四肢厥冷，口开目合，手撒尿遗，脉疾数无力或脉微欲绝。

治法：回阳救逆，益气固脱。

代表方：四逆加人参汤。

本方由炮附子、干姜、人参、炙甘草组成。阴竭阳亡，合生脉散。并可急用独参汤灌胃或鼻饲，或参附注射液 50mL 直接静脉推注，每 15 分钟 1 次，直至阳气回复，四肢转暖，改用参附注射液 100mL 继续滴注，待病情稳定后，改用参附注射液 100mL 加入 5% 或 10% 葡萄糖注射液 250mL 中静脉滴注，直至病情缓解。

三、不寐

不寐是以经常不能获得正常睡眠为特征的一类病证，主要表现为睡眠时间、深度的不足，轻者入睡困难，或寐而易醒，或醒后不能再寐，重则彻夜不寐。现如今，随着社会经济发展，生活环境、饮食结构的改变，以及人们生活压力的增大，工作竞争的激烈，失眠已成为临床医学上仅次于疼痛的第二常见疾病。长期失眠会导致精神焦虑、注意力难以集中、记忆力减退等症状，严重的甚至会诱发糖尿病、高血压、心梗，严重影响人们的正常生活和身体健康。据不完全统计，目前中国失眠人口大概占我国总人口的三分之一。从患者分布来看，我国老年人中失眠患者高达60%，但随着生活、学业压力的增大，中青年及青少年的失眠率也逐年升高，失眠人群逐渐低龄化的趋势不容忽视。

西医对失眠的治疗一般多用镇静催眠类药物，虽然疗效迅速但难以根治，并且长时间服用会损伤人体，产生精神萎靡、嗜睡等副作用。中医学对不寐病证的认识已有两千多年的历史，历代医家积累了极其丰富的治疗经验，创立了不少行之有效的治法和方药，为我们留下了极为宝贵和丰富的文献资料。中医治疗失眠以辨证为核心，疗效显著，且副作用小。

（一）学术源流

1. 先秦两汉时期

最早出现对失眠进行描述的医学书籍为马王堆汉墓出土的《足臂十一脉灸经》，其中载道："皆有此五病者……不得卧，又烦心，死。"《阴阳十一脉经》云："太阴脉……其所产病……不能食，不能卧。"其中出现的"不得卧""不能卧"均表示由于疾病导致的无法入睡。

《黄帝内经》创立了阳不入阴的病机理论，是中医学最早的关于不寐证的病机认识，一直被后世医家作为不寐证的总病机。天人相应，是古代中医学家认识和解释生命现象的重要出发点之一。《黄帝内经》认为睡眠的发生是自然界日夜节律在人体的体现，人体的阴阳二气的运动变化，直接受到自然界昼夜节律的影响而与自然通应，同时又决定着人体的寤寐周期。《内经》认为，睡眠的产生机制与营卫之气在阴阳经中的运行和盛衰有密切的联系。卫气自足太阳经起昼行于三阳经，故阳

经气盛而目开而寤，自足太阴经起夜行于三阴经，故阴经气盛
而目闭而寐。当昼夜之阴阳之气运行逆乱或盛衰失常，则直接
影响寤寐的交替。正如《灵枢·大惑论》所云："卫气不得入
于阴，常留于阳，留于阳则阳气满，阳气满则阳跷盛，不得
入于阴则阴气虚，故目不瞑矣。"

与此相关的病因认识，《内经》认为，凡是影响到营卫运
行的一切因素，都可成为致病因素。由于卫气日行于阳经
（六腑），夜行于阴经（五脏），而无论其中哪一个脏腑发生病
变，都可影响到卫气的循行而致睡眠障碍。除此之外，卫气的
循行还受到其他如体质、外界等因素的影响，反映到病因上也
具有丰富的内容。但最为重要和直接的因素则不外虚实两个方
面，一为邪客，二为脏虚。因此可以说《内经》阳不入阴的
病机理论，虽然以营卫阴阳立论，但又与脏腑经络气血等理论
相关联，实则统摄了脏腑气血的病机。

东汉张仲景在《黄帝内经》阴阳学说及藏象理论基础上，
创立了"六经辨证"体系，以阴阳离合为基础，并与脏腑及
三阴三阳经密切结合，认为气血阴阳失调、热邪扰神、阴虚火
旺、胃腑失和、阳虚等原因均可导致不寐。张仲景直接以脏腑
阴阳气血的失调论失眠，其中以心为病机中心，如有心肾不
交、阴虚阳亢的黄连阿胶汤证，误用火疗亡失心阳的桂枝去芍
药加蜀漆龙骨牡蛎救逆汤证，热郁胸膈、心神被扰的栀子豉汤
证，心肝血虚的酸枣仁汤证等。这与《内经》相比已有很大
不同，仲景直言脏腑对于睡眠的影响，未涉及营卫的运行。

2. 魏晋南北朝及唐宋时期

东汉张仲景在《伤寒杂病论》中，首先论述了"脏腑经

络先后病脉证"，可谓开脏腑辨证之先河。但脏腑辨证理论的真正确立，当在晋唐时期。《中藏经》提出了五脏六腑"虚实寒热生死逆顺脉证之法"凡十一篇，全面论述了脏腑辨证虚实寒热生死逆顺之"八纲"。唐代孙思邈《备急千金要方》论杂病，以五脏六腑为纲，寒热虚实为目，结合病证，全面论述了脏腑辨证理论，脏腑辨证体系才得以基本确立。并逐步形成以脏腑寒热虚实为中心，以五脏藏神、神志主导的不寐理论。

《中藏经》对于不寐证的描述及病因病机的分析，所涉及的脏腑有心、胆、胃、肝等，而尤以对心脏的记载为多。从证的寒热虚实性质来看，书中所论力主实、主热。其认为心气实则不眠、烦躁，心气虚则嗜卧、恐畏。在"水法有六论"和"火法有五论"两篇，《中藏经》分别列举了六腑阳证和五脏阴证及其相应水火治法，而不寐证位列六腑阳证，体现了不寐证病机以阳热为主的思想。并单以脏腑的虚实寒热来论述不得眠，完全不涉营卫学说。

对于不寐证的辨证治疗，晋唐医家多以心胆为辨治中心。如隋代巢元方《诸病源候论·大病后不得眠候》论述了大病之后不得眠的病机，在"阳不入阴"的病机之后，进一步提出了脏腑病机分别为心热和胆冷。《集验方·治虚烦不眠及汗出不止方》载："温胆汤，治大病后，虚烦不得眠，此胆寒故也。"

孙思邈在《备急千金要方》"心脏脉论"条下曰："五脏者，魂魄宅舍，精神之依托也。魂魄飞扬者，其五脏空虚也，即邪神居之，神灵所使鬼而下之，脉短而微，其脏不足，则魂魄不安。魂属于肝，魄属于肺。"可以看出，孙氏以五脏藏神

（心藏神、肝藏魂、肺藏魄、脾藏意、肾藏志）的生理功能为
基础，认为脏虚邪居，魂魄不安，而发不眠。

中医学认为心藏神，为君主之官，统管着人体的精神、意
识、思维活动，因此心在不寐的病因病机中也具有最为重要的
地位。除此之外，晋唐时期对于胆型不寐的记载也颇为丰富，
尽管对于胆致不寐的病机理论少有论述，但据中医学"胆为
中正之官""主决断"的生理认识来看，胆致不寐当与精神情
志活动密切相关。因此，这一时期，医家在临证过程中，对于
不寐病因病机的认识，多从精神情志的角度出发，以五脏藏神
的理论为基础，直接以脏腑功能失调影响睡眠立论，而以心胆
为病机中心。

晋唐时期，医家对于不寐病因病机的认识多以心胆为重
点，这一主张，直到宋代初年仍然得到了延续，这在官修方书
《太平圣惠方》《太平惠民和剂局方》和《圣济总录》中都有
不同程度的反映。如《太平圣惠方》对于胆虚不眠的病机做
了较为明确的阐发，指出胆虚不眠与心关系密切，认为心气忧
伤，伏邪在胆，肝胆虚冷，而致不得眠。《太平惠民和剂局
方》则认为不寐证的病机特点在于虚、风、痰、热及与心相
关，其治疗不寐诸方，或以治疗心肾不足，或以治疗心气不足
为主要治法，多与治心有关，充分反映了不寐证以治心为主的
治疗理念。《圣济总录》卷四之"治法"条下，首论治神的内
容，全面细致地论述了心神在生理、病理和治疗中独一无二的
重要作用，认为心主血、主神志，是生命活动的根本，是病理
变化的枢机，也是诊察疾病之先导，同时还是治疗的根本目标
和关键所在。

宋代中期以后，肝、脾、肾的作用日益为医家所重视，对于不寐证的辨治也逐渐从以心胆为中心，转向肝脾肾肺并重。如宋代许叔微在《普济本事方》中明确提出人卧魂归于肝，神静而得寐，强调了肝魂在不寐发生中的重要作用。并在析方时认为龙齿、虎睛之所以可以治疗不寐，并非其可安镇心神，而在于其安魂定魄，意在揭示肝魂与肺魄在治疗不寐中也是一个关键的因素。

3. 金元时期

刘河间受五运六气学说的深刻影响，认为外邪六气风寒暑湿燥火均可使阳气怫郁，阻滞阳气运行而生火热，以火热致病为出发点，认为不寐皆由烦热怫郁于内而气不能宣通所致。

张从正非常重视情志致病因素，提出了"九气"致病之说，以七情因素为主，兼以寒、暑、劳之气，认为这些因素，迭侵于外，交战于中，伤气之和，而使病生。如"思气所至，为不眠，为嗜卧，为昏瞀，为中痞，三焦闭塞，为咽嗌不利，为胆瘅呕苦"（《儒门事亲·九气感疾更相为治衍二十六》），认为"思气"导致脾胃及三焦气滞不通而产生不寐和嗜卧。张氏首次将"不寐"单独列证论述。

李东垣认为一切疾病的产生以脾胃内伤为根本原因，提出饮食失节、外感六淫、情志不及与太过，皆可导致脾胃气虚，谷气下流，而使心火独亢，阴火上冲，进而出现心悸、心烦而不眠。认为调理脾胃之气为治病关键，亦可治疗不寐症。

朱丹溪提出"心虚不得卧"及"胃虚不得眠"的观点，对郁、火、痰三证所致杂病研究颇深，而三证的病机中心则分别在肝、肾、脾。后世医家深受其影响，从肝、脾、肾多角度出发研究不寐病机，取得良好疗效。

这些理论的提出，进一步丰富发展了不寐病证的病机理论，也为辨证治疗提供了新思路。

4. 明清时期

自明代以来，医家对于不寐证病因病机的认识，日益趋向多元化，综合发展了传统病因病机理论，将阴阳理论、营卫理论、脏腑理论、魂魄理论等多方理论融会贯通，全面发展了不寐证的病因病机学说。

（1）对阳不入阴病机的发挥：阳不入阴的病机理论自《内经》以来，为历代医家所重视，认为卫气运行受阻不入于阴而引发不眠，但对于具体引发阳不入阴的原因，多数医家责之于脏腑虚怯引发魂魄不安而致不眠。对此，清代医家汪文绮提出其独到见解。汪氏认为："不寐一证，责在营卫之偏胜，阴阳之离合。医家于卫气不得入于阴之旨，而细心体会之，则治内虚不寐也，亦何难之有哉！……阳浮于上，营卫不交，神明之地，扰乱不宁，万虑纷纭，却之不去……缘阳升而阴降，阴阳交合……奈营弱卫强，初入之时，契合浅而脱离快，升者复升，降者复降。"（《杂症会心录》）其认为，阳不入阴理论为治疗内虚不寐的关键，如肝肾阴虚可导致虚阳上浮，致使阳不入阴而不寐，这与既往医家认为肝肾阴虚所致心肾不交引发不寐的理论不同。其次，他认为初入睡之时易醒，是由于卫强营弱，营卫升降过程中只有短暂的相交而随即又继续升降而营卫分离，导致睡后易醒，而非既往医家所熟知的心胆虚怯。汪氏还提出不寐病机阳虚不寐，其认为人体阳气亏虚，虚阳上越，亦可导致阳不入阴而引发不寐，此与心火上炎所致阳不入阴引发不寐有所区别。并运用阳气入阴则寐的理论解释了人将睡之时，呵欠先至者，是阳引而升，阴引而降，阴阳升降，而后则可渐入睡乡，是对阳气入阴理论的新诠释，进一步丰富了阳不交阴的病机理论。

此外，明代医家戴思恭首次明确提出阳虚不寐理论，认为年老及病后阳虚，卫阳则不能入阴而浮越于外，扰乱神明，故而不寐。其在著作《证治要诀》中写道："不寐有二种：有病后虚弱及年高人阳衰不寐；有痰在胆经，神不归舍，亦令不寐。"尽管阳虚不寐的证型在临床上并不常见，后世医家承袭其说者也较少，但他们的主张丰富了不寐病证的病机理论，并完善和发展了《内经》阳不入阴的病机理论。

（2）对脏腑神志病机的发挥

1）以心神不安为不寐证总病机：明代有医家认为，寐由神所主，神安则寐，神不安则不寐，因此认为不寐证的发生，总由心神不安所致。如张介宾在《景岳全书》中曰："不寐证虽病有不一，然唯知邪正二字则尽之矣。盖寐本乎阴，神其主也，神安则寐，神不安则不寐。"又说："盖心藏神，为阳气之宅也，卫主气，司阳气之化也。凡卫气入阴则静，静则寐，正以阳有所归，是故神安而寐也。"张氏认为，心神安则卫气可入阴而寐，心神不安则不寐，心神安否为是否能正常入眠的关键。

2）五脏皆致不眠的认识：明代已有医家明确提出五脏皆致不眠。如明代医家解桢详细论述了不寐证的病机，关乎五脏、小肠腑及表证之变证。他认为，病由上者，在于肺胃，心在肺之下，肺火扇其肺叶，则心神不安其位；心火生胃土，胃有痰火以实其中,痰火扰心则不寐。尽管其病机理论兼及五脏,认为五脏皆致不眠,但其病理机制则主要在心。

3)对心肾不交的阐发:历代医家对于心肾不交的解释多宗肾阴虚,肾水不能上济于心,而使心火独亢。清代医家陈士铎提出:"夫心肾所以不交者,心过于热而肾过于寒也。心原属火,过于热则火炎于上,而不能下交于肾;肾原属水,过于寒则水沉于下,而不能上交于心矣。"(《辨证录》)陈氏认为心肾不交为不寐证主要原因,心肾不交不仅体现在心火独亢而不能下交于肾,亦体现在肾水过寒沉于下而无法上交于心,这对既往医家认为心肾不交是由于肾水亏虚不能上济于心而使心火旺盛致不眠的理论有所拓展。

4)肝阳与心火相扇为病:清代以前大凡论及肝病所致之不寐,多以肝虚、肝不藏魂为主,自清代叶天士的"肝阳化风"说出现以来,医家对于肝阳之病颇为重视。自清代开始,有医家着重发挥了肝阳过亢的病机,如王普耀论述了惊恐所致不寐的病机,指出平素操劳过度、情性躁急,加以惊恐、激动,肝阳与心火相为扇惑,五志阳升,心无主张,水火不济,阳不交阴,彻夜不寐。又肝藏魂,谋虑出焉,心藏神,为神明之府,二者神失守舍,舍空痰聚,致肝阳化风,心火鸱张,而致不寐。民国时期费绳甫也论述了肝阳上亢可致不寐,在治疗上主张养阴清肝。此对前人认为肝致不寐多因肝不藏魂或肝肾阴虚的理论有所扩充。

5)对胆病病机的认识:古人论胆病不寐,或谓其与精神情志有关,或谓其与心有经脉相通,心虚受邪,伏气在胆,而清代有医家对胆病病机做了进一步的阐释。如陈士铎认为胆气虚怯或胆虚邪侵所致之不寐，系因胆属少阳，其经在半表半里之间，为心肾交接之会，胆病而致心肾交接无由，心肾不交而致不寐。

6）对痰、瘀等病因病机的认识：明代以来由于受到朱丹溪学术思想的影响，医家对于痰病为患日益重视。如明代医家戴思恭非常重视痰邪为病，对于胆病不寐提出了痰在胆经，因胆涎沃心，致心气不足，神不归舍而不寐。吴球则认为不寐病因病机的重点在于气、血、痰。徐春甫提出不寐证的病因病机以思虑痰火为主等。

对于瘀证的认识，清代医家吴澄首先探讨了因虚致瘀的问题，他提出虚损之证多致积痰、留血之病，对于此类不寐病证最早应用了补气活血的治疗方法。特别是对于肾虚不寐者，他认为是由于气虚不能生血、不能流畅所致，开气虚血瘀理论之先河。并认为寤时气血得通，寐则气行无力，气血不通，因此而致不能眠。在治疗上应用了以补气之参、芪与活血之牛膝、桃仁、川芎等配伍的补气活血治法。其后王清任进一步阐明了血瘀致病的广泛性，并创用血府逐瘀汤治疗顽固性不寐，对后世医家的影响极大，为临床上顽固性不寐的治疗开辟了新的辨治思路。

（3）睡眠为脑所主病因病机理论的出现：中医学有"心主神志"之说，向来认为心主宰人体的精神意识思维活动，这也是不寐病机中心在于心的理论基础。关于脑与精神情志、记忆思维的认识，明代以前的医学文献中所论不多，而道家与养生家则在其养生实践中逐步发展了关于脑神的认识。明代李时珍虽然提出了"脑为元神之府"，给中医精神神志疾病的论治以启示，但也仍然没有论及脑与睡眠的联系。明末清初的王宏翰由于受到西医生理病理学的影响，在《医学原始》中首次明确提出了知觉和睡眠皆由脑所主的生理病理观。他认为五官之感知觉，都要上达于脑，而五官之用也由脑所出，脑中脉络通达，感知觉正常则寤，脑中脉络一塞，阻其感知觉传达之路，外无由入，内无由出则寐。这一生理病理观，显受西医学影响，他是中医学上第一个提出知觉和睡眠由脑所主理论之人，为中医脑病学的形成奠定了初步基础。清代医家王清任在其解剖成就的基础之上，明确提出"灵机记性不在心而在脑"的观点，认为脑与五脏、五官均有密切关系。他的脑主记忆思维的主张与西医学理论的认识具有一致性。自此，许多医家对于心脑的认识更为深刻。

综上所述，中医对失眠的认识经历了先秦以营卫阴阳学说为主，汉朝的六经辨证，两晋至五代的脏腑寒热虚实辨证，宋元时期的五脏并重，至明清时期对既往不寐理论的大综合，并发展脑病等新理论，基本形成了完善的辨证体系，对现代临床治疗提供了宝贵的理论指导和经验。

（二）现代认识

1. 病因病机

不寐每因饮食不节，情志失常，劳倦、思虑过度，及年迈体虚等因素，导致心神不定，神不守舍。

（1）饮食不节：暴饮暴食，宿食停滞，脾胃受损，酿生痰热，壅遏于中，痰热上扰，胃气失和，而不得安寐。

此外，浓茶、咖啡、酒之类的饮料也是造成不寐的因素。

（2）情志失常：情志不遂，暴怒伤肝，肝气郁结，肝郁化火，邪火扰动心神，神不安而不寐；或由五志过极，心火内炽，扰动心神而不寐；或由喜笑无度，心神激动，神魂不安而不寐；或由暴受惊恐，导致心虚胆怯，神魂不安，夜不能寐。

（3）劳逸失调：劳倦太过则伤脾，过逸少动亦致脾虚气弱，运化不健，气血生化乏源，不能上奉于心，以致心神失养而失眠。或因思虑过度，伤及心脾，心伤则阴血暗耗，神不守舍；脾伤则食少，纳呆，生化之源不足，营血亏虚，不能上奉于心，而致心神不安。

（4）病后体虚：久病血虚，年迈血少，心血不足，心失所养，心神不安而不寐。亦可因年迈体虚，阴阳亏虚而致不寐。若素体阴虚，兼因房劳过度，肾阴耗伤，阴衰于下，不能上奉于心，水火不济，心火独亢，火盛神动，心肾失交而神志不宁。

不寐病位主要在心，与肝、脾、肾关系密切。因心主神明，神安则寐，神不安则不寐。血之来源，由水谷精微所化，上奉于心，则心得所养；受藏于肝，则肝体柔和；统摄于脾，则生化不息；调节有度，化而为精，内藏于肾，肾精上承于心，心气下交于肾，阴精内守，卫阳护于外，阴阳协调，则神志安宁。如思虑、劳倦伤及诸脏，精血内耗，心神失养，神不内守，阳不入阴，每致顽固性不寐。

不寐的病理变化，总属阳盛阴衰，阴阳失交。一为阴虚不能纳阳，一为阳盛不得入于阴。

不寐的病理性质有虚实之分。肝郁化火，或痰热内扰，心神不安，多属实证。心脾两虚，气血不足，或心胆气虚，或心肾不交，水火不济，心神失养，神不安宁，多属虚证。但久病可表现为虚实兼夹，或为瘀血所致。不寐失治误治可发生病机转化，如肝郁化火证病情加重，火热伤阴耗气，则由实转虚；心脾两虚者，饮食不当，更伤脾胃，使气血愈虚，食积内停，而见虚实夹杂；如温燥太过，易致阴虚火旺；属心肾不交者，可进一步发展为心火独亢、肾水更虚之证。

2. 辨证论治

（1）肝火扰心

临床表现：不寐多梦，甚则彻夜不眠，急躁易怒，伴头晕头胀，目赤耳鸣，口干而苦，不思饮食，便秘溲赤，舌红苔黄，脉弦而数。

治法：疏肝泻热，镇心安神。

代表方：龙胆泻肝汤。

本方由龙胆草、黄芩、泽泻、木通、车前子、当归、柴胡、生地黄、栀子、生甘草组成。若胸闷胁胀，善叹息者，加香附、郁金、佛手；若肝胆实火，肝火上炎之重症，出现头痛欲裂、大便秘结，可服当归龙荟丸。

（2）痰热扰心

临床表现：心烦不寐，胸闷脘痞，泛恶嗳气，伴头重，目眩，舌偏红，苔黄腻，脉滑数。

治法：清化痰热，和中安神。

代表方：黄连温胆汤。

本方由黄连、竹茹、枳实、半夏、陈皮、茯苓、甘草、生姜、大枣组成。若心悸动，惊惕不安，加琥珀、珍珠母、朱砂；若痰热盛，痰火上扰心神，彻夜不眠，大便秘结不通者，加大黄，或用礞石滚痰丸。

（3）心脾两虚

临床表现：不易入睡，多梦易醒，心悸健忘，神疲食少，伴头晕目眩，面色少华，四肢倦怠，腹胀便溏，舌淡苔薄，脉细无力。

治法：补益心脾，养血安神。

代表方：归脾汤。

本方由人参、黄芪、白术、茯神、酸枣仁、龙眼肉、木香、炙甘草、当归、远志、生姜、大枣组成。若心血不足较甚者，加熟地黄、白芍、阿胶；若不寐较重，加柏子仁、五味子、夜交藤、合欢皮；若夜梦纷纭，时醒时寐，加肉桂、黄连；如兼脘闷纳差，苔滑腻，加二陈汤；兼腹泻者，减当归，加苍术、白术之类。

（4）心肾不交

临床表现：心烦不寐，入睡困难，心悸多梦，伴头晕耳鸣，腰膝酸软，潮热盗汗，五心烦热，咽干少津，男子遗精，女子月经不调，舌红少苔，脉细数。

治法：滋阴降火，交通心肾。

代表方：六味地黄丸合交泰丸。

六味地黄丸由熟地黄、山药、山茱萸、牡丹皮、泽泻、茯苓组成；交泰丸由黄连、肉桂组成。前者滋阴补肾，后者清心降火，引火归原。若心阴不足为主者，可用天王补心丹；若心烦不寐，彻夜不眠者，加朱砂、磁石、龙骨、龙齿。

（5）心胆气虚

临床表现：虚烦不寐，胆怯心悸，触事易惊，终日惕惕，伴气短自汗，倦怠乏力，舌淡，脉弦细。

治法：益气镇惊，安神定志。

代表方：安神定志丸合酸枣仁汤。

安神定志丸由人参、石菖蒲、龙齿、茯苓、茯神、远志组成；酸枣仁汤由酸枣仁、知母、川芎、茯苓、甘草组成。前方益气、镇惊、安神，后方养血、清热、除烦。若心肝血虚，惊悸汗出者，重用人参，加白芍、当归、黄芪；若木不疏土，胸闷，善太息，纳呆腹胀者，加柴胡、陈皮、山药、白术；若心悸甚，惊惕不安者，加生龙骨、生牡蛎、朱砂。

四、郁证

郁证是以心情抑郁、情绪不宁、胸部满闷、胁肋胀痛，或易怒易哭，或咽中如有异物梗阻等症为主要临床表现的一类病证。郁有广义和狭义之分。广义的郁，包括外邪、情志等因素所致之郁。狭义的郁，单指情志不舒之郁。本节所论之郁主要为狭义之郁。七情致病首先伤心，郁证与心密切相关。如张介宾在《景岳全书·杂证谟·郁证》中言："凡五气之郁则诸病皆有，此因病而郁也。至若情志之郁，则总由乎心，此因郁而病也。"叶天士《临证指南医案·郁》言："今所辑者，七情之郁居多，如思伤脾、怒伤肝之类是也。其原总由于心，因情志不遂，则郁而成病矣。"西医学中的抑郁症、焦虑症、癔症等均属于本病范畴，可参考本病辨证论治。

（一）学术源流

1. **先秦两汉时期**

郁证之说源自《黄帝内经》。《素问·六元正经大论》中有土郁、木郁、金郁、火郁、水郁五郁之说，包含了天地运行失常，太过与不及，及人体五脏之气机受病邪、客忤及郁滞而引发的诸多病证，并提出治疗大法："木郁达之，火郁发之，土郁夺之，金郁泄之，水郁折之。"奠定了郁证理论发展的基础。同时，《素问·通评虚实论》有"暴忧之病"，《素问·举痛论》指出"思则气结"，《素问·本病论》曰："人或恚怒，气逆上而不下，即伤肝也。"对情志引起人体气机闭塞的病机做了开创性的论述，形成了情志致郁的观点，为后代七情致郁和因郁而病提供了理论基础。

医圣仲景在《金匮要略》中最早记载了百合病、脏躁、梅核气、奔豚气等病证，虽然没有提出情志致郁证的名称，但对情志郁的辨证论治奠定了基础，留给后人诸多治疗郁证的经典方剂，如百合汤、甘麦大枣汤等，时至今日仍具有极为重要的临床价值。

2. 魏晋南北朝及唐宋时期

北宋时期，《太平惠民和剂局方》收录有治疗郁证的方剂，使治郁方药有了一定的发展；而且记载有许多由芳香行气药物组成的药方，其通畅气机效果显著，对后世喜用行气药治疗郁证有很大的影响。宋代陈无择的《三因极一病证方论》对历代的病因学内容进行了整理并加以总结，论述的三因均与"郁"相关，在外因中将外邪致郁从之前以寒热为主扩展为湿热外邪致郁，认为内因即喜怒忧思悲恐惊七情与"郁"的关系最为密切，这与此前文献对情志之郁的零散记载形成了鲜明的对比。

3. 金元时期

金元时期最具代表性的医家当属朱丹溪，他从病机角度出发，开拓了专题研究郁证论治的先河。他首先强调气血壅塞是郁证发生的关键，同时认为机体内的一切物质发生传化失常均可导致郁证的发生，阐发了气郁、湿郁、痰郁、热郁、血郁、食郁之六郁论，详细描述了六郁的症状特点。在治郁时以调中为大法，突出顺气为先之原则，并具体提出随气、血、痰、火、湿、食六郁之不同而采用辨证治疗之法，创制越鞠丸等解郁方剂，开治疗郁证专方之先河，对后世治疗郁证有很大的贡献。

4. 明清时期

明清时期尤其重视情志之郁。虞抟在其著作《医学正传》中首提"郁证"病名，他的郁证学术思想受朱丹溪影响很大，并对其有所发挥。认为六郁的病因主要是"七情之抑遏""寒热之交侵"而为"九气怫郁之候"，此外"雨湿之侵凌""酒浆之积聚"可为留饮湿郁之疾。他还对六郁脉象进行了补充，认为痰郁脉必弦滑，血郁脉必芤而结促，食郁脉必滑而紧盛，自此形成了较完整的六郁脉象。徐春甫编撰的《古今医统大全》，集医家学术之大成，书中单辟一卷专论郁证，广泛收集整理了其他医家对"郁"的相关论述，内容涉及郁证病机、脉候、治法、药方、医案等，将脏腑名称与"郁"直接相连以命名证候。并认为"郁为七情之病，故病郁者十有八九"，收载的郁证医案亦多为情志之郁。张景岳在《景岳全书》中列有"郁证"专篇，更扩充了郁证的范围，并提出"因病而郁"和"因郁而病"。他将单一的情志因素与"郁"结合起来论病证，论述了情志怒、思、忧的致病原因、受病脏腑、临床症状、治法及方剂。叶天士《临证指南医案·郁》所载病例，也均属情志之郁，并提出"郁则气滞，气滞久必化热，热则津液耗而不流，升降之机失度，初伤气分，久延血分"的病机特点。叶天士还认识到心理治疗对本病的意义，其谓："郁证全在病者能移情易性，医者构思灵巧，不重在攻补。"

（二）现代认识

1. 病因病机

郁证多因郁怒、忧思、恐惧等七情内伤，使气机不畅，出现湿、痰、热、食、瘀等病理产物，进而损伤心、脾、肾，致使脏腑功能失调，加之机体脏气易郁，最终发为本病。

（1）情志内伤：愤恨恼怒，郁怒不畅，使肝失条达，气机不畅，以致肝气郁结而成气郁。气为血帅，气行则血行，气滞则血行不畅，故气郁日久可成血郁；气郁日久也易化火，而成火郁；气郁亦使津行不畅，停于脏腑经络，聚而成痰，与气相结，而成痰郁。忧愁思虑则伤脾，以致脾气郁结；或肝气郁结，横逆乘土，使脾失健运，则食积不消而成食郁、水湿内停而成湿郁；水湿内停又易聚而为痰，则成痰郁。脾伤日久，则气血生化乏源，而形成心脾两虚之证。情志过极伤于心，致心之气血不足，或心阴亏虚，或心火亢盛，日久损伤心神，致心神失养。郁火伤阴，肾阴亏耗，心失所养，则出现心肾阴虚之证。

（2）脏气易郁：郁证的发生，除了与情志内伤有关外，亦与机体自身的状况有着极为密切的关系。《杂病源流犀烛·诸郁源流》曰："诸郁，脏气病也。其源本于思虑过深，更兼脏气弱，故六郁之病生焉。六郁者，气、血、湿、热、食、痰也。"即明确提出了"脏气弱"为郁证的内因。

郁证的发生与情志内伤密切相关，基本病机为气机郁滞，脏腑功能失调。基本病理因素为气、血、火、痰、食、湿。愤恨恼怒，致使肝失条达，气机不畅，而成肝气郁结；忧思疑虑则伤脾，致使脾失健运，聚湿成痰，而成痰气郁结；情志过极伤于心，致心失所养，神失所藏，心神失常；心之气血不足，加之脾失健运，气血生化不足，而致心脾两虚；郁火伤阴，肾阴亏耗，心神失养，又易出现心肾阴虚之证。总之，郁证的发生，因七情内伤，导致肝失疏泄、脾失健运、心神失养，继而出现心脾两虚、心肾阴虚之证，脏腑功能失调，而发本病。

2. 辨证论治

（1）心神失养

临床表现：精神恍惚，心神不宁，多疑易惊，悲忧善哭，喜怒无常，时时欠伸，或手舞足蹈，喊叫骂詈，舌质淡，脉弦。

治法：甘润缓急，养心安神。

代表方：甘麦大枣汤。

本方由小麦、甘草、大枣组成。躁扰失眠者，可加酸枣仁、柏子仁、茯神、远志；血虚生风，而见手足蠕动或抽搐者，可加当归、生地黄、珍珠母、钩藤。

（2）心脾两虚

临床表现：多思善虑，心悸胆怯，失眠健忘，头晕神疲，面色无华，纳差，舌质淡，苔薄，脉细弱。

治法：健脾养心，益气补血。

代表方：归脾汤。

本方由人参、龙眼肉、黄芪、白术、当归、酸枣仁、茯神、远志、木香、甘草、生姜、大枣组成。心胸郁闷，情志不舒者，加郁金、香附、佛手；头晕头痛者，加川芎、白芷、天麻。

（3）心肾阴虚

临床表现：虚烦少寐，惊悸，健忘，多梦，头晕耳鸣，五心烦热，腰膝酸软，盗汗，口干咽燥，男子遗精，女子月经不调，舌红，少苔或无苔，脉细数。

治法：滋养心肾。

代表方：天王补心丹合六味地黄丸。

天王补心丹由生地黄、天冬、麦冬、玄参、五味子、酸枣仁、柏子仁、远志、茯苓、朱砂、当归、人参、丹参、桔梗组成；六味地黄丸由熟地黄、山药、山萸肉、泽泻、茯苓、牡丹皮组成。心肾不交而见心烦失眠、多梦遗精者，可合交泰丸；烦渴者，可加天花粉、知母；遗精较频者，可加芡实、莲须、金樱子。

五、癫狂

癫狂是临床常见的一组精神失常疾患。癫证以精神抑郁、表情淡漠、沉默呆钝、语无伦次、静而少动为特征；狂证以精神亢奋、狂躁刚暴、喧扰不宁、毁物打骂、动而多怒为特征。二者在临床上症状并存，相互转化，不能截然分开，故以癫狂并称。癫狂二者病机不尽相同，但总与七情内伤密切相关。七情致病首先伤心，故癫狂与心密切相关。西医学精神分裂症、躁狂抑郁症，可参照本节辨证论治。情感障碍中的抑郁症及某些精神性疾病，凡临床表现与本病类似者，也可参考本节辨证论治。

（一）学术源流

1. 先秦两汉时期

癫狂病名首见于《黄帝内经》，《灵枢·癫狂》曰："癫疾始生，先不乐，头重痛，视举目赤，甚作极，已而烦心。""狂始发，少卧，不饥，自高贤也，自辩智也，自尊贵也，善骂詈，日夜不休。"在症状描述方面，《素问·脉要精微论》又说："衣被不敛，言语善恶，不避亲疏者，此神明之乱也。"在病因病机方面，《素问·至真要大论》说"诸躁狂越，皆属于火"，指出了火邪扰心可致发病。《灵枢·癫狂》又有"得之忧饥""得之大恐""得之有所大喜"等记载，明确指出情志因素可以致病。《素问·脉解》云："阳尽在上而阴气从下，下虚上实，故狂癫疾也。"指出阴阳失调可以发病。《素问·奇病论》云："人生而有病癫疾者，此得之在母腹中时。"指出有先天遗传因素致病。在治疗方面，《素问·病能论》云："治之奈何？岐伯曰：夺其食即已……使之服以生铁落为饮。"《灵枢·癫狂》有"治癫疾者常与之居"的护理方法，对观察病情变化有借鉴意义。《难经》则指出了癫和狂的病机不尽相同，《难经·二十难》云"重阴者癫""重阳者狂"。

东汉时期对本病的病机认识进一步深入。汉·张仲景《金匮要略·五脏风寒积聚病脉证并治》云："邪哭使魂魄不安者，血气少也……阴气衰者为癫，阳气衰者为狂。"提出心虚而血气少，阴气病则为癫，阳气病则为狂。

2. 魏晋南北朝及唐宋时期

这个时期在症状记载上更为丰富，述及前人之未逮。《备急千金要方·卷十四·风癫第五》对癫狂的某些症状描述得十分细致、生动："凡诸百邪之病，源起多途，其有种种形象，示表癫邪之端而见其病，或有默默而不声，或复多言而漫说，或歌或哭，或吟或笑，或眠坐沟渠，啖食粪秽，或裸形露体，或昼夜游走，或嗔骂无度，或是蛊蛊向导，手乱目急。"

在病因病机上，隋代名医巢元方提出了内虚外风的观点，或由血气不足，或由阴阳不调，引致外风乘虚而入，以致癫狂。如《诸病源候论·风邪候》云："人以身内血气为正，外风气为邪，若其居处失宜，饮食不节，致脏腑内损，血气外虚，则为风邪所伤也……狂惑妄言，悲喜无定是也。"《脉经》将癫狂病因归之于心手少阴经，认为是心经之气血衰少，阴阳失调所致。

3. 金元时期

金元医家们在癫狂的病因病机上有所突破与创见，提出了"痰""火""瘀"邪致病的观点，对后世产生巨大影响。最主要的标志是张从正首创"痰迷心窍"的理论，把痰作为癫狂的病因病机。虽然张仲景在《金匮要略》、巢元方在《诸病源候论》中均有提及，但不甚明确。《儒门事亲·火形·狂》中明确指出："肝屡谋，胆屡不决，屈无伸，怒无泄，心血日涸，脾液不行，痰迷心窍则成心风。"这里"痰迷心窍"的痰，既作为一种病理产物，也作为一种病因，迷惑心窍，引起癫狂等精神症状。朱丹溪又有所发挥，《丹溪心法·癫狂六十》云："癫多喜而狂多怒，脉虚者可治，实则死。大率多因痰结于心胸间。"明确痰结的部位在心胸间。另一创见是刘完素宗《内经》"诸躁狂越，皆属于火"之说，从热、从火论癫狂，认为五志七情过激均可化火，引起癫狂。如《素问玄机原病式·六气为病·热类》云："六欲七情，为道之患，属火故也……故经曰战栗、惊恐悲笑、谵妄歌唱、骂詈癫狂，皆为热也。故热甚癫狂者，皆此证也。"《素问玄机原病式·六气为病·火类》云："骂詈不避亲疏，喜笑恚怒而狂，本火热之所生也。"危亦林创血迷心包之说，《世医得效方·癫狂》云："歌唱无时，逾墙上屋，乃荣血迷于心包所致。"至此，"痰""火""瘀"理论已经形成，对癫狂的治疗产生了深远的影响。

治疗方面，张从正倡导以汗、吐、下法治疗癫狂。朱丹溪在张从正的启发下，首提化痰开结方法，《丹溪心法·癫狂六十》云："癫属阴，阳属狂……治当镇心神，开痰结，亦有中邪而成此疾者，则以治邪法治之。"刘完素提倡滋阴降火，如在《素问病机气宜保命集·病机论》中言"故上善若水，下愚若火……治之以补阴泻阳"。值得一提的是张从正发展《内经》情志相胜理论，在《儒门事亲·九气感疾更相为治衍二十六》中对情志相胜疗法进行了系统的总结，其云："悲可以治怒，以怆恻苦楚之言感之；喜可以治悲，以谑浪亵狎之言娱之；恐可以治喜，以恐惧死亡之言怖之；怒可以治思，以侮辱欺罔之言触之；思可以治恐，以虑彼志此之言夺之。"这些类似现代的心理疗法，虽非直接治疗癫狂，但在当时已成为有效的辅助治疗手段，为癫狂的心理治疗开辟了新的途径。

4. 明清时期

这个阶段对于癫狂最大的贡献，主要是成熟于明代的分类体系及清代的辨证论治体系。明·王肯堂始将癫、狂、痫详细分辨，《证治准绳·癫狂痫总论》云："癫者，或狂或愚，或歌或笑，或悲或泣，如醉如痴，言语有头无尾，秽洁不知，积年累月不愈……狂者，病之发时猖狂刚暴，如伤寒阳明大实发狂，骂詈不避亲疏，甚则登高而歌，弃衣而走。"其为后世辨病治疗提供了正确方向。

对于癫狂病证，真正成体系的研究应该说在清代。早期有刘默在《证治百问》中以问答的形式，对病因、发病、辨证、论治、预后等有详尽而系统的论述。其后张必禄在《医方辨难达成·癫狂辨难》中认为治疗癫狂需详辨，否则"悬若万里矣"。从癫狂之不同的病因、证型、年龄、疑难症等各方面进行了详细论述。郭楚贤有《癫狂条辨》专著，专论癫狂，是古代唯一的专论癫狂的著作。在这部著作的总论中有审脉、审色、审症、审方、五脏分治、五脏合病治法、伏火上炎治法、狂转癫症治法、直中癫症治法、心神不安治法、将愈吉兆、愈后宜调理等十二个方面。虽系一家之言，但给后人辨治癫狂提供了良好的方法与思路。分类上由混乱渐至清晰，辨证上深入脏腑、气血、经络，逐渐完善，形成体系。

这个时期，亦有医家强调因虚致癫狂说，如《古今医统大全》《医学正传》《医学入门》均提出血虚而致癫狂。《古今医统大全》云："思虑伤脾，则谷气侵少，血液日亏，则心神散满，神不守舍，卒成心风。"《医学入门》云："有妇人月水崩漏过多，血气迷心，或产后恶露上冲，而言语错乱，神志不守者，此血虚神耗也。"特别值得一书的是《医林改错》，明确提出"癫狂一症……乃气血凝滞脑气，与脏腑气不接，如同做梦一样"，创活血祛瘀法，立癫狂梦醒汤，为后世所宗。

（二）现代认识

1. 病因病机

癫狂的发生与七情内伤、饮食失节、禀赋异常相关，损及脏腑功能，导致阴阳失衡，"重阳者狂，重阴者癫"。火热扰窍，神明错乱而发狂；痰气瘀结，蒙蔽脑窍，或心肝脾虚，神明失养而发癫。

（1）先天不足：因禀赋异常，或胎儿在母腹中有所大惊，胎气被扰，升降失调，阴阳失衡，致使元神虚损，生后一有所触，则气机逆乱，而发为本病。

（2）七情内伤：久郁、久思、大怒等情志因素，一方面久郁气滞，渐致血行瘀滞，脑气凝滞，元神之府失于充养；另一方面思虑过度，损伤心脾，生化乏源，气血不能上荣于脑，元神失养，而发癫狂。此外，猝受惊恐，损伤肝肾，或大怒伤肝，引动肝火，上冲犯脑，致使元神逆乱，发为癫狂，即《素问·至真要大论》所谓"诸躁狂越，皆属于火"。

（3）饮食不节：过食肥甘膏粱之品，损伤脾胃，酿成痰浊，复因心火暴张，痰随火升，蒙蔽心窍；或贪杯好饮，素有内湿，郁而化热，充斥胃肠，腑热上冲，扰动元神而发病。《景岳全书·癫狂痴呆》云："癫病多由痰气，凡气有所逆，痰有所滞，皆能壅闭经络，格塞心窍。"《素问·宣明五气》云："邪入于阳则狂，邪入于阴则痹，搏阳则为癫疾。"

癫狂的主要病机为阴阳失调，《难经·二十难》谓"重阳者狂，重阴者癫"。重阳者乃火热亢盛及其所致狂证，重阴者乃痰气瘀结或心肝脾虚及其所致癫证。

2. 辨证论治

癫证

心脾两虚

临床表现：神思恍惚，魂梦颠倒，心悸易惊，善悲欲哭，肢体困乏，言语无序，面色苍白，舌淡，苔薄白，脉细弱无力。

治法：健脾养心，解郁安神。

代表方：养心汤合越鞠丸。

养心汤由当归、茯神、人参、酸枣仁、柏子仁、五味子、远志、黄芪、茯苓、川芎、半夏曲、肉桂、炙甘草组成；越鞠丸由香附、苍术、川芎、栀子、神曲组成。前方健脾养心安神，后方行气解郁，调畅气机。兼见畏寒蜷缩，卧姿如弓，小便清长，下利清谷者，属肾阳不足，加补骨脂、巴戟天、肉苁蓉等；兼心气耗伤，营血内亏，悲伤欲哭者，仿甘麦大枣汤之意，加淮小麦、大枣。

狂证

（1）痰火扰神

临床表现：起病常先有性情急躁，头痛失眠，两目怒视，面红目赤，突然狂暴无知，逾垣上屋，骂詈叫号，不避亲疏，或毁物伤人，或哭笑无常，登高而歌，弃衣而走，不食不眠，舌质红绛，苔多黄腻，脉弦滑数。

治法：镇心涤痰，清肝泻火。

代表方：生铁落饮。

本方由生铁落、钩藤、胆南星、贝母、橘红、石菖蒲、远志、茯神、朱砂、天冬、麦冬、玄参、连翘、茯苓、丹参组成。痰火壅盛而舌苔黄腻垢者，可加礞石、黄芩、大黄，再用安宫牛黄丸；脉弦实，肝胆火盛者，可用当归龙荟丸。

（2）火盛伤阴

临床表现：狂证日久，病势较缓，时作时止，精神疲惫，情绪焦虑，烦躁不眠，形瘦面红，五心烦热，舌质红，少苔或无苔，脉细数。

治法：滋阴降火，安神定志。

代表方：二阴煎合琥珀养心丹。

二阴煎由生地黄、麦冬、酸枣仁、生甘草、玄参、黄连、茯苓、木通、灯心草、竹叶组成；琥珀养心丹由琥珀、龙齿、远志、牛黄、石菖蒲、茯神、人参、枣仁、生地黄、归身、黄连、柏子仁、朱砂、金箔组成。前方重在滋阴降火，安神宁心；后方偏于滋养肾阴，镇惊安神。痰火未平，舌苔黄腻，舌质红，加胆南星、天竺黄；心火亢盛者，加朱砂安神丸；睡不安稳者，加孔圣枕中丹。

第二节　心病的辨证治疗

心病范围，从病机而论，不外《医学入门》中"血肉之心"与"神明之心"病证，而就临床表现而言，两者又常合而为病。心病有虚、有实，以虚实夹杂多见。虚证可表现为阳虚、阴虚、气虚、血虚。古人认为，"思虑烦多则损心，心虚故邪乘之……心里愊愊如满，蕴蕴而痛"（《诸病源候论》），"（心）虚则多惊悸，惕惕然无眠，胸腹及腰背引痛"（《中藏经·论心脏虚实寒热生死逆顺脉证之法第二十四》）。而心为火脏，心主血脉，胸阳不振，津液不能蒸化，血行缓慢瘀滞，或火热炼液为痰，易形成"痰饮"，"血瘀"，故实邪常表现为"火邪""痰饮""血瘀"。另外心藏神，虚证之气血阴阳不足，致心无所养，神无所归；实证之"火邪""痰饮""血瘀"均可影响心神，致神不宁。治疗时需辨证论治，"心""神"共调，依据主症及其兼症的主次、轻重，配合应用各法。

一、心阳虚

《素问·阴阳应象大论》云："南方生热，热生火，火生苦，苦生心，心生血，血生脾，心主舌，其在天为热，在地为火，在体为脉，在脏为心。"《素问·六节藏象论》云："心者，生之本，神之变也，其华在面，其充在血脉，为阳中之太阳，通于夏气。"可见心与热、与火是相通的，而热、火均属阳。心主要的生理特性是主血脉和藏神。唐宗海言："心为火脏，火气宣明，则能化生血液，流畅筋脉，血脉流行。"神志活动同样是以心主血脉为物质基础、为承载而得以发挥正常作用，故曰"血气者，人之神"（《素问·八正神明论》），"血者，神气也"（《灵枢·营卫生会》）。同样神的正常活动亦离不开心阳的作用，如《素问·生气通天论》曰："阳气者，精则养神。"血是神志活动的基础物质，正是因为阳气推动血液的周身运行，化神养神而心神清明。心阳虚证是心系疾病常见证候及最终转归，亦可由其他脏器疾病发展而来，是导致患者死亡的主要原因之一。故无论从心之五行属性还是心之生理特性，心病治疗都应不忘扶阳。

1. 病因

心阳虚多由心气虚进一步发展而来，其成因主要有：①体质因素：素体阳虚或后天失养之人，多有阳虚倾向，如"易寒为病者，阳气素弱"（《医理辑要·锦囊觉后编》），久则常可累及心阳而致心阳虚，即"胸痹，胸中阳微不运，久则阴乘阳位而为痹结也"（《类证治裁·胸痹》）。②年龄因素：《千金翼方·养老大例》云："人年五十以上，阳气日衰，损与日至，心力渐退。"提示中年之后，人体阳气趋于衰退。③久病体衰，失治误治：如"若夫胸痹者，则但因胸中阳虚不运，久而成痹"（叶天士）；或误汗过汗，耗伤心之阳气。④其他：寒邪内侵或劳倦内伤或饮食失调或情志失节等诸多因素均可致心阳虚衰。过服苦寒，内戕心阳；或思虑过度，劳伤心神，以致阳气不足等。

2. 临床表现及机理分析

心阳虚主要表现为心悸怔忡，心胸憋闷或痛，气短，自汗，形寒畏冷，面色㿠白，或面唇青紫，舌质淡胖或紫暗，苔白滑，脉弱或结代。主要症状机理如下：

（1）温煦失司，寒从中生："阳虚则寒"（《素问·疟论》）。阳气温煦功能减弱，难以温暖全身而现寒象，故可见形寒畏冷等症。

（2）鼓动无力，心中空虚：搏动为心性，但赖阳气推动，而"阳气内微，心下空虚……惕惕而动"（《张氏医通》），故可见心悸怔忡等症。

（3）易致气虚：气无形而恒动，其性属阳。气虚为阳虚之渐，阳虚为气虚之甚。气虚血运乏力，脉道充盈不足，阳虚无以温煦，津液代谢失常，故可见舌质淡胖，苔白滑，脉弱或结代等症。阳气虚无以敛津，故见气短，自汗。

（4）阳虚既成病基，易为诸邪侵犯：心为病之主位，亦常涉及他脏。阳气既虚，则寒、痰、气、瘀等诸邪皆易乘虚而入，形成诸多变证。诸邪痹阻心脉，不通则痛，发为心胸憋闷或痛。心主血脉，全身血液的正常运行，必须以心的阳气为动力。若心阳痹阻或心阳虚衰不振，势必导致血脉运行受阻，由微致渐逐步形成各种程度不同的瘀血，则表现为面唇青紫，舌质紫暗。"心为五脏六腑之大主"（《灵枢·邪客》），心病日久累及他脏，故可见心肺气虚、心肾阳虚等证。

3. 治疗

心在五行中属火，加之心位于上，如红日般烛照大地，万物生长靠太阳，人体各项生理机能的实现同样依赖心阳的化与行。若心阳虚衰，脏腑失养，且无权温化阴寒，则病邪易生，正如清代石寿棠言："人身之阳，法天者也，一失其流行之机，则百病起。"痰、瘀、水饮为心阳虚衰的病理产物，也是胸痹、心悸、心力衰竭等心系疾病发生发展过程中的重要原因。胸中之阳气不展，水气、痰饮等阴寒之邪乘虚而上袭阳位，两寒相得，痹阻心脉，不通则痛，发为胸痹心痛、心悸、咳喘气促、小便不利以及水肿等病证。若单从痰饮或瘀论治，只能除标，无用治本。《内经》云："治病必求于本。"由于心系疾病主要成因，大都是先有心阳虚衰或痹阻而逐步演变成本虚标实、虚实错杂等各种不同类型的病证，所以温通心阳才是根本措施。因此，温通阳气是治疗心系疾病的重要法则之一，尤其对于一些危重的疾病，更不可忽视温阳的重要性。

（1）温振心阳法：温振心阳法主要适用于心阳不振，气血无法布达于周身的心阳不足证。桂枝甘草汤是温振心阳法的基本方，该方出自《伤寒论》第64条："发汗过多，其人又手自冒心，心下悸，欲得按者，桂枝甘草汤主之。桂枝四两（去皮），甘草二两（炙），上二味，以水三升，煮取一升，去滓，顿服。"成无己《注解伤寒论》曰："发汗过多亡阳也。阳受气于胸中，胸中阳气不足，故病又手自冒心。心下悸欲得按者，与桂枝甘草汤，以调不足之气。"桂枝色赤，气味辛温，补心阳之虚，温血脉之寒，平冲定悸；炙甘草温运经脉，辛甘化生阳气，益气暖胸，温畅血脉，则心悸自安。王子接《绛雪园古方选注》云："桂枝复甘草，是辛从甘化，为阳中有阴，故治胸中阳气欲失。"柯琴谓此方为"补心之峻剂"，伤寒大家刘渡舟教授谓其可"温复心阳"。后世医家治疗心阳不足之方众多，但多在此方基础上化裁而成。例如，桂枝去芍药汤主治"太阳病，下之后，胸满脉促"，去酸寒之芍药，有利于宣通心胸阳气，实为桂枝甘草汤加生姜、大枣而成；若出现心阳虚衰进一步加重而见脉微恶寒，则加炮附子以温阳复脉。如加地黄、阿胶、人参、大枣等补气养血（炙甘草汤）；加茯苓、白术健脾制水（苓桂术甘汤）；加龙骨、牡蛎收敛飞越之心气，潜镇安神（桂枝甘草龙骨牡蛎汤）。又如在桂枝汤的基础上加重桂枝至五两，为《伤寒论》中桂枝用量最大者，治疗心阳不振、气机逆乱所致的奔豚，取桂枝温通心阳，又可平冲降逆之功（桂枝加桂汤）。

名医验案

路志正心阳欲脱验案

石某，女，26 岁，已婚，内蒙古马达市人。1984 年 11 月 1 日入院。

主诉：双下肢浮肿 7 年，头晕、恶心 11 个月。

症见面色晦暗，虚浮无华，烦躁不宁，夜寐不安，下肢浮肿，小便短少，舌淡，苔黄腻，脉沉滑。化验结果：血红蛋白 4g/dL。尿常规：蛋白（＋＋＋＋），红细胞 2～5 个/高倍镜，尿糖（＋＋＋）。尿素氮 68mg/dL，非蛋白氮 75mg/dL，二氧化碳结合力 24.3 容积％，血沉 120mg/h。酚红试验：15 分钟 10％，30 分钟 1％，1 小时、2 小时无标本。肾图：双侧各段不清，呈水平状延长，肾功能呈重度受损。

中医诊断：水肿（气虚湿聚），眩晕（浊犯清窍）。

西医诊断：慢性肾炎，尿毒症。

11 月 30 日，患者病情加重，猝喘，胸闷，短气不续，呼吸急促，不能平卧，彻夜难寐，除输氧外，先后应用氨茶碱、速尿、冠心苏合丸、消心痛、安定等药未能控制，至 12 月 2 日重复应用上药仍无效，症状加重，面色灰暗，唇发绀，呼吸 30 次/分，吸气若不能容，呼气若不得还，必不时拊其胸背，有随时将脱之势，患者已三昼两夜未得稍寐。晚八时，烦躁不宁，反复颠倒，舌淡胖，有齿痕，苔秽滑腻，脉沉细数。脉证合参，属秽浊中阻，充斥三焦，气机阻滞，心阳欲绝。急当扶阳抑阴。仿用仲景桂枝甘草汤。

桂枝 10g，炙甘草 10g，煎水 100mL，顿服。

服药不到 10 分钟，其喘若失，酣然入睡。次日晚餐后，患者自搬木椅观看电视，神态自若，判然两人。

　　按语：本病例抢救用药之简（二味药），药价之廉（6 分钱），收效之速（不到 10 分钟），使病区医护人员、患者及其陪伴十分惊奇。为何病重药少，用药根本没有涉及尿毒症而收到如此显著疗效？我们认为当时患者的症结在于浊阴充斥，心阳式微，血失气帅，血行无力，即《素问·生气通天论》"阳不胜其阴，则五脏气争，九窍不通"，故采用急则治标，甚者独行的法则，扶阳抑阴，温通心阳为先，首选复心阳之祖方桂枝甘草汤。桂枝，辛温，入心助阳，炙甘草，甘温，和中益气，二者相配，辛甘合化，使心阳得复，血脉流畅，气有所载，其喘自平。

　　张锡纯曾治一妇"忽发喘逆，迫促异常，须臾又呼吸停顿，气息全无，约十余呼吸之倾，手足乱动，似有蓄极之势，而喘复如故。若是循环不已，势近垂危"，张氏分析病由，"逆气上干，填塞胸膈，排挤胸中大气，使之下陷，夫肺悬胸中，须臾无大气包举之，即须臾不能呼吸"，予"桂枝尖三钱，煎汤饮下，须臾气息调和如常"。张氏治上案实与本病例用桂枝甘草汤复心阳、气血之意相合，而平息喘逆之效又如此相似，看来并非偶然之巧合。除桂枝外，方中炙甘草具有补益中气作用，借补中阳来助胸阳，阳气宣畅输布则清阳升，浊阴降，症大减。由此体会到胸中大气为全身之主，实为生死第一关键，抢救垂危病人之要害。对于慢性肾炎、尿毒症心阳欲脱患者，选用桂枝甘草汤从心治喘，缓解险情，临床少见报道，这是学习收获之一。［路志正，周新民，郎江南. 扶阳抑阴法抢救尿毒症并发暴喘将脱二例报告. 新中医，1986（8）：40－41.］

　　（2）通阳宣痹法：通阳宣痹法主要适用于胸阳不振，阳气不通，心脉痹阻之证，即"阳微阴弦"所致的胸痹心痛病。栝蒌薤白白酒汤为本法代表方。该方出自《金匮要略·胸痹心痛短气病脉证治第九》第 3 条："胸痹之病，喘息咳唾，胸背痛，短气，寸口脉沉而迟，关上小紧数，栝蒌薤白白酒汤主之。栝蒌薤白白酒汤方：栝蒌实一枚（捣），薤白半斤，白酒七升。右三味，同煮，取二升，分温再服。"本方可通阳散结，豁痰宣痹，是治疗胸痹的基本方。仲景于该篇第 1 条云："阳微阴弦，即胸痹而痛，所以然者，责其极虚也。今阳虚知在上焦，所以胸痹心痛者，以其阴弦故也。""责其极虚"，虚指的是什么？是指胸中阳气的虚损。清·尤在泾对此注云："阳微，阳不足也。阴弦，阴太过也。阳主升，阴主闭，阳虚而阴干之，即胸痹而痛。……夫上焦为阳之位，而微脉为虚之甚，故曰责其极虚。以虚阳而受阴邪之击，故为心痛。"《类证治裁·胸痹》也指出："胸痹，胸中阳微不运，久则阴乘阳位，而为痹结也。……由胸中阳气不舒，浊阴得以上逆，而阻其升降。"方中以栝蒌直达胸中，理气宽胸，涤痰散结。《别录》谓其"主胸痹"。《本草思辨录》云："栝蒌实之长，在导痰浊下行，故结胸胸痹，非此不治。"薤白辛散温通，善散阴寒之凝滞，行胸阳之壅结，行气止痛。并佐以辛散温通之白酒，有行气活血、增强薤白行气通阳之功。栝蒌虽性寒，配伍温燥之薤白，制其寒凉之性，去性取用，共奏通阳散结、祛痰行气之功。使胸中阳气宣通，痰浊消而气机畅，则胸痹喘息诸症自除。同为栝蒌薤白剂的栝蒌薤白半夏汤主治心阳不振兼有痰浊阻滞所致的胸痹，其病位仍以心为主。而枳实薤白桂枝汤则为心脾同治，主治在胸痹基础上兼见的"心中痞，留气结在胸，胸满，胁下逆抢心"，实为病情进一步加重，病位进一步趋下。方中用栝蒌薤白剂以豁痰开结，枳实、厚朴消痞泄满，桂枝振奋心阳以平冲降气，全方既可理气化痰以治其标，又能温通心阳以顾其本。

名医验案

曹颖甫胸痹验案

胸痹，短气，寸微关紧，瓜蒌薤白汤主之。

全瓜蒌五钱，老薤白三钱，上高粱酒一杯。

（记）患此者多系缝工，良由俯屈太久，胸中阳气不达，曹师每用此方，恒有奇效。此录其一，余者方案并同，故不赘。[曹颖甫.曹颖甫医学全书.太原：山西科学技术出版社，2011.]

颜德馨胸痹验案

孙某，男，56岁。

患者数年来经常心前区隐痛，有阵发性心动过速及心房颤动史，西医诊断为冠心病，曾用中西药治疗，效果不佳。

初诊：胸骨后刺痛，时作时休，已用过硝酸甘油，心悸，胆固醇偏高，舌质淡紫，脉细涩结代。胸阳不振，气血瘀阻，不通则痛。治拟通阳宽胸，活血化瘀，瓜蒌薤白汤出入。

全瓜蒌 15g，薤白 9g，制香附 9g，广郁金 9g，丹参 9g，桃仁 9g，延胡索 9g，降香 3g，炙甘草 4.5g。

二诊：胸痛心悸已除，精神振作，舌胖有齿痕，脉细结代，原方加益气之品。上方加黄芪 15g，川桂枝 4.5g

患者坚持服药，随访 3 年，病情稳定。

按语：本例属冠心病缓解期，初诊即抓住"通"与"化"而用通阳化瘀之法，加香附、降香畅利气机，7剂后症势即定，后加黄芪益气，此乃抓住"心气虚"这一病本，标本同治，故能取得明显疗效。

颜老认为冠心病心绞痛缓解期的病机为本虚标实，本虚为心肾之阳虚，标实为气滞、血瘀、痰浊等，寒邪侵袭、情志失调、饮食不当、劳逸失度、年老体衰均为胸痹心痛形成之原因。因此，以"通"来防治冠心病心绞痛，强调"气血流通"，是颜师治疗胸痹缓解期的重要特色。通法的具体运用主要有二：一为通阳。临床所见，胸痹每每兼痰饮，痰浊壅阻，故通阳为常用之法，但与温阳不同。通阳者，通其不足之阳于上焦，温阳者，驱其厥逆之阴于下焦，功能与部位均不通。仲景通胸中之阳，以薤白、白酒、瓜蒌、半夏、桂枝、枳实、厚朴、干姜、白术、人参、甘草、茯苓、杏仁、橘皮等。选用对症，三四味即成一方，不但苦寒尽屏，即清凉也不入，益以阳通阳，阴药不得予也，颜师以此法治之，多有验者。二为化瘀。《内经》云："血凝而不流"，"脉涩则心痛"。故活血化瘀方法在冠心病心绞痛缓解期也是常用之法，疗效确切。但此法的运用必须与辨证论治紧密结合。颜师主张除用活血化瘀药物使症状缓解外，还须改善心肌功能，加用益气补阴之味，如自拟益心汤。他强调，心营两虚，瘀阻脉络，若纯用参、芪，可致气愈滞，血愈壅，纯用活血化瘀则气愈耗，血愈亏。针对"气虚血瘀"病机，以通为补，通补兼施，实为经验之谈。[魏铁力. 颜德馨教授辨治冠心病的独特经验. 实用中医内科杂志，1995，10（1）：1-3.]

（3）温经发汗法：温经发汗法主要适用阳虚阴寒内盛之证，麻黄附子细辛汤为本法代表方。本方出自《伤寒论》301条："少阴病，始得之，反发热，脉沉者，麻黄附子细辛汤主之。麻黄附子细辛汤方：麻黄二两（去节），细辛二两，附子一枚（炮，去皮，破八片）。上三味，以水一斗，先煮麻黄，减二升，去上沫，内药，煮取三升，去滓，温服一升，日三服。"本证当属少阴阳虚兼太阳表证，足少阴为肾，手少阴为心，也可以理解其基本病机为心肾阳虚，复感寒邪，表里同病。麻黄气辛味苦性温，有温通宣达之性，不特外散风寒，亦有散寒通滞、温振心阳之能。心阳充足则可使心火下温于肾，心肾相交，则内外阴寒凝结可破。该方中麻黄不局限于发汗解表，而主要是振奋、提升阳气。若治心阳虚之本，麻黄必须与人参、附子、干姜、细辛同用，才能更好地发挥其作用。附子味辛甘，性大热，温通十二经脉，上可温心阳通脉，中可温脾阳助健运，下可温肾阳益火。与麻黄合用，能助太阳之阳，鼓邪外出，而内交于少阴。两者相得益彰，共奏温阳气、散寒滞、通经脉之功。细辛味辛性温，芳香气浓，性善走窜，通彻表里，内之宣络脉而疏通百节，外之引孔窍而直透肌肤，可协附子鼓动肾中真阳之气，内祛阴凝，开通诸窍。二者合用，表里内外兼顾，温通宣散，在内则附子治之、细辛托之散之；在外则细辛疏之，附子鼓之助之，共奏宣上温下、散寒滞、通经脉之功。三药合用，宣上温下，气血畅达，补中有发，使经脉寒滞得以温通宣散，在里之阳气得以维护。麻黄附子细辛汤临床应用并不局限于太少两感证，亦不必拘泥于有无发热恶寒之表证，只要证属阳虚阴寒内盛，无论伤寒、杂病，通过适当的配伍治用本方，均有良效。因此凡是阳虚阴寒内盛所致，症见精神不振、不思饮食、倦怠乏力、畏寒肢冷、口淡不渴、舌淡胖、苔白润、脉沉细或迟或弱等阳气不足之证者，无论有无外感症状均可运用本方，可冀殊效。

名医验案

颜德馨胸痹验案

余某，女，51岁，工人。

1982年以来常感胸闷、胸痛，直迫咽喉，甚至昏厥，1985年明确诊断为肥厚性心肌病，经中西药物治疗，均无显效而来求治。

初诊：形体丰腴，面色苍白，始而心悸，胸膈痞闷不舒，继之心痛阵作，自觉阴冷之气上冲，神萎乏力，夜分少寐，脉沉细，舌紫苔白。心肌为痰瘀交困，心阳失斡旋之职，气血流行受阻，脉络不通，遂成心痹之疾，用麻黄附子细辛汤加味以补心肾之阳，拯衰救逆。

处方：炙麻黄6g，附片6g，细辛4.5g，赤白芍各9g，生山楂9g，失笑散9g（包），延胡索9g，煅龙牡各30g（先煎），桂枝4.5g，炙甘草4.5g，九香虫2.4g。每日1剂，水煎服。

二诊：1个月来所患已有转机，胸闷胸痛减轻，脉沉亦起，但舌体偶有强直，苔白腻。温阳解凝初见疗效，仍用前方，炙麻黄改为9g，加麦冬9g，石菖蒲9g。

服药2个月，症势已呈苟安之局，能主持家务，面色亦转红润，头晕、心悸、胸闷、胸痛均减，遇劳后感胸痞，前方去麻黄，加苍白术、黄芪继服，随访半年，病情稳定，已恢复工作。

按语：颜教授对心血管疾病的治疗十分重视阳气的重要性，对《素问·生气通天论》"阳气者，若天与日，失其所则折寿而不彰"和"气者返则生，不返则死"之说倍加赞赏，强调温运阳气是治疗心血管疾病的重要法则，尤其对于一些危重的心血管疾病，更不可忽视温补阳气。麻黄附子细辛汤原治少阴感寒证，麻黄解寒，附子补阳，细辛温经，三者组方，补散兼施，历代医家称其为温经散寒之神剂，故以此治疗虚寒型的心血管疾病，确有疗效。方中麻黄用量独重，始用6g，后加至9g，与附子并施，内外协调，振奋已衰之肾阳，得效后则去之，此亦中病即止之义。方中用九香虫也乃别出机杼，因其能助肝肾亏损，有画龙点睛之趣。［魏铁力．颜德馨教授治疗心血管疾病验案举隅．福建中医药．1995，26（5）：5－6.］

（4）温阳散寒法：温阳散寒法主要适用于心阳衰微，阴寒内结，心脉瘀阻的证候。此类病证与上述栝蒌薤白剂证相比，病情相对较重，阴寒更甚。故治法上当温阳祛寒，以乌头赤石脂丸为本法代表方。该方出自《金匮要略·胸痹心痛短气病脉证治第九》："心痛彻背，背痛彻心，赤石脂丸主之。蜀椒（一法二分）一两，乌头（炮）一分，附子（炮，一法一分）半两，干姜（一法一分）一两，赤石脂（一法二分）一两。上五味，末之，蜜丸如桐子大，先食服一丸，日三次。不知稍加服。"方中乌头、附子、干姜、蜀椒这一派大辛大热之品同用，意在峻逐阴寒之邪，共以"益火之源，以消阴翳"，阴霾得散，则心痛得止。乌头偏于疏散在经之风寒湿邪。附子长于温化在脏之寒湿。"附子治切痛耳，对于彻痛则微嫌其走也，乌头守力大于附子，制止彻痛者也，与附子各有专长"（《读过〈金匮卷十九〉》）。干姜坐镇中州，蜀椒益君火而逐阴邪。当此阴寒痼结之心背彻痛，桂枝、薤白不足当此重任。于一堆温热药中配以赤石脂一味，实乃重要配伍。一则此药色赤入心，《金匮要略心典》云："可以安心气。"二则取其收涩之性，收敛阳气，防止前方辛热之品温散太过，让温热药效聚于胸中，发挥振奋胸阳之力。三则可填塞胃肠，镇纳中气，使大剂量辛温药留恋胃中发挥药效。"方下曰先食而后服一丸，取其留守膈上可知"（《读过〈金匮卷十九〉》）。四则可防止毒性物质吸收。现代药理研究表明，此药可吸附消化道的毒物，保护胃肠黏膜。

傅元谋教授[1]认为辨其病位，仲景所谓"心"，其实应该是广义的心，它包括了心前区、胸骨后、胃脘上腹部以及背部。《丹溪心法》谓"心痛，即胃脘痛"。这说明中医对"心痛"病位的认识还包括了"胃脘痛"。所以，此方可治疗心血管系统与消化系统的疾病，除冠心病、心绞痛外，还包括胃炎、食道炎、胆囊炎等。本方虽然皆大辛大热、燥烈走窜之品，但只要谨守"阳虚寒凝"之病机，辨证精当，配伍适宜，灵活加减，则不论阴寒凝在经络、聚在脏腑、结于关节，都可大胆使用，逢棘手之证更能显其专长。

名医验案

萧琢如胸痹心痛验案

余之从兄念农，其室朱氏，时年三十岁，云患气痛已数年，医治益剧，时值冬月，怯风异于常人。询知胸及背胁牵痛，头重不举，手足酸软不温，面色黧黯，舌苔湿滑而厚，时时欲呕，脉沉迟而弦紧。予瓜蒌薤白半夏汤不应，进人参汤亦不应。乃用乌头赤石脂丸并入蜜做汤冷服，痛稍减，即嘱其相机递加分量，连服不断，以疾愈为度。后两月乌头、附子已增至每剂二两，服药时毫无痛苦，但停药三四日或五六日，疾又作，根未拔，故再请方。余为改用生乌头两个，计重二两，入前汤内，以清水七大碗，煎至四大碗，候冷，分七次或八次，渐次增加进服。奈朱氏贪求速效，又因曾服附子近二十斤，有益无害，心信坚，胆亦壮，遂取进三分之一，约至二句钟，不见变异，续进三分之一。忽面如火烘，手足顽痹，口中麻，知药力发作，强忍之不令人知，拥被而卧。约一句钟，身渐渐汗出。次日促诊，告以昨晚各情，并述今早诸病如失，后当不复作矣，请疏善后方。为疏理中汤加附子，并令以温补美膳调养而痊。

原按：念兄以症奇方奇，询余曰："阅历多矣，从未见此等方并大剂者，岂他医皆不知耶，抑知之而不敢用耶？"余曰："唐宋以来医家，多以模棱两可之方试病，又创古方不可今用之说，故《内经》之理，仲景之方，几成绝学，间有一二卓荦者，倡而无和，道陀不行，亦如孔孟身当周末，终于穷老以死也。"[张存悌，徐放，黄靖淳．中医火神派医案新选．沈阳：辽宁科学技术出版社，2010.]

（5）温阳利水法：温阳利水法主要适用于心阳虚衰、气不化饮而导致的水饮内停证候，心阳虚和水饮是其辨证要点。真武汤为本法代表方，其配伍特点是以温补心阳药配伍利水药。本方在《伤寒论》中凡两见，一是第82条："太阳病，发汗，汗出不解，其人仍发热，心下悸，头眩，身瞤动，振振欲擗地者，真武汤主之。"二是第316条："少阴病，二三日不已，至四五日，腹痛，小便不利，四肢沉重疼痛，自下利者，此为有水气，其人或咳，或小便利，或下利，或呕者，真武汤主之。"真武汤方：茯苓、白芍、生姜（切）各三两，白术二两，附子一枚（炮，去皮，破八片）。上五味，以水八升，煮取三升，去滓，温服七合，日三服。方中附子性味辛热，温补少阴心肾阳气，配伍茯苓、白术等，能化气行水。白术苦温，健脾燥湿，尤其是配伍附子，能加强温肾益脾、温化寒湿之功能。茯苓性平，淡渗利湿，上可渗脾胃之湿，下可伐肝肾之邪，以行其水，为治水要药，又可健脾宁心。配伍白术，健脾与祛湿二功皆强。生姜辛温，温肺散水，并助附子温阳祛寒，又伍茯苓、白术以温散水湿。芍药酸柔入肝，肝木柔缓，则疏泄不乱，故有利小便、解肉润、止疼痛、护真阴之功。

本方临床运用广泛，只要抓住阳虚水泛的病理表现，如恶寒肢冷、水肿、小便不利、心悸怔忡、舌淡苔白腻、脉沉等，均可选用。此外，同属温阳利水法的木防己汤以木防己与人参、桂枝相配，具有寒热并用、攻补兼施的治法特点，主治"膈间支饮"。

名医验案

郭子光水肿心悸验案

黄某，男，62岁，和尚。1994年1月9日初诊。

病史：患者患有先天性心脏病，心房间隔缺损，未做手术治疗，继后又出现完全性右束支传导阻滞、频发室性早搏，因心功能不全发生浮肿，多次住院治疗。

现症：全身浮肿，下肢肿甚而厥冷，按之如泥，心悸、气短殊甚，不能行走，甚至无力完成洗脸、穿鞋等劳作，胸闷胀作痛,咳嗽痰少,头晕,自汗出,不欲食,腹中痞满,小便少。察其面色苍暗,精神萎靡,唇甲青紫,语音低而断续,舌质紫暗,苔薄白腻,脉呈屋漏之象。

辨证:阳衰阴盛,寒凝血瘀,气虚欲脱,病险。治以温阳益气为主,兼利水活血。方用真武汤、生脉散加味。

制附片20g,茯苓20g,白术20g,白芍15g,生姜20g,红参15g,五味子12g,麦冬20g,黄芪60g,桂枝15g,丹参20g。服4剂,嘱低盐饮食。

1月14日复诊:浮肿尽消,只足踝部尚有轻度浮肿,能下床在室内行走,小便量增加,诸症缓解,舌质紫,苔薄白润,脉缓细沉而结代,参伍不调,未见屋漏之象。是气阳回复、阴寒消退之征,上方减黄芪为40g,茯苓、白术为15g,继续与服。

治疗观察2月余,浮肿两次反复,加重黄芪60~80g,茯苓、白术各20g,则尿量增多,浮肿又消退。唯脉象结代而参伍不调,始终如故,表明病根未除。

按语:虾游脉与屋漏脉,皆因心力衰竭时心排血量严重不足,几乎未能激起外周血管搏动所致。从中医宏观辨证观察,虽然两者都是气阳虚极,瘀血浊水阻滞所致,但虾游脉多有阴盛格阳,虚阳外越的表现,而屋漏脉则是阴寒凝结比较突出。在治疗上,两者都以大力温阳益气为主,不过前者注意"通阳"以除格拒,后者注意"散寒"以解凝结,略有不同而已。
[郭子光.心律失常的凭脉辨治.成都中医药大学学报,1996,19(1):8-13.]

(6)回阳救逆法:回阳救逆法主要适用于心阳大衰或心

阳暴脱的危候，其辨证要点在于心阳虚兼见亡阳证。四逆汤为本法代表方。四逆汤出自《伤寒论》，在六经证候群及霍乱证治中，唯少阳病未用本方。综观各条文，四逆汤证病机为阳虚内寒。方中附子可温壮诸脏腑经脉之阳气，为"回阳救逆第一品药"。清代医家张锡纯论附子："味辛，性大热，为补助元阳之主药，其力能升能降，能内达能外散，凡凝寒痼冷之结于脏腑、着于筋骨、痹于经络血脉者，皆能开之通之。而温通之中，又大具收敛之力，故治汗多亡阳（汗多有亡阳亡阴之殊，亡阳者身凉，亡阴者身热，临证时当审辨。凉亡阳者，宜附子与萸肉、人参并用；热亡阴者，宜生地与萸肉、人参并用），肠冷泄泻，下焦阳虚阴走，精寒自遗，论者谓善补命门相火，而服之能使心脉跳动加速，是于君相二火皆能大有补益也。"干姜温中散寒，与附子相配，一走一守，气味雄厚，扶肾阳而破阴，相须为用，后世有附子无干姜不热之说。炙甘草性温味甘而补，正合辛甘化阳之经旨，补脾胃而调诸药，且可缓姜、附燥烈辛散之性，使其破阴复阳而无暴散之虞。

四逆汤类的方剂，指的是《伤寒论》中以四逆汤为代表的加减诸方。仲景用附子回阳救逆，则必用生者与干姜相配，以此为共同点的有以下七方，属于四逆汤类方：干姜附子汤、茯苓四逆汤、通脉四逆汤、四逆加人参汤、白通汤、通脉四逆加猪胆汁汤、白通加猪胆汁汤。针对症状的不同特点，每首方剂又有所侧重。干姜附子汤仅用生附子和干姜，且采用顿服法，主治在太阳病外感早期阶段出现心肾阳虚所致的烦躁症状。茯苓四逆汤主治"伤寒汗下之后，病证不解而烦躁者"，其以四逆汤破阴寒、回心阳，加人参大补元气、益气生津。魏荔彤云："予温中之中，佐以补虚生津之品，凡病后亡血津枯者，皆可用也。"方中人参、附子合用，具有迅速温通心阳、回阳固脱之效。现多用于治疗心力衰竭、心源性休克等危重症。通脉四逆汤适用于四逆汤证的重证，治疗心脾肾阳气大虚，甚或暴脱之真寒假热证。而白通汤则用葱白、生附子、干姜三味，用于治疗心脾肾三脏同病而导致的下利脉微。四逆加人参汤用于霍乱下利所致的阳亡液脱之证，因此生附子与干姜、人参同用，意在回阳救逆生津。另两方为通脉四逆加猪胆汁汤、白通加猪胆汁汤，其意与通脉四逆汤和白通汤类似，主要针对因服温阳药发生格拒者，加猪胆汁意在反佐引阳入阴。虽然这些药物同用于回阳救逆，但药量、药味的变化却因病情轻重不同而呈现一定的规律性：随着病情加重，弃用甘缓之甘草，附子、干姜用量增多，并且加用人参、猪胆汁。

名医验案

吴佩衡胸痹心痛验案

杨某，年五十余，某年 2 月患胸痹心痛证，曾服桂附理中汤，重用党参、白术，并加当归，服后病未见减。每于发作之时，心胸撮痛，有如气结在胸，甚则痛彻肩背，水米不进。痛急则面唇发青，冷汗淋漓，脉息迟弱，昏绝欲毙，危在旦夕。此乃土虚无以制水，阳衰不能镇阴，致下焦肝肾阴邪夹寒水上凌心肺之阳而成是状。然寒水已犯中宫，骤以参、术、当归之峻补，有如高筑堤堰堵截水道，水邪无由所出之路，岸高浪急，阴气上游，势必凌心作痛。斯时不宜壅补过早，法当振奋心阳，使心气旺盛，则阴寒水邪自散矣。方用四逆汤合瓜蒌薤白汤加桂。

天雄片 100g，干姜 30g，薤白 10g，瓜蒌实 10g，公丁香 10g，上肉桂 10g（研末，泡水对入），甘草 5g。

一剂痛减其半，二剂加茯苓 30g 以化气行水，则痛减七八分，三剂后胸痛若失。［吴佩衡．吴佩衡医案．北京：人民军医出版社，2009．］

现代临床中以四逆汤治疗心力衰竭的报道较多，疗效显著。四逆汤为治疗少阴病之主方。《伤寒论》少阴病为伤寒六经病变发展过程中的危重阶段，其虽有寒化和热化之分，但以寒化证为少阴病本证，故少阴病脉证总纲为"脉微细，但欲寐"。少阴病可出现脉搏变弱变细、精神萎靡等临床表现。从脉证分析，其病机主要是心肾阳虚，阴寒内盛。少阴肾经之经气与手少阴心经之经气一气贯通。中医学认为，心属火，为阳中之阳脏；肾为水火之宅，内藏真阴真阳。心火下交于肾，使肾水不寒；肾水上济于心，使心火不亢。肾中真阳上升可温养心火，心火下降制约肾水泛滥而助真阳。心肾阳虚，水火逆乱，可出现喘咳、胸闷、心悸、奔豚、小便不利、水肿、腹痛吐利、肢体沉重疼痛等心衰的临床表现，重者见四肢厥冷、冷汗淋漓。熊曼琪教授等[2]从病变机理、症状特征、临床疗效和现代实验研究等四个方面把少阴病与心衰作相关性比较，认为有足够的证据证明两者具有明显的相关性，心衰的某些阶段是可以运用少阴病篇中的某些理法方药进行辨证论治的。

李可老中医继承发扬了古圣先贤四逆汤类方救治心衰的成功经验，并师法近代中西医结合的先驱者张锡纯先生救治各类心衰、休克的学术经验，创制了破格救心汤：附子 30～100～200g，干姜 60g，炙甘草 60g，高丽参 10～30g（另煎浓汁对

服），山萸净肉 60～120g，生龙牡粉、活磁石粉各 30g，麝香
0.5g（分次冲服）。煎服方法：病势缓者，加冷水 2000mL，文
火煮取 1000mL，分 5 次服，2 小时 1 次，日夜连服 1～2 剂，
病势危急者，开水武火急煎，随煎随喂，或鼻饲给药，24 小
时内，不分昼夜频频喂服 1～3 剂。李老认为："本方可挽垂绝
之阳，救暴脱之阴。凡内、外、妇、儿各科危重急症，或大吐
大泻，或吐衄便血，妇女血崩，或外感寒温，大汗不止，或久
病气血耗伤殆尽……导致阴竭阳亡，元气暴脱，心衰休克，生
命垂危（一切心源性、中毒性、失血性休克及急症导致循环
衰竭），症见冷汗淋漓，四肢冰冷，面色白或萎黄、灰败，
唇、舌、指甲青紫，口鼻气冷，喘息抬肩，口开目闭，二便失
禁，神识昏迷，气息奄奄，脉象沉微迟弱，一分钟 50 次以下，
或散乱如丝，雀啄屋漏，或脉如潮涌壶沸，数急无伦，一分钟
120～240 次以上，以及古代医籍所载心、肝、脾、肺、肾五
脏绝症和七怪脉绝脉等必死之症，现代医学放弃抢救的垂死病
人，凡心跳未停，一息尚存者，急投本方，1 小时起死回生，
3 小时脱离险境，一昼夜转危为安。"[3]

名医验案

李可风心病心衰垂危验案

灵石县土产公司吴某，55 岁。患风湿性心脏病 12 年，顽
固性心衰 5 年，心功能Ⅰ级。近 5 年大部分时间在医院度过。
1977 年 6 月 23 日，患者在城关医院住院治疗月余，病情加
重，急性心衰，心率 212 次/分，已发病危通知书，家属要求
中医会诊。

9 时 30 分，诊见患者目暗无神，面如死灰，头汗如油，

神识昏糊，喘不能言，气息奄奄，小便自遗，唇、舌、指甲青紫，口鼻气冷，全身冰冷，仅胸部微温，腹胀如鼓，下肢烂肿如泥，吸氧，测不到血压，寸口部脉如游丝。五脏绝症已见其三，元阳垂绝，危在顷刻。所幸下三部太溪根脉微弱可辨，是为一线生机。遂投大剂破格救心汤，重用附子 200g，加沉香粉 3g（冲），油桂 3g（冲），云苓、泽泻各 30g，以纳气归肾，利水消肿。武火急煎，边煎边灌。10 时许开始服药，一刻钟后阳回厥退，汗敛喘定。11 时 30 分，知饥索食，心率 100 次/分，脱险。嘱原方再取 3 剂，3 小时 1 次，昼夜连服。下午 4 时，水肿消退，心率 82 次/分，已能挂杖出游。计前后 31 小时，服附子 0.75kg、山萸肉 0.5kg 弱，古今目为必死之症，竟获治愈。［李可．李可老中医急危重症疑难病经验专辑医案．太原：山西科学技术出版社，2002.］

二、心阴虚

心阴包括心之津液、营血、阴精，心血亦属于心阴的一部分。心主血脉、主神志的功能必须依赖心阴的滋养和心血的充盈。心阴虚证是心系病证中较常见的证型之一。

1. 病因

心阴虚成因主要包括：第一，思虑劳神过度，情志内伤，暗耗心阴，即"凡事不能用心，一思更甚，此由思索过劳心血虚损而然"（《罗氏会约医镜·论怔忡》）所论。第二，素体阴虚，或久病体衰，机体失养，或热病伤阴，阴液外泄，或失治误治，过食热性药物，耗伤阴津，致心阴亏虚。第三，年老体衰，《素问·阴阳应象大论》曰："年四十而阴气自半也，起居衰矣。"提示人到中年以后，人体阴气开始匮乏，脏腑功能衰惫，心阴亏虚。第四，肝肾亏虚，日久伤及心阴。心阴耗伤，心失所养，而致"不荣则痛"；同时阴津不足又可导致气虚，故《灵枢·本神》曰"阴虚则无气"；阴阳互根，阴虚日久伤及阳气，又可导致阳虚；阴虚日久，阴不制阳，阳气亢盛，虚火内生，炼液成痰，痰饮停聚心脉，而成胸痹；痰浊内生，阻遏脉道，血液不行，而成血瘀，瘀血闭阻，胸痹而痛；痰浊、瘀血，又可阻滞气机，导致气滞；气滞又可促进瘀血、痰浊的生成，三者相兼为患，使虚者更虚，因虚致实，加重病情。

2. 临床表现及机理分析

本证以心烦、心悸、失眠与阴虚、虚热内扰症状共见为主要临床表现。主要症状机理如下：

（1）阴液不足，心失所养：心阴亏少，心失所养，心动失常，故见心悸。正如张景岳在《景岳全书·怔忡惊恐》中指出："怔忡之病，心胸筑筑振动，惶惶惕惕，无时得宁是也……此证唯阴虚劳损之人乃有之。"

（2）虚热内生，扰乱心神：心阴不足，"阴虚则内热"（《素问·疟论》），扰乱心神，故可见手足心热、心烦、失眠、惊悸等症，并表现出舌红、少苔、脉数之象。李用粹在《证治汇补·惊悸怔忡》中称："有阴气内虚，虚火妄动，心悸体瘦，五心烦热，面赤唇燥，左脉微弱，或虚大无力者是也。"

（3）阴液亏少，血脉不充："心者，其充在血脉"（《素问·六节藏象论》），心血不足，血脉不充，故临床可见脉细。

（4）虚热内生，蒸津外泄："汗者心之液"（《医宗金鉴》）。阴气不足，无以制阳，阳气亢盛，虚热内生，蒸津外泄，故临床可见盗汗，手足心汗出。

（5）阴虚既成，诸邪共犯：阴虚日久，伤及肾阴，故可见心烦、腰酸等症。阴虚又可导致痰浊、瘀血、气虚、气滞，诸邪又可相互作用，共袭心脉，形成诸多变证。

3. 治疗

心阴亏损，法当补益心阴，血中津液得以补充，阴虚征象才能逐步消失。心阴源于肾阴，肾水充盛，才能水火既济，通过补肾滋阴，可以治疗营阴不足，所以此法常用药物为生地黄、玄参、麦冬、阿胶之属，方如加减复脉汤、天王补心丹等。心阴不足，多呈阳亢征象，即阴虚火旺，如果阴虚阳亢征象显著，单纯补养心阴不能取效，常配适量清热药，使阴不虚，阳不亢，如黄连阿胶汤。

名医验案

邓铁涛心悸验案

雷某，女，40 岁。1997 年 7 月 1 日入院。

心慌心跳，胸前区郁闷半月，5 月 1 日因受凉感冒，头痛鼻塞，自服康泰克等，上述症状消失，但仍有咽部不适。至半个月前因过度劳累后始出现心慌心跳，胸前区郁闷不适。EKG 示"偶发室性早搏"，服用心血康、肌苷等，症状未见缓解。自述胸闷，心慌心跳，时作时止，疲倦乏力，眠差，纳一般，二便调。体格检查：心界不大，心率 66 次/分，律欠齐，可闻及早搏 2～3 次/分，未闻及病理性杂音。超声诊断示心肌炎改变。静态心肌显像示心肌前壁病变。

邓老查房，四诊合参，其临床特点为：患者中年妇女，奔波劳累，神清，面色晦滞，准头欠光泽，疲倦乏力，心悸胸闷，时作时止，纳食一般，眠差，口干，二便调，舌淡黯，边有齿印，苔少，脉结代。中医诊断：心悸（气阴两虚，痰瘀内阻）。西医诊断：心肌炎，心律失常，频发室性早搏。

治疗第一阶段：扶正祛邪，治以补益气阴、养心安神为主，佐以祛瘀通脉。方以炙甘草汤加减，配合中成药宁心宝、生脉饮、滋心阴口服液、灯盏花素片（按制剂说明剂量用药）治疗。

炙甘草30g，生地黄20g，麦冬15g，阿胶9g（烊），桂枝12g，党参30g，火麻仁20g（打），大枣6枚，生姜9g。水煎服，每日1剂，共服5天。

1997年7月5日第二阶段：经上述治疗，精神好转，偶有心慌胸闷，纳眠可，无口干，二便调，舌淡黯，边有齿印，苔薄白，脉涩。查体：心率81次/分，律欠齐，可闻早搏1～2次/分。EKG示大致正常。气阴已复，痰瘀渐显，治法以益气养阴、豁痰祛瘀通脉为法，原方去生姜，加法半夏、茯苓、丹参、桃仁，加强豁痰祛瘀通脉之力。

炙甘草30g，生地黄20g，麦冬15g，阿胶9g（烊），桂枝12g，党参30g，火麻仁20g（打），大枣6枚，法半夏12g，茯苓30g，丹参20g，桃仁12g。水煎服，每日1剂，共服4天。

1997年7月9日第三阶段：精神好，心慌胸闷偶作，纳眠尚可，二便调，舌淡黯，苔稍腻，脉细涩。心率78次/分，律欠齐，可闻及早搏1～2次/分。上药养阴太过，痰瘀更明显，当改予益气健脾、涤痰祛瘀通脉为主。

竹茹10g，枳壳、橘红各6g，茯苓15g，法半夏10g，太子参 30g，白术 15g，田七末 3g（冲），火麻仁 24g（打），炙甘草 10g，五爪龙 30g，丹参 20g。水煎服。

患者守方服 20 天，诸症消失，纳眠可，二便调，舌淡红苔薄，脉细，心率 80 次/分，律齐，24 小时动态心电图示窦性心律，偶发室性早搏，出院。

按语：心肌炎、心律失常、室性早搏表现为心慌心跳，难以自止，伴胸闷，当属中医学之"心悸"范围。"伤寒，脉结代，心动悸，炙甘草汤主之"（《伤寒论》）。在《伤寒论》中，炙甘草汤用以治气血不足、心阴阳虚之脉结代、心动悸，与本例辨证相符，故加以援用。方中炙甘草甘温，补脾益气，通经脉，利血气，为主药，配人参、大枣补益中气，化生气血，并配桂枝、生姜辛甘通阳复脉。又配阿胶、生地黄、麦冬、麻仁以滋阴养血，使得阴阳得平，脉复而悸自止。但服药病未能痊愈，邓老认为，乃因其除气阴虚外，兼痰瘀之实邪，且滋阴助痰有助邪之嫌，故阴复后，则将治法改为益气涤痰祛瘀为主。邓老认为，广东省地处岭南，气候潮湿，极易聚湿生痰，加之当今社会工作、生活习惯改变，社会竞争激烈，生活压力升高，日夜生活规律被打破，且多恣食膏粱厚味，劳逸不当，忧思多虑，事不从心，使气阴虚耗，或早衰，脏气亏虚，痰浊内蕴，闭塞脉络，气滞血瘀。故痰为瘀之初，瘀为痰之果，痰瘀交结，使病情缠绵。因此，痰是心疾之病理基础，而脾是生痰之源，是心疾的关键环节。若脾胃健运，湿不聚，痰难成，瘀不生，气血生化源源不绝，心脉充盈，气血流畅，心神自安。故邓老治心疾重在益气健脾除痰，痰去瘀除。用温胆汤加减，意在益气健脾，涤痰祛瘀，使邪去，胸中清阳得以正位，心神得养而神自安，从而获得良好疗效。但仍保留有炙甘草汤之意（太子参、火麻仁、炙甘草），以助脉复，且防再伤阴。［周文斌，尹克春，蒋丽媛．邓铁涛调脾护心法治疗心悸的经验．辽宁中医杂志，2005，32（8）：758－760．］

王孟英心悸验案

陆竹琴妻陡患心悸，肢冷如冰。孟英察其脉浮弦而数，视其舌尖赤无苔，乃阴虚阳越，煎厥根萌。予元参、二至、三甲、龙齿、石英、生地、牛膝、茯神、莲子心而愈。［悸分寒热。水凌心下为寒，肝阳勃升为热。脉浮弦数，舌尖浮赤，悸为煎厥根萌。煎厥者，阴虚阳越，热似煎熬而四肢冷厥也。煅牡蛎（杵）六两，血龟板（杵）四两，血鳖甲（杵）二两，煅龙齿（杵）一两，紫石英四钱（五味先炭煨六旬钟，取汤煎药），元参片一两，女贞子（杵）五钱，旱莲草四钱，酒炒牛膝七分，云茯神三钱，莲子心一钱。］［王士雄撰，石念祖译注．王孟英医案译注．北京：学苑出版社，2009．］

王立忠郁证验案

患者，男，22 岁，学生，三门峡市人。2013 年 5 月 12 日就诊。

主诉：情绪低落、焦虑、失眠 1 年。

现病史：患者 1 年前失恋后出现情绪低落，心烦，胆怯，焦虑，反复想一件事，失眠多梦，曾多方诊治，在精神病院诊断为"双向情感障碍"，口服丙戊酸钠治疗，症状改善不明显。舌质红，苔薄白，脉细数。

诊断：郁证。

辨证：阴虚内热，心神惑乱。

治法：滋阴清热，养心安神。

方药：甘麦大枣汤合百合地黄汤加减。

甘草 15g，生地黄 12g，大枣 8 枚，陈小麦 30g，酸枣仁 30g，茯神 20g，百合 30g，桑椹 30g，黑芝麻 20g，竹茹 10g，合欢皮 30g，生白芍 12g，杞果 12g，夜交藤 30g。10 剂，水煎服，每日 1 剂，分 2 次温服。

二诊：服上方 10 剂，失眠症状好转，仍心烦，多梦少寐，余症好转，舌脉同前。守上方加莲子心 3g，灯心 6g，磁石 30g，以清心、镇惊、安神。10 剂，水煎服。

随访诸症消失。

按语：患者因失恋情志不舒，日久郁结化火，消灼阴液，心神失养，而发本病。方中陈小麦、酸枣仁、夜交藤、茯神、合欢皮养心益肝，除烦安神；百合、地黄养阴清心，宁心安神；竹茹清热除烦；桑椹、黑芝麻、杞果滋补肝肾；甘草、大枣益气和中，甘润缓急。复诊加莲子心、灯心、磁石，以增清心、镇惊、安神之功。诸药合用，阴液得滋，心清神安。［赵润杨. 全国老中医药专家王立忠教授郁证辨治的经验总结. 时珍国医国药，2015，26（5）：1230 – 1231.］

三、心气虚

心气虚证在临床上广泛存在。《素问·平人气象论》云："心藏血脉之气。"心主血脉，心脏的正常搏动依赖于心气的充沛，心气是推动血液运行的基本动力。宗气形成于肺，聚于胸中，贯心脉而行气血。宗气贯注入心脉之中，帮助心脏推动血液循行，具有推动心脏的搏动、调节心率和心律等功能。故补宗气即是补心气。

《素问·平人气象论》指出："胃之大络，名曰虚里，贯膈络肺，出于左乳下，其动应衣，脉宗气也。"《医门法律》说："上气之虚，由胸中宗气之虚，故其动应衣者，无常耳，乃持知无常之脉，指左乳下动脉而言，有常则宗气不虚，无常则宗气大虚，而上焦之气恹恹不足也。"这种虚里部位的异常搏动，也就是心脏节律与速率的异常，西医称之为早搏，中医谓之结、代脉，临床症状常表现为心悸，大多与宗气无常相关。《灵枢·刺节真邪》谓："宗气不下，则脉中之血凝而留止。"宗气不能贯通心脉，形成脉络不通病变，是发生胸痹、心痛等疾病的病理基础。

1. 病因

心气虚成因主要有：其一，年龄因素：《素问·天年》云："六十岁，心气始衰。"提示人到中老年，心气开始衰退，这与现代研究"50～70岁中老年胸痹患者中发病率最高为心气虚弱型"相一致。其二，体质因素：禀赋不足，后天失养，久病体虚等，常可致心气虚。其三，情志因素："七情六欲相感而心气虚"（《寿世保元·惊悸》），因心主神志，七情内伤，必先扰动心神，引发心气虚弱，久则血不运畅，痹阻心脉，发为胸痹。其四，不内外因：或饮食不节，或劳逸过度，或为金石所伤等。《景岳全书》云："然必以积劳积损……乃有此病（胸痹）。"在临床上，单纯心气虚证的患者并不多见，而兼夹他脏气虚及痰、水、热、瘀者居多。

2. 临床表现及机理分析

心气虚主要表现为心悸怔忡，气短乏力，活动后尤甚，兼见胸闷不适、神疲自汗、面色白、舌淡苔薄、脉细弱无力等。主要症状机理如下：

（1）鼓动乏力，心中空虚："气虚者，由阳气内虚，心下空虚，正气内动而悸也"（《伤寒明理论·悸》），胸中宗气运转无力，气机不畅，心气衰微，无力运血，心脏失养，故出现心悸怔忡、气短乏力等临床表现。"劳则气耗"（《素问·举痛论》），故可见活动劳累后诸症加剧。

（2）影响血脉运行："气止则血滞"（《寿世保元》），气虚血运乏力，络脉不充，脉道充盈不足，故可见面色白、舌淡、脉细弱无力等症。

（3）易致阳虚：气虚为阳虚之初，阳虚为气虚之渐，气虚清阳不升，四肢肌肉失养，心液失敛，故可见胸闷不适、神疲自汗。

（4）气虚已成，最易致诸邪共犯：心为五脏六腑之大主，病亦常累及他脏，变生出心肺气虚、心脾两虚、心肾阳虚等证。"心为一身生气所系"（《景岳全书·论虚损病源》），伤则涉及寒、痰、气、瘀等，诸邪乘虚侵犯，故可见寒凝心脉、气虚痰浊、气虚气滞、气虚血瘀等诸多变证。

3. 治疗

宗气由肺吸入的清气与脾胃化生的水谷精气结合而成。黄芪善补脾肺之气，脾肺之气足，气血生化有源，肺主呼吸的功能正常，宗气自然充足。黄芪为"补气诸药之最"（《本草求真》），在《神农本草经》中被列为上品，其又名黄耆，《本草纲目》云："耆，长也。黄耆色黄，为补药之长，故名。"笔者曾师从首届国医大师郭子光教授，获益良多，并将其经验传承，应用于临床，收效卓著。郭子光教授创制了许多验方，在治疗心脏疾病方面喜用黄芪。如治疗冠心病心绞痛用芪葛基本方：黄芪30~50g，葛根20~30g，制何首乌20~30g，川芎15~20g，丹参20~30g，视证加味；治疗早搏，不论房性、室性早搏，均以抗早搏方为基本方：黄芪40~50g，太子参（或红参）30g，五味子10g，麦冬20g，生地黄20g，丹参20g，葛根30g，延胡索20g，苦参15~30g，酸枣仁15g，炙甘草15~30g；病窦综合征用麻黄附子细辛汤、桂枝甘草汤合生脉散加黄芪、丹参、当归；心动过缓用黄芪、丹参、制附片、麻黄、细辛、桂枝、羌活、淫羊藿、红参、麦冬、玉竹、炙甘草。

名医验案

何念善胸痹验案

王某，男，76岁。初诊时间：2018年6月28日。

主诉：反复胸闷胸痛十余年，加重1周。

现病史：患冠心病心绞痛十余年，常服复方丹参片、阿司匹林及阿托伐他汀治疗。现患者时有心前区闷痛，劳累后明显，终止活动疼痛可减轻，乏力气短，爬楼梯须歇息，眠可，纳欠佳，二便正常。面色无华，言语低沉，舌质暗红，有瘀点，苔薄微黄，脉沉弱。既往慢支病史，时有咳嗽咳痰。

西医诊断：冠心病。

中医辨证：胸痹（气虚血瘀）。

治法：益气通脉，逐瘀化痰。

处方：芪葛基本方加味。

黄芪50g，川芎15g，葛根30g，丹参20g，制首乌20g，白芍30g，桔梗12g，地龙10g，当归15g，水蛭6g，炙甘草

12g，款冬花 15g，五味子 12g，三棱 10g，莪术 10g，延胡索 20g。7 剂，每日 1 剂，水煎口服。

二诊：胸闷痛及其他症状有所好转，上方去延胡索、桔梗、五味子，加桂枝 15g，鸡内金 15g，枇杷叶 12g，山楂 12g。7 剂，每日 1 剂，水煎口服。

三诊：胸闷痛明显减轻，患者心绞痛发作减少，心累气短好转，前方继续口服 7 剂，巩固疗效。

按语：该案治疗始终抓住患者气虚血瘀这一核心病机，采取益气通脉、化痰逐瘀的治疗思路，采用郭子光教授自拟的芪葛基本方。方中黄芪为君，量大，以益气行血，"逐五脏恶血"；"血为气之母"，故用制何首乌以养血，使气生有源；丹参、川芎活血化瘀，与黄芪益气相伍，则行血活血之力更彰；葛根辛甘和散，升散灵动，以解心脉阴血之凝聚，达到活血化瘀之目的。五药合用，共奏益气补虚、活血化瘀之功。患者瘀滞太盛，加入地龙、水蛭、三棱、莪术破血行血，并以当归、白芍养血活血，酌加款冬花、五味子、桔梗止咳化痰。

古方生脉散，沿用至今，经久不衰。生脉散出自《医学启源》，由人参、麦冬、五味子组成，是益气养阴的基本方及代表方。清代汪昂在《医方集解》书中言此方："人参甘温，大补肺气，为君；麦冬止汗，润肺滋水，清心泻热，为臣；五味酸温，敛肺生津，收耗散之气，为佐。盖心主脉，肺朝百脉，补肺清心，则气充而脉复，故曰生脉也。"现代药理研究证实，生脉散具有保护心肌细胞、改善心肌缺血、增强心肌收缩力、双向调节心率和血压及增强免疫力、抗炎、抗癌、镇静、镇痛等功效。以生脉散为底方，配伍方药，广泛用于心系、肺系疾病治疗中且疗效显著。

名医验案

袁今奇心悸（病毒性心肌炎、多源性频发室性早搏）验案

患者李某，女，25 岁，新疆生产建设兵团第八师 151 团砖瓦厂职工。病历号：216139。

患者以间歇性心悸伴双下肢浮肿 4 年，加重 3 个月，于 1982 年 4 月 23 日入院。起病于 1978 年 8 月，因劳累受凉，先高热寒战，随即心慌气短，经用抗生素及对症处理后病情好转，但不久出现乳糜尿及双下肢明显浮肿，基层医院曾按"先心病""心肌炎""乳糜尿病因待查"治疗，多次反复住院医治，其效不显。今年 1 月以来，心悸气短明显加重，夜间常因憋气不能入寐，头晕发作严重时可晕倒，停用利尿剂则下肢浮肿明显。入院后先在心内科检查，诊断为病毒性心肌炎、心功能不全Ⅲ级、血丝虫病乳糜尿，按一级护理报病危。先后用苯妥英钠、心得安、利多卡因、异搏定、双氢克尿噻、氯化钾、能量合剂、强的松、海群生、速尿等治疗 50 余天，诸症有所好转，但早搏仍然频发。

1982 年 6 月 15 日转中医科观察治疗。心悸怔忡，气短乏力，面浮肢肿，午后两颧微红，口唇发绀，咽部稍充血。两肺呼吸音清晰，心界向左下方扩大，心率 110 次/分，闻及连续性二联律，肺动脉瓣听诊区闻及Ⅲ级收缩期吹风样杂音，P2 分裂。肝脾未及，双肾区叩击痛阳性。心电图检查示 IOAV - B、IRBBB、频发室性多源性早搏呈二联律。心电向量检查示心肌受累。尿检：尿蛋白（＋＋＋＋），乳糜试验阳性。舌质

淡黯，边有瘀斑，苔薄微腻少津，脉象细数结代。

西医诊断：病毒性心肌炎、多源性频发室性早搏。

中医诊断：心悸。

辨证：气阴两虚，心血瘀滞。

治法：益气养阴，化瘀调脉。

方剂：三参稳律汤加味。

处方：太子参 30g，麦冬 12g，五味子 10g，苦参 15g，紫丹参 30g，当归 15g，炒枣仁 30g，茯苓 15g，绵茵陈 15g，川连 9g，生地黄 15g，薤白 10g，生黄芪 30g，萆薢 30g，汉防己 12g，琥珀 6g（冲）。每日 1 剂，水煎服，早、中、晚各 1 次。

本方连续服用一个疗程（30 剂），药后无不良反应，未用任何抗心律失常西药，间用小剂量利尿剂（双氢克尿噻、安体舒通），诸症逐渐缓解，早搏明显减少，乳糜试验弱阳性，尿蛋白（＋）。

1982 年 7 月 16 日查房。因病情稳定，仍守益气养阴、化瘀调脉法为治，兼以清热利湿，分清化浊。

处方：西洋参 15g，麦冬 10g，五味子 10g，苦参 10g，紫丹参 15g，当归 15g，炒枣仁 15g，茯苓 15g，川黄连 6g，萆薢 30g，石菖蒲 10g，薤白 10g，生黄芪 30g，乌药 10g，益智仁 10g，琥珀 6g（冲）。每日 1 剂，水煎服，早、中、晚各 1 次。

1982 年 8 月 16 日查房。患者服上方一个疗程（30 剂），临床症状几近消除，近期多次心电图检查未发现早搏。今日再次复查心电图示：窦性心律，IOAV－B，未见早搏。尿检乳糜尿、蛋白尿亦告消失。早搏疗效评价为显效。

按语：病毒性心肌炎是因感染病毒后心肌受损所致，临床可见心悸不适及各种类型之心律失常,本病约占心肌炎疾病的半数以上。本病发病早期应用抗病毒和保护心肌功能治疗,其他无特异性治疗方法,主要是卧床休息及补充营养等。本病常引起各种类型的心律失常,尤其是多源性频发室性早搏,治疗效果多不尽如人意。

本例可属中医学"心悸"范畴,应用自拟验方三参稳律汤化裁,治疗2个月竟收临床显著疗效。三参稳律汤由人参(宜酌情选用红参、太子参、西洋参、生晒参或党参)、麦冬、五味子、丹参、苦参、当归、茯苓、薤白、酸枣仁、琥珀组成,诸药合用,共奏益气养阴、宁心安神、化瘀调脉之效。本方经长期观察,对各种病因所致早搏总有效率为82.7%。动物实验结果表明,本方能明显延长氯化钡诱发室性早搏的潜伏期,并能明显缩短其早搏持续期,说明该药确有抗心律失常之功效。

本例多源性频发室性早搏合并血丝虫病乳糜尿,前期配合海群生治疗,对抑杀血丝虫发挥了疗效,转入中医科治疗后,以三参稳律汤合防己黄芪汤、萆薢分清饮化裁,经两个疗程观察治疗,频发早搏、乳糜尿及蛋白尿均告消除,病情逐渐改善而收全功。[袁今奇.袁今奇医文集.北京:中医古籍出版社,2018.]

心气不足常常可造成心悸、胸痹心痛等病证。胸中之气下陷同样可以表现为心气不足而出现上述证候。张锡纯根据大气下陷引起心病之理论,创立了以升陷汤(生箭芪六钱,知母三钱,柴胡一钱五分,桔梗一钱五分,升麻一钱)为代表的治大气下陷方。他认为,大气者,充满胸中,以司呼吸之气也。升陷汤治疗胸中大气下陷，气短不足以息，或努力呼吸，有似乎喘，或气息将停，危在顷刻之症。方中以黄芪为主药，既善补气，又善升气，但黄芪性稍热，故以知母之凉润者济之。柴胡为少阳之药，能引大气之陷者自左上升。升麻为阳明之药，能引大气之陷者自右上升。桔梗为药中之舟楫，能载诸药之力上达胸中，故用之为向导也。至其气分虚极者，酌加人参，所以培气之本也。或更加山萸肉，所以防气之涣也。至若少腹下坠或更作疼，其人之大气直陷至九渊，必需升麻之大力者，以升提之，故又加升麻五分或倍作二钱也[4]。

名医验案

张锡纯怔忡验案

一妇人，年二十余。动而自汗，胸胁满闷，心中怔忡。其脉沉迟微弱，右部尤甚。为其脉迟，疑是心肺阳虚，而询之不觉寒凉，知其为大气下陷也。其家适有预购黄芪一包，且证兼自汗，升、柴亦不宜用，遂单用生黄芪一两煎汤，服后诸病皆愈。有习医者董生捷亭在座，疑而问曰："《本经》黄芪原主大风，有透表之力，生用则透表之力益大，与自汗证不宜。其性升而能补，有膨胀之力，与满闷证不宜。今单用生黄芪两许，而两证皆愈，并怔忡亦愈，其义何居？"答曰："黄芪诚有透表之力，故气虚不能逐邪外出者，用于发表药中即能得汗。若其阳强阴虚者，误用之则大汗如雨，不可遏抑。唯胸中大气下陷，致外卫之气无所统摄而自汗者，投以黄芪则其效如神。至于证兼满闷而亦用之者，确知其为大气下陷，呼吸不利而作闷，非气郁而作闷也。至于心与肺同悬胸中，皆大气之所包举，大气升则心有所依，故怔忡自止也。"董生闻之，欣喜异常曰："先生真我师也。"继加桔梗二钱，知母三钱，又服两剂，以善其后。[张锡纯.医学衷中参西录.北京：人民卫生出版社，2006.]

赵仲琴胸痛验案

郭某，46岁。自诉在和平医院检查，心电图不正常，胸痛口干，腹凉胀，左腿凉甚，阳痿，尿后流出少许白物。血压稍高，怕劳动，疲怠甚。患过敏性鼻炎，涕漏如鼻渊状，三年未愈。头晕甚，额及两侧皆痛，顶部似肿，不可手搔，搔则感冒。两寸弱，关有滞象，尺稍可。两寸弱，心肺之阳虚也。关滞弱，肝脾之阳不运也。胸痛，心阳不煦、肺阳不布也。口干，气不化津也。左腿凉甚，阳气不达也。阳痿，阳不充、志不坚也。尿后白浊，心气虚也（修园高论）。血压高，虚血滞也。涕流不止，即《阴阳别论》心肺有病，鼻窍为之不利，亦《忧恚无言》之颃颡者，气分之所泄也。故人之洞涕不收者，颃颡不开，气分失也。头痛晕者，清气不达于脑也。顶似肿，搔之则感冒者，即《海论》脑为髓海，其输上在于其盖，下在风府也。风府者，风邪之所易犯也。又曰：髓海不足，则脑转耳鸣，胫酸眩冒，目无所见，懈怠安卧。总为心肺肝脾阳虚不充而滞，清阳不升而脑髓不满者也。

小儿寿康问曰：病如梦丝，引经据典，丝丝入扣，实医家之所难能。左腿凉，阳气不达允矣。而独于左足，实滋荧惑。曰：能察乎此，似稍长进，可以启矣。阳气不达四肢而独于左足者，如树将衰老必先叶萎而不能尽萎，继干枝而不是尽干也。由渐而著，由少而多，久则萎枯至尽，尽则救亦罔效。此患者阳气未尽竭，正如先萎之叶，先枯之枝也。尔亦深违仰观俯察天人万物之理矣。

当归三钱，升麻钱半，党参五钱，黄芪四钱，甘草三钱，白术三钱，柴胡三钱，川芎二钱，陈皮三钱，乳香三钱，枳实三钱，白芍三钱，牛膝二钱。

参、芪、术、草补建中阳，心、肺、脾阳皆受荫矣。升、柴升清，川芎达脑，则脑阳得达矣。芎、归、芍药补血养肝，养肝正使肝之升也。补气须防壅，枳、陈以疏之，臣参、芪中为补中之充。补血有脉滞，乳、芎以通之，合归、芍为通中之补。牛膝通络，防血压之高，御升、柴之升者也。

吃四剂，一剂浑身发热，拘困两天，左腿腹部凉感更大。二三剂，腿腹凉愈，头痛轻，两侧已不痛，额痛未已。下午七八点钟（十月）仍作且晕。口干轻，便浊同前。两寸旺动不畅。

浑身热者，阳气得补敷布也。拘困者，阳气充而不实也。腿腹凉重者，补阳激之也。继而消失，阳气得达也。口干轻，阳充能化也。流涕愈，头痛轻，脑得补益矣。左寸旺动，证心阳得补，而又动者，阳补未充，发而不力，阴阳搏聚之象也。

当归三钱，黄芪四钱，甘草三钱，党参四钱，白术三钱，柴胡二钱，陈皮三钱，乳香三钱，牛膝三钱，丹参五钱，红花三钱，葛根五钱，磁石五钱，枸杞四钱，远志三钱。

上方去芍、枳，以头侧痛之愈也。重加葛根，因额痛之未已也。丹参、远志、乳、红行血之滞，枸杞补心肾之阴，磁石纳肾气、坚筋骨正气也。此前补为主通次之，此则偏重行血也。

服五剂。一剂头面发热，痛未作。二剂头面热，有晕感。

三剂仍热，血压 140/90mmHg。四五剂晕痛似尽，寸尺皆平。

当归三钱，川芎二钱，党参三钱，白术三钱，白芍二钱，生地三钱，枸杞八钱，云苓三钱，甘草三钱，陈皮三钱，菊花三钱，磁石五钱，牛膝二钱，葛根三钱，远志三钱，蔓荆子二钱。

八珍汤补益气血，重杞、磁补肾益脑。四君加远愈浊，葛、蔓、菊花清头，膝、磁且防血压也。此又变前偏通为偏补。

六剂，身强有力，晕痛皆无，便浊亦愈。昨因大劳，晕痛又作。右寸似弱，大劳伤气也。再用补中益气、蔓、荆、菊、葛、薄。

服六剂，头稍有晕，脉不实，真武镇之。

白术五钱，附子三钱，茯苓五钱，白芍五钱，生姜四钱。

服六剂，神强尺旺，寸反形弱。而头晕又作，鼻涕又漏，仍补升其上。

两剂，效，晕轻，血压 140/90mmHg。又六剂，血压 136/84mmHg。

当归四钱，升麻二钱，党参五钱，白术四钱，黄芪八钱，甘草二钱，柴胡二钱，生姜钱半，大枣四个，陈皮四钱。

总结：初诊症状复杂，归纳一因，实属不愧所学。而用药方向不差，不为中肯，何不加茯苓、远志以理便浊。证虽有效，实属不足也。二诊兼入四君、远志，可谓亡羊补牢。三诊本宜继服前方，而加入蔓、荆、菊、薄，则几等于铃医矣。其下因脉不实，真武以镇，理实不悖，而速于求成，神强尺旺，实属佳兆。而眩涕又作，补下固属略上，而寸脉之弱是尺旺以形之弱，非真弱于前也。非真弱而眩涕者，实理之难通，更非诊时之所虑及。及改补升而又愈者，其因前补上未充，继而又雄补其下，以致不得其平而然欤。有如几案一腿未平而垫之，垫之稍稳而复垫其他腿，他腿得垫而高，以致更为不平欤。倘当时上下先后并补，十全加入升麻、柴胡，减去芍药，是或一道也。

又，既有阳痿而只是补升，肾虚忌升提，而作补肾剂亦属高见。实亦虽有术、升，而芍苦泄平肝，终碍肝升耳。［赵桐.赵仲琴诊籍四种.北京：人民卫生出版社，2009.］

四、心血虚

1. 病因

心血虚成因：第一，各种出血所致的血液丢失过多；第二，病后失养，饮食劳倦，损伤脾胃，致中焦气血生化乏源等血液生成不足；第三，素体虚弱，或大病久病，耗伤气血；第四，思虑太过，暗耗心血，正如《顾氏医镜》所云："是心者，血之源，故心安则真血日生，唯劳心过度，则心血日耗。"《素问经注节解》亦云："盖心生血而为一身之主宰，善动多虑，其血易亏，病则缓弱，是其常也。"以上诸因，均可致心血日损而形成心血虚证。心血虚损进一步发展，又可导致心阴暗耗而出现虚火内扰等证。

2. 临床表现及机理分析

心血虚主要表现为心悸怔忡，失眠多梦，眩晕健忘，面白无华，爪甲唇舌淡白，脉虚无力。以心悸怔忡和血虚证共见为临床特征。主要症状机理如下：

（1）心失所养："人之所主者心，心之所养者血，心血一虚，神气不守，此惊悸之所启端也"（《丹溪心法》），"夫怔忡者，此心血不足也。盖心主于血，血乃心之主，心乃形之君，血富则心君自安矣。多因汲汲富贵，戚戚贫贱，又思所爱，触事不意，真血虚耗，心帝失辅，渐成怔忡"（《重订严氏济生方》），故可见心悸怔忡。

（2）神失所养："心藏脉，脉舍神"（《灵枢》）。血不养心，神不守舍，故失眠多梦，血虚不能上荣清窍，故眩晕健忘。

（3）血脉失充："心者，生之本，神之变也，其华在面，其充在血脉"（《黄帝内经素问》）。心血不足，血脉不充，故临床可见面白无华，爪甲唇舌淡白，脉虚无力。

3. 治疗

心血不足证，治疗宜滋养心血。此类方药在选用当归、地黄、阿胶等补血药物的基础上，需兼顾健运脾胃和补益心火。《灵枢·决气》云："中焦受气取汁，变化而赤，是谓血。"食入水谷，经由脾胃的运化，化生出营气，再经心火的蒸化，变化而赤成为血液。脾胃为血液生成提供原料，即营气。心火蒸化营气，变化为血。这是血液生成的两个重要环节。《血证论》云："又有火化不及，而血不能生者，仲景炙甘草汤所以有桂枝，以宣心火，人参养荣汤所以用远志、肉桂，以补心火，皆是补火生血之法。"特别是对比较严重、顽固的血亏患者，加用温阳补火之品，常能提高补血的效果。

名医验案

焦树德胸痹（急性心肌炎）验案

金某，女，37 岁，北京某厂工人。初诊日期：1978 年 7

月7日。

心慌心悸，有时胸背痛，已3个多月。

今年3月16日患右侧输卵管峡部妊娠破裂而发生失血性休克，住在北京某医院妇产科进行手术抢救。当时失血约200mL，输血共1800mL。术后一般情况均佳。但3月20日感到心慌、恶心，即请内科会诊，做心电图检查数次，诊断为急性心肌炎，经注射复方丹参、ATP、维生素C，口服普萘洛尔、双嘧达莫等，以后又服中药（黄芪、党参、白术、当归、生地黄、麦冬、丹参、山药、石莲肉、合欢皮、远志、枣仁、尾连、陈皮、半夏、茯苓、甘草等加减出入）80多剂，心电图仍不正常（4月14日：窦性心律，103次/分，P-R间期0.16秒，Q-T间期0.37秒。QRS波各导联正常。V_3导联ST段弓背形下移0.1mV。Ⅰ、Ⅱ、Ⅲ、aVF、V_3、V_5导联T波倒置，V_3最显著，深达1.0mV，aVL、V_1双向、低平，aVR直立。6月24日：窦性心律。Ⅱ、Ⅲ、aVF、V_3、V_3导联ST段轻度下移。V_3导联T波倒置，Ⅱ、Ⅲ、aVF、V_5导联T波低平，于7月7日来我院门诊。

目前主要感到胸闷、心慌，走路稍多则气短，有时胸背疼痛，左侧较重，恶心，食欲不振，睡眠不实，月经量多，腰部酸软乏力，精神不振，二便尚可。

发育正常，营养中等，意识清，略现神倦。舌苔白。

说话清楚，但声音欠洪亮。活动后呼吸见些短。

脉象：左手，寸弱，关、尺沉细；右手，寸、尺沉细，关沉滑细。

辨证：心主血，病由大失血引起，结合左寸脉弱，可知心血不足。心居于胸中，又主胸中阳气，阴阳互根，心血不足而导致胸阳不振，则症见胸闷、心慌，寸脉沉弱。胸阳不振，气血流行失畅，血脉涩痹，故时有胸背疼痛。血不养心，则心神不宁，睡眠不实。脾胃为生血荣脉之源，今心血不足，脉气失荣，均可影响中焦胃气，故见恶心欲呕，食欲不好，舌苔白，右手关脉沉滑。妊娠失血过多，必伤及下元，肾主下元，下元受损，冲任不固，故月经量多，腰酸乏力，精神不振。四诊合参，诊为胸痹病，心血不足，胸阳不振证。

治法：助阳开痹，养血宁心，佐以益肾脾。

处方：栝蒌薤白白酒汤合四物汤加减。

全瓜蒌30g，薤白10g，当归10g，白芍12g，生地黄、熟地黄各9g，红花5g，生牡蛎（先煎）30g，白术9g，茯苓12g，桑寄生30g，炒川续断21g。水煎服，6剂。

方义：本方以瓜蒌宽胸散结、化痰降浊，薤白辛通心胸、助阳开痹，为主药。当归、白芍、生熟地黄养血荣心，为辅药。白术、茯苓化湿调中益脾；桑寄生、川续断益肾、固冲任；生牡蛎潜安心神，为佐药。又以少量红花引补血药入心，并能祛瘀生新，为使药。诸药合用，共成助阳开痹、养血宁心、益肾安神兼能调中益脾之剂。

二诊（7月14日）：用药后睡眠好转，食纳转佳，但胸闷、心慌、胸背痛、腰酸等症，未见减轻。舌苔已化为薄白，脉象沉滑为主，细象已见好转。据此脉症分析，知上方养心安神及调中的效力已到，但助阳开痹的药力尚不足，故改用瓜蒌薤白半夏汤加桂枝以助阳开痹，仍辅以益肾、调中、安神之品。

处方：全瓜蒌 30g，薤白 10g，半夏 9g，桂枝 9g，苏梗 9g，丹参 12g，远志 9g，珍珠母（先煎）30g，桑寄生 30g，川续断 15g，党参 9g，白术 6g，茯苓 12g。6 剂。

三诊（7 月 21 日）：胸闷、胸痛减轻，睡眠又进一步好转，腰酸亦减轻，尚有背痛、气短、性情急躁之症。舌苔薄而浅黄，脉象略滑，已无细象。仍以上方加减，桂枝减为 6g，丹参增为 15g，去白术、川续断、苏梗，加香附 9g，槟榔 9g。再服 6 剂。

四诊（7 月 27 日）：1 周来胸痛未发生，尚有时气短、心慌，体力较前好转。舌苔根部略黄，脉象沉滑。前天曾到原来抢救治疗的医院做心电图检查：窦性心律，Ⅱ、V_3 导联 ST 段稍下降。V_3 导联 T 波低平，较前也有好转。仍守上方出入，瓜蒌减为 25g，桂枝加至 9g，去丹参、香附，加赤芍、白芍各 9g，莲肉 9g。6 剂。

五诊（8 月 7 日）：胸痛未再发生，有时胸闷，精神明显转佳，余症已不明显。舌苔略黄，脉象略滑。仍以上方加减，瓜蒌加至 30g，桑寄生减为 21g，去莲肉、党参，加丹参 15g，苏梗 9g。服 6 ~ 10 剂。

六诊（8 月 17 日）、七诊（8 月 29 日）、八诊（9 月 12 日），均以上方稍事出入，未大变动。各症均逐渐消失，胸痛未发生，精神、体力均转佳，已上班将近 1 个月，病未复发。嘱每周可服上方 3 ~ 4 剂，服用 2 ~ 3 周，以巩固疗效。

9 月 5 日，又曾去原抢救治疗的医院做心电图检查，仅 V_3、V_5 导联 T 波低平，余已正常。

11 月曾借阅学习原进行手术抢救的医院病历，除摘录有关心电图报告（前面已附于文中）外，兹再摘录有关的病程日志两条，以供参证：①1978 年 8 月 9 日 "……在中医研究院东直门医院服中药 1 个月多，效果良好，同意再转东直门医院（治疗）3 个月"。②1978 年 8 月 23 日 "目前症状有好转……心电图表现已有明显好转，心脏未闻及器质性杂音"。

1979 年 2 月随访：中药早已停服，并已上班工作，病未复发。又曾去原治疗医院做过心电图，结果正常。

1979 年 12 月随访：身体很好，一直正常上班工作。10 月、12 月又曾去原治疗医院做心电图检查 2 次，均正常。[焦树德. 焦树德从病例谈辨证论治. 北京：中国医药科技出版社，2017.]

吴菱山癫狂验案

一女子，瘦弱性急，因思过度，耗伤心血，遂得失志癫疾，或哭或笑，或裸体而走，或闭户而多言，父母忧疑，诸疗罔效。吴诊其脉浮而涩，思虑过伤，神不守舍也。用紫河车二具，漂洗如法，煮烂如猪肚，切片任意啖之，二次即愈（缓濡则用参，浮涩则用河车，症同而脉异，随脉用药，神乎技矣）。后服定志丸一料，日煎补心汤一服，调理百日后乃毕婚，次年生子，身肥壮。[鲁兆麟，严季澜，王新佩. 中国古今医案类编·心肾病类. 北京：中国建材工业出版社，2001.]

杨振平等[5]研究表明，由于心气、心血存在着相关和互根的关系，因此，当心血亏虚，血不养心时，心气势必也随之减弱，血虚气弱自然会影响心主血脉的功能。因此心血虚患者在客观上也存在着左心功能的潜在低下，虽然一般情况下尚可维持 "正常"，一旦劳作稍甚，则心慌、气促、乏力等虚象毕露，左心功能亦表现出明显低下。临床所见，心血虚患者大都不耐疲劳，其主要病理机制即在于此。所以，治疗心血虚证必须在补心血的同时配合补心气。《仁斋直指方论》中的养心汤（炙黄芪、白茯苓、茯神、半夏、当归、川芎各半两，远志、辣桂、柏子仁、酸枣仁、北五味子、人参各一分，炙甘草四钱）"治心虚血少，惊悸不宁"，充分体现了这一治法，为治疗心血虚之良方。

名医验案

郭文勤心悸验案

王某，男，47 岁，于 2012 年 1 月 10 日就诊。

心慌时作 17 年。

患者 17 年前活动后出现心慌，伴胸痛、胸闷、气短、乏力，发病以来病情逐渐加重，曾多次住院治疗，诊为扩张型心肌病，心律失常房颤，并于 2003 年于医大附院及大连某医院先后两次做房颤射频消融术治疗，术后好转，但于 2005 年房颤复发并出现频发室早、短阵室上性心动过速。为求中药治疗遂来本院。现症如前述，寐差，纳可，二便可，舌苔薄白，质红紫，脉沉弦滑而结。血压 100/70mmHg，律不齐，早搏 15 次/分，心率 78 次/分。心电图检查示 ST–T 改变，频发房早。Holter 检查示阵发性房颤，室早 10561 次，有时呈二联律，短阵室上性心动过速 94 次，平均心率 93 次/分。

西医诊断：扩张型心肌病，心律失常。

中医诊断：心悸（气血两虚，心失所养）。

治法：养气血，安心神，兼镇悸。

方药：养心汤加味。

黄芪 50g，红参 10g（另煎），肉桂 5g，当归 25g，川芎 25g，茯苓 15g，茯神 30g，酸枣仁 35g，柏子仁 30g，远志 25g，五味子 10g，半夏 10g，胆南星 20g，紫石英 30g（先煎），知母 20g，青礞石 50g（先煎），黄连 25g，磁石 30g（先煎），生龙骨、生牡蛎各 35g（先煎），炙甘草 15g。每日 1 剂，水煎服，早晚分服，14 剂。

二诊：症状无明显改善，血压 105/70mmHg，心律不齐，早搏 13 次/分，心率 98 次/分，舌苔薄白，质红紫，脉沉促。前方改酸枣仁为 50g。继服 14 剂。

三诊：服药后心慌减轻，但劳累后尚有。血压 100/70mmHg，心律不齐，早搏 8 次/分，舌苔薄白，脉沉结。前方加首乌 50g，桑椹 30g，继服 14 剂。

后均以此方化裁治疗，患者坚持服药，感觉良好。

按语：扩张型心肌病最易并发各种心律失常，此例患者虽多次住院并两次做射频消融术，但效果并不理想，可谓疑难病例。师辨其病久多虚，术后多虚，舌脉症亦属虚，用养心汤补养心之气血，安神镇悸，培补心之功能，使心脏强健，收到了良效。师精于辨证，虽初服药后效果不明显，亦未轻易变方，认为慢性病要敢于守方，心之气血受损非短期内能恢复。生龙牡、磁石、紫石英、青礞石等诸药重镇安神，值得一提的是郭师经过多年临床认为，青礞石为抗早搏的良药，须用大量方有功。若患者早搏明显，常在辨证中加入该品。三诊中加入首乌、桑椹补肾之品，郭师认为，心病表现于心根源于肾，在心病的后期多久病及肾，心肾同病，此时加入补肾之品多能取得好的疗效。［谢文涛，郭茂松，高旭阳．郭文勤教授运用养心

汤临床治验．黑龙江中医药，2012，41（6）：22.]

五、血瘀

1. 心病多瘀

心主血脉，心与血、脉的关系密不可分，血、脉正常生理功能的发挥，必须依靠心脏来完成。若心脏有病，可致血脉运行失畅，气血壅遏于经脉之内，均可形成瘀血。瘀血既是疾病过程中形成的病理产物，又是某些疾病的致病因素。血脉不畅，血行瘀滞，也会影响心脏的正常功能，以致心主血脉的功能不能正常发挥，势必继续加重血脉的瘀滞，造成恶性循环。血瘀是多种心系疾病的共同病理变化，心系疾病的发生发展与血瘀关系密切。在整体审察和辨证论治的基础上，合理运用活血化瘀法，可治疗多种心系疾病。

2. 活血化瘀法的源流及现代研究

活血化瘀法是指针对血瘀证的治疗方法。中医学对血瘀证及活血化瘀法的认识，理论独特，经验丰富。论其源流，可追溯至秦汉以前，长沙马王堆出土的《五十二病方》中有 9 张药方中应用了活血化瘀药治疗疾病，甘肃武威出土的《武威汉代医简》上记载有以当归、川芎、牡丹皮等治"瘀"的处方，反映我国在两千多年前就已经对活血化瘀法有了一定认识。《内经》中提到了不少血瘀证的病因和症状，确立了"疏其血气，令其调达，而致和平"的治疗原则，强调"和血"和去"恶血"，即调节气血的运行以及祛除"恶血"，以通瘀阻，为后世活血化瘀法的发展奠定了理论基础。《神农本草经》中记载具有活血、化瘀、破血、消瘀作用的药物有 40 余种，形成了活血化瘀法治疗疾病的药物学基础。东汉末年，张仲景在《金匮要略》中首先提出"瘀血"这个名称，"病人胸满，唇痿舌青，口燥，但欲漱水不欲咽，无寒热，脉微大或迟，腹不满，其人言我满，为有瘀血。"并具体叙述了瘀血产生的原因、主要症状、脉象及治疗，创立了一系列具有活血化瘀功效的方剂，如鳖甲煎丸、桃仁承气汤、抵当汤等，形成了一套完备的血瘀证辨证论治体系。此后医家各有发挥，使活血化瘀法在理论、药物、方剂等方面得到进一步丰富充实。至清代，活血化瘀法的发展达到一个高峰，代表人物首推王清任和唐容川。王清任《医林改错》对活血化瘀治法尤有心得，论述了50多种瘀血病证，创制诸多良方，使活血方得到了极大的丰富与发展。唐容川在《血证论卷五·瘀血》中提出"故凡血证，总以去瘀为要"，把消瘀作为治血四法之一，扩大了活血化瘀治法的应用范围。活血化瘀法的应用也在此时期日趋完善。近代名医张锡纯也善用活血化瘀法，《医学衷中参西录》云："因气血虚者，其经络多瘀滞……加此通气活血之品。"在很多方剂中常加入三棱、莪术、乳香、没药等活血化瘀的中药。

新中国成立以后，国内学者运用现代医学的理论和方法，对活血化瘀法的作用机理进行深入研究，取得显著进展。心血管疾病治疗中活血化瘀药物的应用可起到显著效果。现代药理研究表明[6~10]，活血化瘀中药具有促进循环、加快血液运行的作用，通过扩张血管、增加血流量、降低血管阻力来改善血流动力学，在心血管系统中可扩张冠状动脉、增加器官血流量、降低心肌耗氧量以改善心功能；活血化瘀中药能改善血液的浓、黏、凝、聚状态，可降低血浆黏度、全血黏度、红细胞变形性、红细胞聚集性、血细胞压积和血浆纤维蛋白原含量，改善血液流变学，还可通过改善微血管形态、改善血流状态、降低毛细血管通透性以改善微循环；在抗血栓方面，主要通过抑制血小板聚集、抑制血小板释放反应、增加纤溶酶活性来实现；血管内皮细胞损伤与血瘀证发生发展关系密切，活血化瘀中药能够改善血管内皮结构、促进血管新生，从而改善血管内皮功能；炎症因子与血栓形成密切相关，活血化瘀中药可以调节炎症反应分子机制、改善局部组织血液循环、调节毛细血管通透性，起到抗炎作用；此外，活血化瘀中药还具有抗动脉粥样硬化和心肌缺血的作用，以及对免疫功能起双向调节作用。活血化瘀中药通过多角度、多途径、多靶点治疗血瘀证，直接或间接地影响疾病的进程，为中医药活血化瘀法在现代临床中的应用提供科学参考依据。

3. 病因病机

血瘀证的形成分为正虚和邪实两方面。正虚者，或为年高体虚，《灵枢·天年》曰："六十岁，心气始衰，苦忧悲，血气懈惰，故好卧。"阳气不旺，不能推动血液运行；或因阴（血）不足，脉道失于濡润，血行涩滞；或久病邪气羁留，正气渐虚，病邪由浅入深，伤及血络，血脉不畅，亦致瘀血，诚如《临证指南医案》所言："大凡经主气，络主血，久病血瘀。"邪实者，或因外邪入侵，寒凝血滞。若患者素体正虚，外邪直中心脏，可致心气受损、血脉瘀阻、神明失守等病证。《医学正传》言："有真心痛者，大寒触犯心君。"或因气滞血瘀。情志活动失常影响脏腑气机，造成气机紊乱，若情志失调，导致气机郁滞不通，可影响血液运行而致血瘀于内。心主神志，是人体意识、思维等精神活动的主宰，情志活动虽分属五脏，但总领于心，故情志所伤，首伤心神。心神受损，亦可影响心主血脉机能，产生血瘀的病变。或因热郁煎熬血液干涸成瘀；或为痰阻水停，气机不畅，日久则瘀血、痰饮互结于心脉；或手术、外伤血溢脉外，留而成瘀。

上述各种因素所致瘀血阻于心脉，不通则痛，《素问·痹论》云"心痹者，脉不通"，"痹……在于脉则血凝而不流"，或心失所养，形成胸痹心痛、心悸、怔忡等心系疾病。临床上心脉瘀阻常表现为心前区疼痛，且固定不移，或痛如针刺，更有面色暗，口唇紫暗，《灵枢·经脉》曰："手少阴气绝则脉不通……血不流则毛色不泽，故其面黑如漆柴者，血先死。"舌质呈紫色，或有瘀点、瘀斑，脉涩等。心藏神，与心主血脉机能密切相关，瘀血阻于心脉，也会影响心藏神的生理功能，出现不寐、多寐、健忘等疾病。唐容川《血证论》指出："又凡心有瘀血，亦令健忘。"

4. 活血化瘀方药的临床运用

临床应用活血化瘀法，仍需以辨证施治为原则，不能是活血化瘀类药物的机械累加，宜根据瘀血产生原因进行审因论治。因其病机多兼杂出现，故在活血化瘀同时，多配伍他药共同使用，可发挥更好疗效。

（1）与温阳药配伍：适用于心病阳虚寒凝血瘀证。《素问·调经论》指出："血气者，喜温而恶寒，寒则泣不能流，温则消而去之。"若外感寒邪，客于血脉，阳气被遏，不能温运血脉，则血行迟滞而为瘀；或素体阳虚，鼓动气血无力，阴寒内盛，凝滞血脉，而见瘀血停聚。《灵枢·百病始生》曰："温气不行，凝血蕴里而不散。"在心脉瘀阻的症状基础上多见心胸冷痛，遇寒尤甚，喜温恶寒，四肢厥冷，舌淡白胖嫩，苔白，脉迟虚弱或沉细无力等症。治疗以温阳活血化瘀为法也。温阳方用麻黄附子细辛汤、当归四逆汤、栝蒌薤白白酒汤等加减。在选择活血化瘀药时，也应选用活血药中偏温性的，如当归、川芎、红花、姜黄等，与温通心阳的桂枝、附片等合用，以增强活血化瘀的疗效。

（2）与滋阴药配伍：适用于心病阴亏血瘀证。血液运行周身，滋养内外，除赖心气的推动外，还需血液充盈，血属阴，阴伤则血损，血液虚少，阴津不足，血少质黏，无以充脉，则艰涩难行，滞而为瘀。如周学海《读医随笔》云："阳虚血必凝，阴虚血必滞。"患者素体阴虚，热病伤阴，或久病阴液耗损，肝肾不足，水不济火，牵及心阴，心阴亏耗，脉道失于濡润，血行瘀滞，心脉不畅。在心脉瘀阻的症状基础上多见胸闷，心痛隐隐，时作时止，心悸怔忡，头昏头晕，五心烦热，潮热盗汗，口干腰酸，舌红，中有裂纹，少苔或无苔，脉细数等症。临证宜滋阴药与活血化瘀药相配伍，以固阴气，寓消于补，阴血充足则脉道充盈，血活则散瘀之力尤甚。滋阴方常用天王补心丹、加减复脉汤等，常用药如麦冬、生地黄、玄参等。心阴不足，多呈阳亢征象，即阴虚火旺，活血药中多选凉血活血药，如丹皮、赤芍等。

（3）与补气药配伍：适用于心病气虚血瘀证。气为血帅，心气虚则血难行，血难行则易成瘀，《医林改错》言："元气既虚，必不能达于血管，血管无气，必停留而瘀。"若劳伤或久病致心气虚弱，鼓动无力，血行不畅，心脉瘀阻，或气虚无以生化，气血不足，脉络滞涩，心血瘀阻。在心脉瘀阻的症状基础上多见胸闷不舒，心慌气短，动则尤甚，神疲倦怠，自汗或多汗，舌嫩暗淡，苔白，脉细弱或虚大无力等症。治疗则益气法与活血化瘀法相合，补气以活血，又可防活血药耗散太过，标本兼顾。多种慢性心系疾病在后期常表现为本虚标实，益气活血法在心系疾病中应用尤为广泛。补气常用药如黄芪、党参等，还可配伍运用兼有补气活血功效的刺五加、红景天等。

（4）与行气药配伍：适用于心病气滞血瘀证。《重订灵兰要览》云："气药内须兼用和血之药佐之，盖未有气滞而血能和者，血不和则气益滞也。"明确指出气滞与血瘀的关系，气滞常致血瘀，血瘀又可进一步加重气滞。若恼怒忧思太过，心肝气郁，气塞不通，血壅不流，心气郁滞，可使血行失畅，心脉瘀阻。在心脉瘀阻的症状基础上多见心前区或胸骨后闷痛，牵及两胁，每因情志波动而增减，善太息，性情急躁易怒，脉弦等症。治疗当气血同治，行气药常与活血化瘀药配伍使用。心系疾病无论是情志致病气机不畅或是实邪阻滞气机，均适用此法。经典活血化瘀名方血府逐瘀汤即是活血化瘀药物与行气药配伍而成。行气常用药如柴胡、枳壳、制香附、川楝子、乌药等，还可选用具有疏肝行气活血作用的延胡索、莪术、郁金等。

（5）与养血药配伍：适用于血虚血瘀证。临床多因年老体弱，气血不足，心脾血虚，脉道不利，则血流不畅。在心脉瘀阻的症状基础上多见心前区隐痛或刺痛，胸闷，气短，心慌，面色少华，口唇爪甲色淡，舌质淡紫，苔薄白，脉细弱无力或结、代、促、涩等症。治宜以养血活血为法。养血方常用四物汤或归脾汤加减。常用药如熟地黄、阿胶等，并可选用养血活血的川芎、当归、丹参、鸡血藤等。《饮片新参》言鸡血藤"去瘀血，生新血，流利经脉"，可见其为养血活血通络的良药。

（6）与化痰药配伍：适用于心病痰瘀互结证。《血证论》云："痰水之壅，由瘀血使然"，"血积既久，亦能化为痰水"。《医学正传》云："津液稠黏，为痰为饮，积久渗入脉中，血为之浊。"瘀血与痰浊皆为病理产物，瘀血痹阻则津液不归正化而成痰，痰浊壅滞则血脉运行不畅而成瘀，二者一旦在体内形成，可互为因果，相互转化，搏结于血脉而为病。临床多因饮食不节，脾失运化，聚湿生痰，痰浊凝滞，痹阻气机，血运不畅，痰瘀互结，心脉痹阻。在心脉瘀阻的症状基础上多见心胸闷塞重着，胀痛彻背，心慌时作，或咳嗽痰多，气短喘促，舌胖大有齿印，苔腻，脉濡滑等症。治宜以化痰活血祛瘀为法。此外，痰、瘀皆易阻滞气机，治疗时可适当配伍理气药以增强化痰活血之功。王清任曾创癫狂梦醒汤治疗癫痫，堪为痰瘀同治的经典。化痰方常用栝蒌薤白半夏汤加减。常用药如瓜蒌、薤白、半夏、枳实等。

（7）与利水药配伍：适用于心病血瘀水停证。《金匮要略》云："血不利则为水。"瘀血内停，经脉阻塞，三焦气化不利，以致津液留聚，发为水饮，水饮停留不散，又进一步阻遏气机升降，妨碍血液运行，血瘀水停，脉道不利。在心脉瘀阻的症状基础上多见胸闷气喘，夜间不能平卧，心慌不安，咳嗽频作，咯泡沫痰，渴不欲饮，或下肢浮肿，脉弦等症。肺源性心脏病、扩张性心肌病、心力衰竭等合并水肿表现的心系疾病，常用利水活血法。此外，若水、瘀从寒化或从热化，宜配伍益气温阳或清热养阴药物以助水消瘀去。利水方常用苓桂术甘汤加减汤，常用药如茯苓、猪苓、白术、泽泻等，并可选用益母草、泽兰等活血兼有利水功效之药物。

（8）与清热药配伍：适用于心病热壅血滞证。王清任云："血受热则煎熬成块。"柳宝诒《温热逢源》云："平时有瘀血在络，或因病而有蓄血，温热之邪与之纠结，热附血而愈觉缠绵，血得热而愈形凝固。"外感热邪，内犯于心，或里热素盛之人，热毒炽盛，伤津耗血，血液黏稠，运行艰涩，停聚为瘀。临床在心脉瘀阻的症状基础上多见心慌心悸，胸痛时作，烦躁口干，或有发热，神疲易汗，舌红苔黄，脉数等症。瘀血与热毒相互搏结为病，治宜清热活血化瘀。此外，热邪易耗气伤阴，可佐用益气养阴之品，以防阴伤太过。清热常用药如黄连、栀子、生地黄、银花、连翘、淡竹叶、莲子心等，并可选用清热凉血兼活血作用的虎杖、紫草、制军、丹皮、赤芍等配伍清心中药，使清热和活血兼顾。

（9）与安神药配伍：适用于心病瘀血内停、心神失调证。血是神志活动的重要物质基础，而神主宰整个生命活动，心神又能驭气以调控心血运行，二者在生理上息息相关，在病理上亦彼此影响。《血证论》曰："血虚则神不安而怔忡，有瘀血亦怔忡。"瘀血可致心神失养，发为怔忡，而情志致病，心神不宁，又可阻滞脏腑气机，使血行不畅而瘀，治宜活血与安神同施。在活血诸法中常选用酸枣仁、五味子、柏子仁、首乌藤等养心安神之品，对于各类心系疾病的治疗，都能增强疗效。治疗不寐时多用重镇潜阳安神之品，如磁石、紫石英、龙骨、牡蛎、珍珠母等药物。

活血化瘀药物的用量，也是临床使用活血化瘀治法取得疗效的关键。李时珍曰："活血化瘀药物少用则活血，多用则破血。"王清任言："药味要紧，分量更要紧。"若有出血表现及时停用活血药，并选用具有化瘀止血作用的三七粉等，对症处理，必要时中西结合治疗。

名医验案

李今庸心悸验案

某，女，35 岁，住武汉市武昌区，大学教师，已婚。1971年 5 月就诊。

13 岁月经初潮，每次潮前小腹疼痛。近 3 年来发生心悸胸满，乍间乍甚，时发时已，发则心悸如持，胸中满闷难受，脉则三至而停跳歇止一次，呈所谓"三联律"脉象，面色如常。病为络脉血瘀，心神不宁，治宜活血破瘀，拟以桃红四物汤加减。

处方：当归 12g，川芎 10g，赤芍 10g，红花 10g，制香附10g，茯苓 10g，制乳香 10g，制没药 10g，丹参 10g，五灵脂10g，桃仁 10g（去皮尖，炒，打）。以水煎服，日二次。

按语：素患痛经，且为月经潮前腹痛，乃血瘀胞中而然。《素问·评热病论》云："胞脉者，属心而络于胞中。"胞脉上通于心也。心藏神，其手少阴脉之别络起腕后，入于心中，胞中瘀血波及心经别络，络血瘀积，心神不宁，则心为悸；血为气之府，血瘀则气滞，气机不利，则胸中满闷。络脉有邪，而经脉滞涩，故见脉至而有定数歇止，是之为代脉也。桃红四物汤加减，以当归、川芎、赤芍、丹参养血活血，红花、桃仁、乳香、没药、五灵脂通络破瘀。气为血之帅，用香附行血中之气，以利气机而促血行，用茯苓以宁神。药服十余剂而病已。[李今庸. 国医大师李今庸医案医论精华. 北京：北京科学技术出版社，2014.]

马光亚不寐验案

雷某，男，57 岁，居彰化市光复街。病历 106044 号。1974 年 5 月 23 日初诊。

失眠。2 年来夜不成寐，胸闷，口干，大便习惯性秘结。患者曾涉猎中医书籍，除请中西医诊断服药外，自己也开方自服。如治失眠的归脾汤、养心汤、天王补心丹等方药都记得很熟，然总未见效，遂延师诊治。

处方：柴胡6.5g，当归6.5g，赤芍6.5g，生地黄10g，川芎3g，桃仁10g，红花6.5g，枳壳3g，桔梗6.5g，牛膝10g，甘草3g。

患者见师写方前两味时，便曰："逍遥散余服过，无效。"师曰："不是逍遥散，为另外一古方。"写至桃仁、红花时，患者又曰："此破血药，恐怕服用亦无效。"师未置可否，写完，便在书架上取出《医林改错》，指出所开处方乃为血府逐瘀汤。服方 1 剂，略见功效；服方 5 剂，能酣然入眠。以后，因口干、食欲不振，再请师诊。师遂以沙参麦冬饮加味治之。

北沙参10g，麦冬15g，石斛10g，扁豆10g，玉竹10g，天花粉10g，桑白皮10g，甘草3g。

按语：此案为不寐之顽疾。古之作瘀论治者寡，今师初诊何以即辨为瘀？殊不知斯为老师精研前人学说，心悟临床实践之必然结果。师崇尚清·王清任《医林改错》"一切不治之证，总由不善去瘀之故"理论，而印证此案失眠两年，遍及方药，独无治瘀，寸效不显，师自然会推理为不善去瘀之咎。再言症状，虽无瘀血明征，然只须细心辨认，瘀血之蛛丝马迹，亦不难寻见。如瘀在膈上，该案虽无胸中刺痛、痛有定处之症，然有瘀血阻碍气机，痛之渐症——"胸闷"可征；加之口干，显为瘀在膈上，气不得通，不能载水津上升，是以发渴，故可视为血渴；缘于瘀不在膈下，故无大便色黑易解之状；瘀在膈上既明，加以内热，与之狼狈为奸，上犯心神，必变生夜不成寐之证。故而师作瘀血论治，立血府逐瘀汤，治胸中血府血瘀之证，而取效迅捷，堪谓出奇制胜！〔马光亚·台北临床三十年·北京：人民卫生出版社，1992.〕

六、痰饮

（一）痰

痰是中医病因学中一个重要致病因素，是水液代谢失常的病理产物，其质黏稠，是由诸多因素致水液未能输布而停聚，被寒凝、火煎结聚而成。诚如《古今医鉴·痰饮》所说："痰乃津液所化，或因风寒湿热之感，或七情饮食所伤，以致气逆液浊，变为痰饮。"而痰与饮食的关系尤为密切。中医认为，膏粱厚味、恣食生冷均可生痰。景岳云："痰即人之津液，无非水谷之所化。"（《景岳全书·三十一卷》）时珍亦言："痰生百病食生灾。"皆示其意。随着人们生活水平的提高，高糖、高脂饮食，烟、酒、冷饮日益普遍，痰作为一种病理因素，也被日趋重视。

在心病的发生发展过程中，痰起着重要的作用，它既为心之功能异常的病理产物，又是心病进一步加重的致病因素，故在心病辨治中不可忽视痰。

1. 痰致心病，心可生痰

痰随气流行，无处不至，为证变化百端，错综复杂，故有"百病多由痰作祟""怪病多痰"的说法。痰饮可致心系各种病证。痹阻心脉则胸痹心痛，蒙蔽心窍则昏愦不知，饮停心下则悸怔不宁，痰气郁结，痰火扰心则多梦易惊，或发癫狂，此历代医家均有论述。张仲景《金匮要略》论及上焦阳虚，心阳不振，遂致痰饮痹阻心脉，而为"胸痹"，治之主以通阳化痰。杨士瀛也曰真心痛乃由"气血痰水所犯"（《仁斋直指方附遗·方论》）。龚信言"心脾痛者，亦有顽痰死血……种种不同"（《古今医鉴》）。再如惊悸怔忡，《金匮要略》提出水饮停聚心下所致，而《丹溪心法·惊悸怔忡》则言："惊悸者血虚……时作时止者，痰因火动。"《血证论·怔忡》更明确指出："心中有痰者，痰入心中，阻其心气，是以心跳不安。"古人认为，饮食生冷、膏粱厚味都可以生痰。在正常情况下，"食气入胃，浊气归心，淫精于脉"，可以起到濡养心脉、灌溉四肢百骸的作用。一旦饮食过度或运化失常都可滋生痰浊，外则体肥多痰，内则痹阻脉络，可引起胸痹心痛、心悸等证。这与现代医学认为长期的高糖、高脂饮食及体内脂质代谢平衡失常，可引起冠心病、高脂血症和动脉硬化等甚相符合。

痰与心病密切相关，不仅因为痰可致心病，而且心病也可生痰而使心病加重。究心病生痰，其因有二：一则心阳虚衰不能推动血津运行，血津瘀阻，聚而生痰，中医学认为痰瘀互化，久瘀则生痰饮。李梴指出："痰乃津化而成，随气升降，气血调和则流行不聚，内外感伤则壅逆为患。"（《医学入门·痰分内外》）唐容川则明确认为："瘀血既久，亦能化为痰水。"（《血证论·瘀血》）二则心阳虚衰，阴乘阳位，痰饮上逆，或心血亏虚，痰聚心位，此系心脏正气不足，身体固有之痰乘虚而入。李用粹指出："人之所主者心，心之所养者血，心血一虚，神去则舍空，舍空则郁而停痰，痰聚心位，此惊悸之所以肇端也。"（《证治汇补·惊悸怔忡》）由上可见，痰饮是心病产生、发展中一个重要病因病理因素。痰可致心病，心病也可生痰。前者多实，后者多虚实夹杂。

2. 治疗

（1）心病主以治痰：心病辨证以痰为主证之实者，可从痰论治，以治痰为主要法则，遣方用药。痰火内结者，礞石滚痰丸、温胆汤之类；饮遏心阳者，宜导痰汤、苓桂术甘汤之属。现代医家非常重视心病与痰的关系。路志正认为，当今因过食肥甘冷饮、嗜烟饮酒、湿浊痰阻为患的心痛正在日益增多，主张豁痰达邪，疏通气机，忌用滋腻，方以温胆汤、小陷胸汤、三仁汤、藿朴夏苓汤等祛痰化湿之品[11]。任应秋治心痛四则之一即为宣痹涤饮，方以栝蒌薤白半夏汤、苓桂术甘汤、二陈汤合方等。邓铁涛在古方温胆汤基础上加减化裁出邓氏温胆汤，治疗心血管疾病气虚痰浊证，疗效确切。蒲辅周认为，"痰阻经络，阻遏气血"，其治多投栝蒌薤白半夏汤，继进十味温胆汤。

名医验案

马光亚心悸验案

陈某，男，75岁。病历752912号。

1960年患心悸，住某医院，治疗多日，心悸不已，脉搏不整，三至一停，五至一歇。患者系师家父老友，其公子子忠请师往诊。口气甚秽，腹胀便秘，其脉促，舌苔黄厚。师诊断为实热老痰，扰动心神使然。遂赠礞石滚痰丸百粒（丸小于绿豆），服之，下黏便甚多，心悸愈，脉搏正常。不久康复回家，再越数年，患他疾谢世，享寿八旬。

此案按语中说，马光亚教授不拘执怔忡多起于内、多为虚证、病情多为深重之论说；不迷信心脏僧帽瓣膜闭锁不全，脉必不整之西论；不落年高之人多为气血至虚之俗套；而凭口气秽浊、大便秘结、舌苔黄厚，断定痰火为祟之实证。故选方礞石滚痰丸，降火逐痰，令邪去不再扰心，心帝司权，何患"心主血脉"不归顺其常耶？［马光亚．台北临床三十年．北京：人民卫生出版社，1992.］

蒲辅周心悸验案

柴某，男，46岁，1966年11月10日初诊。

心脏早跳，常感心慌不适，心电图检查为窦性心律不齐，头晕，有痰，偶有恶心，厌油腻，睡眠尚可。肝区压痛，肝功检查无异常。脉滑，舌正苔中心黄腻。属痰湿，治宜温化。

处方：茯苓三钱，半夏二钱，化橘红二钱，炙甘草五分，竹茹一钱，枳实一钱，菖蒲一钱半，炙远志一钱半，炒白芥子一钱半，生姜三片。五剂。一剂两煎，取200mL，分二次温服，一剂服两天。

11月21日二诊：药后心慌等症状减轻，食纳尚可，脉滑苔减。继服原方。

12月8日三诊：药后心慌再减，口苦，夜间舌干，大便不成形，日行一次，余均正常，脉舌同前。治宜调脾胃。资生丸15丸，每晚1丸，温开水下。

12月27日四诊：药后病情基本稳定，脉舌如前。原方七剂，煎服法同前，隔日一剂。资生丸15丸，隔日早晚各服1丸，温开水下。

按语：本例心悸，头晕，恶心，有痰，苔中心黄腻，脉滑，为痰湿夹胆火，上扰心脏。先宜温胆汤加味，化痰湿，兼清胆热；消化力弱，大便溏，为脾弱之象，脾为生痰之源，兼调脾胃，加用资生丸，标本同治。［中医研究院．蒲辅周医疗经验．北京：人民卫生出版社，1979.］

何任心悸验案

顾某，男，58岁。患者夙有慢性支气管炎，入冬以来，自感心窝部悸动不宁，久不减轻，心电图检查尚属正常。脉滑苔白，宜蠲饮治之。

姜半夏、生麻黄各30g，上两味各研末和匀，装入胶囊中。每次服2粒，蜜糖冲水吞服，一日3次。

胶囊服完后，心下悸动已瘥。又续配一方，以巩固之。

按语：本案辨证眼目，脉滑、苔白为水饮内停之证。又心悸入冬而发，阳郁宜宣，故半夏麻黄丸属方证相对，两剂而愈。［李剑颖，崔艳静，杨建宇．国医大师验案良方·肺系卷．北京：学苑出版社，2010.］

（2）心病兼以治痰：治痰之法，也可在他法之中兼以治痰。心病之虚者（阳虚、气虚、阴虚、血虚），痰多为兼证，宜主方之中佐以化痰，用药诸如瓜蒌、陈皮、茯苓、枳壳、桔梗之类。考先贤治心病之方，每佐治痰之味。王肯堂拟养心汤（柏子仁、酸枣仁、五味子、茯苓、人参、黄芪、茯神、半夏曲、当归、川芎、远志、辣桂、甘草）治疗心虚血少，因方中有参、芪、草之类，又用以治疗心气虚弱，纵观全方，除远志安神兼化痰外，还加用茯苓利水且化痰，半夏化痰以散结。天王补心丹是著名的治疗心阴不足的有效方，其中也含茯苓、桔梗、远志等化痰之品，古人之用药颇有其理，根据心可生痰的理论，心阳气虚，运血无力，血瘀津滞，自可生痰；心阴血不足，心失所养，他处之痰无疑入，故诸方之中，加以化痰之品，正是辨证思想之体现。再者，大量的中药药理研究资料表明，很多的化痰之品对心血管系统有明显作用，诸如瓜蒌、陈皮、前胡、浙贝等有明显扩张冠状动脉作用，天南星、水菖蒲有抗心律失常作用，陈皮、枳壳、枳实、茯苓有较强的强心作用等[12]，这些研究为治疗心病兼以化痰提供了现代医学依据。

（二）饮

饮是指体内水液停聚而转化成的病理产物，其质地较痰清稀。水饮变动不居，随气而行，四处为患，表里内外，无处不到，故表现多样，证候各异。水饮为病，或上干清阳，阻塞清窍；或下蓄膀胱，阻碍水道；或停聚体内，阻遏脏腑气机；或外溢肌肤，浸淫筋脉等。

1. 饮致心病

水饮可致心系多种病证。《素问·脉解》云："所谓胸痛少气者，水气在脏腑也。水者阴气也，阴气在中，故胸痛少气也。"《金匮要略·胸痹心痛短气病脉证治》以"阳微阴弦"概括胸痹心痛之病机。《医宗金鉴》谓："阳微，寸口脉微也，阳得阴脉为阳不及，上焦阳虚也；阴弦，尺中脉弦也，阴得阴脉为阴太过，下焦阴实也。凡阴实之邪，皆得以上乘阳虚之胸，所以病胸痹心痛。"这里所谓阴实之邪，主要系指痰饮水寒之类。而水饮内停，水气凌心，是导致心悸最常见的原因。《金匮要略》云："食少饮多，水停心下，甚者则悸。"刘渡舟认为："水气上冲的证机是与心、脾、肾的阳气虚衰有关，而心阳虚衰，又为发病的关键。心属火，为阳中之阳脏，上居于胸，能行阳令而制阴于下。若心阳不足，坐镇无权，不能降伏下阴，则使寒水上泛，而发为水气上冲。"

2. *治疗*

仲景于《金匮要略》中言："病痰饮者，当以温药和之。""夫短气有微饮，当从小便去之，苓桂术甘汤主之，肾气丸亦主之。"可以看出《伤寒杂病论》对水饮的治则，一是以温药和之，二是利小便。饮为阴邪，最易伤人体阳气，饮邪停留，非阳不运，非温不化，要去除饮邪，当然也离不开温药，温药可使表里阳气宣通，气化复常，旧饮去而新饮不留。利小便，使邪有出路，水饮得治。饮邪轻者，正不甚虚，邪亦不著，主要见"胸中气塞，短气"等胸阳不畅，气机不利见症者，宜茯苓杏仁甘草汤利气化饮。兼心下痞塞者，可与橘枳姜汤和胃化饮。或见冲逆之气者，宜用桂枝，方为桂枝生姜枳实汤。正气不足，尤其心脾之阳气虚衰，兼以水饮者宜用苓桂剂，代表方是苓桂术甘汤。本方可作为治疗水气胸痹心痛的主方，具体应用时，常酌情加减。仲景每于冲逆之证用桂枝，而水饮常见冲逆之象，或谓桂枝有降冲之力，其实仍是心阳温健，坐镇有权，阴霾得消的结果。若心肾阳气式微，水气凌心，而见厥悸者，宜用真武、苓桂术甘汤之辈。水饮重症亦有化热者，可用木防己汤等方。

名医验案

刘渡舟心悸验案

芦某，女，28岁。

4年前患病毒性心肌炎，经中西药治疗，病情缓解，然心悸、短气、胸闷、头眩诸症不除，且疲乏无力，面色㿠白虚浮。其舌淡胖，苔则水滑，脉沉弦而结。

辨证：此系心阳不足，水气上冲之证。由于感受外邪，以及诸种治疗，使心阳受损，水寒之气上逆故也。

治法：温养心阳，降逆消饮

处方：茯苓18g，桂枝10g，白术10g，泽泻10g，太子参15g。

守上方出入，服药12剂，诸症基本消失，脉律整齐。继以苓桂术甘善后，巩固疗效。

按语：此证乃水湿内盛，清阳不升，故去炙甘草，加泽泻。短气明显，疲乏无力，故增太子参。药简力专，体现刘老用苓桂剂的特点。太子参入心、脾、肺经，能补元气，治心悸，消水肿，故加入苓桂剂以治水气上冲性心脏病见气虚明显者，甚为合拍。刘氏在治心脏病用苓桂剂时每每加用此味，效果满意。[傅延龄．刘渡舟用苓桂剂治疗心脏病经验．中国医药学报，1990，5（4）：55－57.]

大塚敬节重度浮肿验案

1954 年的春季，我出诊到在杉并区的 S 家。S 家的住宅是很大的旧式院落，病人是这家六十五岁的主人，据说长期以来为心脏病所苦。走进病室，看到满脸胡子乱蓬蓬的病人倚靠被子坐着，眼睑高度浮肿，似乎不用手指撑开便不能睁眼。浮肿以下半身为重，特别是腰周围最显著。脉几乎触及不到，用力按压时勉强可触到细小如丝状、微弱欲绝、难以为继的脉。坐着解小便，量少，就像滴出来一般。进食后不适，便只进少量饮食。舌有少量白苔，干燥。肝脏肿大，整个心窝部发硬。

该患者从年轻时就患有心脏瓣膜病，但一直能干农活。从约十个月前，开始出现活动后气喘，逐渐加重，并出现浮肿。在附近的医生处治疗，或请心脏病专科医师诊疗，效果不明显，病情仍在恶化。有人介绍一位汉方医生来出诊。这位汉方医生尽管没有医师资格，但每天来看病人，据说除了汤药外，还制作了日花费三千日元的昂贵药物。我看了看这位医生用的药，像是加味温胆汤。加味温胆汤是用于治疗失眠症的方剂，可能是因为患者睡眠不佳而使用该方剂的吧。但该患者的失眠是因为呼吸气促不能平卧而致，使用温胆汤是不会有效果的。

我投予了木防己汤，同时合用洋地黄叶，日用量 0.2g。治疗效果非常好，服药二三天后，尿量增加，两周后下肢只余轻度浮肿，能够平卧，也能安眠了。两个月后，自己已能够到院子里散步。此时洋地黄叶日用量为 0.1g。脉虽仍结代，但已可以清楚地触摸到。后来也能够骑自行车了。

从那时到现在已经五年了，该患者好像突然想起来似的，不时来取木防己汤和洋地黄叶（日量 0.1g），说是只要服用这些药，仍然能干比较轻的农活。

去年的秋天，该患者带来一棵月桂树，种在了我家的院子里。我感受着这棵树的成长，心里非常喜悦。

有一天，该患者介绍了一位八十一岁的妇人来诊。该妇人从几个月前开始出现身体浮肿，多方治疗未见好转。最近浮肿以下半身为重，夜里每隔五分钟左右便生尿意，但实际上小便却是一滴也尿不出来，所以夜里几乎无法入睡。但尽管这样，精神状态却很好，完全不像老人，滔滔不绝地大声讲话，持续了三十分钟左右。脉象弦紧，肝脏肿大，心窝部发硬，坐位比平躺感觉舒适。尿中检出大量蛋白，心脏有二尖瓣关闭不全的表现。无食欲，咽喉有痰梗阻不适。患者的枕头旁放着毒毛花苷注射剂，并说注射了多种药物未见效果。

对于该患者，我投予了木防己汤治疗。但服药五天后，浮肿连上半身也加重了，眼睑肿胀，好像必须用手指才能撑开。家属很吃惊，但患者本人却因夜间不用再上厕所了而很高兴。于是再合用洋地黄叶，日用量 0.2g。服用五天后，浮肿减轻了一半，再服五天，重度浮肿便完全消除了。［大塚敬节．汉方诊疗三十年．北京：华夏出版社，2011.］

七、火热邪气

心在五行属火，为阳中之太阳，火热为阳邪，易伤阳脏，火热之邪伤人，最易入心，引起心火亢盛，正如《圣济总录》云："大抵心属火而恶热，其受病则易生热。"且心为君主之官，为五脏六腑之大主，《类经》云："情志之伤，五脏各有所属，然求其所由，则无不从心而发。"心气郁结，更易化热生火，引起心火亢盛。

1. 心病火热邪气理论的源流及现代研究

（1）中医对心病火热邪气的认识：心病与火热邪气相关的论述源远流长。《素问·刺热》云："心热病者，先不乐，数日乃热，热争则卒心痛，烦闷善呕。"《素问·至真要大论》云："火热受邪，心病生焉。"《素问·气交变大论》云："岁金不及，炎火乃行……民病口疮，甚则心痛。"《素问·至真要大论》云："少阳在泉……主胜则热反上行，而客于心，心痛发热。"都提示火热邪气是心病的病因之一。巢元方《诸病源候论》云："其痛悬急懊者，是邪迫于阳，气不得宣畅，壅瘀生热，故心如悬而急，烦懊痛也。"认为郁热可致心痛。金元时期。已认识到高脂饮食和饮酒是胸痹之诱因。长期恣食膏粱厚味或醇酒肥甘，膏粱生热，肥甘壅中，酒性湿热，聚湿蕴热，酿生痰浊，上犯阻遏血脉，引起胸痹心痛。如《儒门事亲·酒食所伤》云："夫膏粱之人酒食所伤，胸闷痞膈酢心。"《症因脉治·胸痛论》指出："内伤胸痛之因，七情六欲，动其心火，刑其肺金；或怫郁气逆，伤其肺道，则痰凝气结；或过饮心热，伤其上焦，则血积于内，而闷闷胸痛矣。"进一步补充情志刺激，气郁化火，犯于心君，致血脉运行不畅而心痛。明清时期心病火热邪气的病因病机理论逐渐趋于完善。李梴认为造成热证心痛的病因有郁热（寒郁为热、五志化火）、痰火（酒食积热生痰化火）、暑毒三种。《医学入门》云："厥心痛……稍久寒郁为热，或因七情者，始终是火。""热痛，内因酒食积热，痰郁发厥，手足虽冷而身热，甚则烦躁吐逆额汗。""来去痛，肺郁痰火，劳心则发热。""热，因心包络暑毒乘心，痛彻背俞，掌热。"

在治疗方面，晋代葛洪的《肘后备急方》中治疗卒心痛的方剂，有三首是纯以清热药组成的，这表明葛氏已经认识到心痛热证的存在并给予相当的重视。方中分别使用了黄连、苦参和龙胆，这三味药，均具有清热燥湿、泻火解毒的功效，以方测证，其所治心痛当属湿热、火邪所致。唐·孙思邈在《备急千金要方》记载了三首治疗"心实热"的方剂，即石膏汤（石膏、地骨皮、栀子仁、淡竹叶、茯苓、小麦、香豉）、泻心汤（人参、黄芩、甘草、干姜、黄连、半夏、大枣）、大黄黄连泻心汤（大黄、黄连、黄芩）。《古今医统大全·心痛门》曰："灵脂酒治热气乘心作痛，连茱丸治热乘心痛，山栀丸治热气乘心作痛。"《不知医必要·心腹痛列方》云："丹参饮微凉，治心痛及胃脘诸热痛。"《丹溪手镜·热烦》曰："心热日中甚，烦心，心痛，掌中热，以黄连泻心汤、导赤散、安神丸。"《医学纲目·阴阳脏腑部治发热》云：其症烦心，心痛，掌中热而哕，以黄连泻心汤、导赤散、朱砂丸、安神丸、清凉散之类治之。明·李梴《医学入门·外集·卷四杂病外感》云："心脾痛、厥心痛稍久寒郁为热，为因七情者，始终是火，此古方多以苦寒泻火为主，辛热行气为向导也。"指出心痛新发则宜温散或温利，久而化热，则治以"苦寒泻火为主，辛热行气为向导"。

清·陈士铎《辨证录·心痛门》列出了救痛安心汤（白芍、炒栀子、甘草、柴胡、贯众、乳香、没药、苍术）、栀香饮（炒栀子、荆芥、茯苓、甘草、乳香末、丹砂末、木香）治疗"火邪犯心"之心痛。江笔花《笔花医镜》中记载了心部用药："泻心猛将：石菖蒲、黄连、木通、朱砂、犀角。次将：山栀仁、连翘心、通草、车前子、竹卷心、灯心、莲子心。"

（2）现代研究：动脉粥样硬化（AS）是心血管疾病中最常见的致病因素，尤其与冠心病的关系最为密切。1999 年，Ross 教授明确提出 "AS 是一种炎症性疾病。冠状动脉粥样硬化是冠心病的病理基础，其本质是冠状动脉慢性炎症的病理过程"，这一理论目前已得到大多数专家学者的认同。近年来，很多研究表明，冠状动脉的炎症反应与火热邪气有着密切的联系。丁书文教授等[13]通过对其近 10 年来治疗的 14040 例心血管病病人进行回顾，提出了心系疾病的热毒说，认为气候环境、饮食结构、工作生活习惯、体质等较以前有所不同，易致火热之邪，同时体内脂、糖、浊、瘀等毒蕴结，变生热毒，邪气亢盛，败坏形体，损伤心及心络，导致冠心病的发生发展，具有病变复杂、骤发性烈、凶险善变、虚实夹杂、顽固难愈等毒邪致病的特点，并提出用清热解毒法治疗冠心病的新观点。洪永敦等[14]通过对 524 例冠心病患者中医证候与炎症因子的研究，提出邪毒（热）是引发冠心病的一个重要机制。陈苍舒等[15]认为，炎症反应是冠心病发生发展的重要因素，热毒痰瘀贯穿于冠心病证候始终，感染、炎症在一定程度上反映了毒邪的病理变化，且清热解毒抗炎在冠心病发生发展中的疗效也是肯定的。吴伟[16]结合现代医学对冠状动脉粥样硬化斑块与炎症、温度、病理生理研究的新进展，认为热毒痹阻心脉、热壅血瘀是冠心病的基本病机之一。

王辉、郭利平等[17]认为，AS 是血管内皮损伤后的一种慢性炎症性增生性疾病，AS 斑块是在反复的血管壁炎症损害与机体的修复过程中逐渐形成的，而许多清热解毒的方药能够作用在复杂炎症网的某一个环节，起到抗 AS 的作用。

2. 病因病机

（1）热邪入心：心居上焦阳位，为阳中之太阳，热邪亦为阳邪，易伤阳脏，故热邪侵入机体，易入心化火，产生心火亢盛的病证。如王好古认为，"心者，君火也，与邪热相接上下通"，若"动而伤暑，心火大盛"，则见"身热脉洪大"之症。陈文中亦云："其心属内火，若外受客热，内接心火，则内外俱热也。其症轻则口干舌燥，腮红面赤，重则啼叫惊掣。"

（2）饮食不节，蕴湿化热生火：饮食不节，过食辛辣厚味、肥甘酒酪，易化热生火。心为火脏，火邪上归于心，则产生心火。刘完素云："酒之味苦而性热，能养心火，饮之则令人色赤气粗，脉洪大而数，语涩谵妄，歌唱悲笑，喜怒如狂……烦渴，呕吐，皆热证也。"

（3）情志内伤，气郁化火：人的情志活动与心有密切的关系。《内经》云："悲哀愁忧则心动，心动则五脏六腑皆摇。"七情刺激，每易伤心。张介宾明确指出："情志所伤，虽五脏各有所属，然求其所由，则无不从心而发。"刘完素从"五志所伤皆热也"立论，言七情的刺激最易产生心火，如言"恐则伤肾而水衰，心火自甚"。刘氏这一论点深得后世医家赞同。张子和则从论治的角度阐明七情刺激易生心火之理，其云："谓五志所发，皆从心造，故凡见喜怒悲惊思之证，皆以平心火为主。"《苍生司命》云："焦思生心火。"吴鞠通言情志重伤，引动心火，可出现如狂的症状。

（4）水不济火：心在五行属火，位居于上而属阳；肾在五行属水，位居于下而属阴。从阴阳水火升降论之，心火须下降于肾，肾水必上济于心，心肾相交，水火既济，从而协调心肾间的生理功能。若久病或房劳过度，耗损肾阴，肾水不足，不能上济心火，则心火独亢。《太平圣惠方》云："肾主于水，心主于火，肾水枯竭，则不能制于火，火炎上行，因干于心，心气壅滞，故生于热也。"《证治要诀》言："色欲过度，水火不交，肾水下泄，心火自炎。"七情刺激，惊恐所伤，使气泄于下，精损液耗，肾水不足，亦致心火独亢。如葛雍云："经曰恐伤肾，然肾伤而虚，则心火自甚而热也。"

（5）血（阴）亏火旺：诸血者，皆属于心，心者，其充在血脉。血主濡之，是机体功能活动的物质基础。若心血不足，阴虚不能制阳，则心阳偏亢，虚火上炎，形成心火偏亢的病理状态。孙思邈曰："血弱阴虚不能养心，致心火旺。"周慎斋亦云："心血亏则心火旺。"《症因脉治》曰："心血虚不得卧之症，心烦躁乱，夜卧惊起，口燥舌干，五心烦热。此心血不足，心火太旺之证也。"

3. 治疗

（1）清心泻火法：对心火之实证，如神昏狂躁、谵语、喜笑不休、心悸闷痛、心烦失眠等，可用清心泻火法治疗，常用大黄、黄连、连翘、栀子、黄芩、牛黄等。名老中医张伯臾认为，心肌炎发病，多起于外感时邪。《内经》有"复感于邪，内舍于心"之说。心肌炎初起辨证属热毒犯心，由外感时邪、热毒内停于心，心脉痹阻而致。治疗以清热护心为法，方用银翘散加黄连、山栀、元参、丹参、赤芍[18]。

（2）清心散火法：《医学举要·杂症合论》云："火多实，则或散或清之。"针对郁火，当遵循"火郁发之"的治法。临床以肝气郁结化火多见。在五行之中，心属火，肝属木，木生火，故肝气通则心气通，肝气郁则心气结，肝火亢则心火旺，肝气衰则心气虚，正如徐用诚所说："肝气通则心气和，肝气滞则心气乏，此心病先求于肝，清其源也。"治疗此类心火病证，在清心火同时可酌情配合运用疏肝解郁散火之品，清降升散同用，以达肝郁得疏，火郁得发，心火以宁之效。临床常用柴胡、升麻等。柴胡入肝经，是治疗肝气郁结的要药。升麻生用味甘、辛、苦微寒，可促使邪毒从郁闭之处升散外达。《本草备要》认为其有"表散风邪，升发火郁"之力。

升降散是治疗火郁证的名方，其蕴含之法"火郁发之"是后世治疗火郁证的根本大法，故此方受到众多医家的重视和推崇。升降散初为温病所设，杨栗山在《伤寒瘟疫条辨》中强调，"温病亦杂气中之一也，表里三焦大热，其治不可名状者，此方主之"，在理论上揭示升降散升降阴阳、清透郁热的机理，并将此方大量用于温热病的治疗，取得了良好的临床疗效。赵绍琴教授云："其方虽为温病而立，然闻治外感及杂病诸多火郁之证亦颇多效验。本人治火郁证每多师其法而加减化裁用之，得心应手，疗效甚佳。"并指出："升降散方中药仅四味，然其配伍精当，确为'火郁发之'楷模之剂。四药相伍，寒温并用，升降相因，宣通三焦，条达气血，使周身气血流畅，则火郁之邪可得宣泄疏发矣。"[19]李士懋教授对于升降散的认识来源于赵绍琴教授，并于数十年临证中有所发展，创立了新加升降散。

李士懋教授治疗火郁型心悸常用新加升降散为治疗的基本方。新加升降散组成和参考剂量如下：僵蚕 9 ~ 15g，蝉蜕 5 ~ 10g，栀子 9 ~ 18g，豆豉 9 ~ 18g，姜黄 9 ~ 12g，生大黄 4 ~ 8g（后下），连翘 12 ~ 18g，薄荷 5 ~ 10g（后下）。方中僵蚕、蝉蜕为君，僵蚕因性平味淡，可祛风除湿，升清散热解郁；蝉蜕善宣透，清宣透达以解热；僵蚕、蝉蜕均为宣发透表之药，而其药性平和，无逼汗伤阴、助热化燥之弊。栀子、豆豉为臣，二者均为宣透胸膈郁热的要药，擅清解气分之郁热，可增宣泄郁热之力。姜黄、大黄、连翘为佐。姜黄具有活血行气解郁的功效，行气血以通达气机，热乃透发，又因郁热多为气滞所致，姜黄的用量应据气滞的不同程度来决定，气滞严重者则用量宜大；大黄清热泻火，通腑降浊，使热下趋。火郁型心悸乃是热郁于内所致，故用大黄泄热。心肺位于上焦，若其气机能够畅达，则郁热可透而病解。重用连翘者，因其"升浮宣散，流通气血，治十二经血凝气聚"（《医学衷中参西录》），且发汗之力柔和，可清热解毒，入心经且散热结，升浮宣散，透热外达。少用薄荷为使，乃是运用其辛凉宣散的功效，使之解郁、疏风、透热[20]。诸药合用，使气机得以展布，郁热得以清宣透达。

（3）滋阴降火法：对肾水不足而致心火旺盛，出现心烦不寐、心悸不安、头晕耳鸣、五心烦热、舌红少苔、脉细数者，宜甘寒滋养肾水，壮水之主，以制阳光。常用滋阴降火之品如生地黄、元参、麦冬之类。

刘渡舟心悸九法中提出心肾阴虚，心火亢盛证型，症见心烦，心悸，口渴，舌红，脉细数。治宜泻心火，滋肾阴，方用黄连阿胶汤治疗。张伯臾教授认为，心律失常中数（促）脉多见于阴虚心火旺者，治疗当以养阴清心为主，即便欲用复脉汤，亦多去桂、姜、酒，而重用养阴清热之味。这种情况在心肌炎中见到最多，热盛者甚至可用犀角地黄汤类。张伯臾曾诊治一例急性心肌炎病人，症见热盛，口干，早搏时多时少，脉数大促，舌红干，激素面容，久服西药无效。用犀角（广犀角）地黄汤加味而控制病情，并撤去激素。陈良夫曰："心主一身之火，肾主一身之水，心与肾为对待之脏。心火欲其下降，肾水欲其上升，斯寤寐如常矣。寤多寐少，悸动不宁，甚则惊惕，是心火之亢，亦肾水之亏也。"[21]陈良夫治疗一例肾水亏耗、心火亢盛失眠患者，拟养心阴，滋肾水，合清降之法，以制首乌、阿胶、生地黄、制丹参等补肝肾、养心阴以壮水制火，酸枣仁、炙远志宁心安神，辰灯心淡渗清心，引热下行，磁石、龙齿、牡蛎镇阳火之亢扰，加以怡情静摄，见速效[22]。

（4）祛痰降火法：痰火扰心，心热火旺之惊悸不安、狂躁妄动、喉间痰鸣等症，用化痰清热之法，以利痰凉惊，则心火自平。可用礞石滚痰丸泻火逐痰，或用生铁落饮镇心除痰，宁神定志。常用祛痰药物如胆南星、半夏、青礞石等。

（5）清心安神法：《素问·灵兰秘典论》云："心者，君主之官，神明出焉。"《素问·至真要大论》又云："诸躁狂越，皆属于火。"心主神明，位居胸中，心火亢盛，侵扰神明，则导致心火扰神证，临床以神志改变为主要特点，轻者心神不宁，重则神志错乱，症见心烦、心悸、失眠、狂躁、谵语甚至昏迷等，治宜清心安神。对于神志异常的轻症，用朱砂安神丸镇心安神，泻火养阴。若为温病邪热，内陷心包，神昏谵语者，宜用安宫牛黄丸清热开窍，泻火解毒。

名医验案

李士懋心悸验案

患者，男，19 岁，2014 年 3 月 14 日初诊。

心悸、胸闷 1 年，加重 2 周。

1 年前因感冒出现心悸、胸闷，心率 112 次/分，心电图示窦性心动过速、ST - T 段改变，心肌酶增高（具体数值不详），诊为"心肌炎"，经治疗（具体诊疗过程及用药情况不详）及休息后有所缓解。2 周前因劳累致心悸、胸闷症状加重。刻诊：心悸，胸闷，头晕，烦躁，乏力，失眠，饮食、二便尚可，舌红，苔黄腻，脉沉躁数寸旺（旺为有余之意，多提示实证）。肌酸激酶同工酶（CK - MB）82U/L，心率 106 次/分，心电图示窦性心动过速、ST - T 段改变，血压 135/80mmHg。

西医诊断：心肌炎。

中医诊断：心悸。

辨证：郁热内扰，兼有湿热。

治法：清透郁热，祛湿。

方药：新加升降散加减。

僵蚕 12g，蝉蜕 6g，栀子 10g，豆豉 12g，姜黄 9g，生大黄 4g（后下），连翘 12g，薄荷 5g（后下），茵陈 15g，滑石 12g。14 剂，每日 1 剂，水煎，分早晚两次口服。

2014 年 3 月 28 日二诊：睡眠改善，烦躁、乏力好转，心悸、胸闷、头晕减轻大半。脉弦滑，舌红，苔薄黄微腻。法宜清透郁热，着重祛湿。上方去大黄、连翘，加佩兰12g，石菖蒲8g。14剂，每日1剂，水煎，分早晚两次口服。

2014年4月11日三诊：心悸、胸闷、头晕诸症皆减，睡眠改善，寝卧稍安，烦躁好转，乏力改善较明显。脉弦滑，舌稍红，苔薄黄。二诊方加西洋参6g，麦冬15g。14剂，每日1剂，水煎，分早晚两次口服。

2014年4月25日四诊：偶有心悸、胸闷，失眠明显缓解，乏力改善。心率86次/分，血压130/80mmHg。复查心电图示窦性心律。CK－MB20U/L。脉滑，舌淡红，苔薄黄。效不更方，守三诊方，14剂，每日1剂，水煎，分早晚两次口服。

四诊后随访两个月余，患者已无心悸、胸闷、头晕等症，其余诸症皆好转，查心电图正常，CK－MB20U/L。

按语：患者初诊时，脉沉躁数寸旺，沉主气郁不畅，热邪不得透达，此为热郁。此火郁甚者，切不可误为阴脉妄予温补，犯实实之戒。热郁于内，脉当躁数。寸旺当示其病位居于上，发于心肺。心悸、胸闷、眠差等，乃郁热上扰胸膈，心神不宁所致。头晕等症状皆因郁热上炎头面使然。其乏力者，盖因患者年少，气血不甚充实，且病程达一年之久，郁热内耗气血所致。《素问·六元正纪大论》云"火郁发之"，故治疗宜清透，清者即清泄郁伏之火热，透者即"祛其壅塞，展布气机"。郁火之清不同于火热燔灼者，不能过于寒凉，以防冰伏气机，使郁热更加遏伏，必以透为先，佐以清之。方宜选用新加升降散。该患者1年前因感冒出现心悸、胸闷等症，为祛邪未净，郁伏化热，扰于胸膈，窒塞气机而致。新加升降散中栀子、豆豉宣透胸膈郁热，可治心烦不得眠、胸中窒等，再与其他药物配合以增强清透之力。而据舌象知，舌红、苔黄腻当为火郁夹湿，故加茵陈、滑石化痰祛湿之品。二诊脉已不沉，提示气机已畅，然脉转弦滑，舌红，苔薄黄微腻，则为火郁尚未清透，痰湿之象显现，故方去大黄、连翘泻火通下之品，加佩兰、石菖蒲清热化痰之药，以增强透郁化湿之功。三诊舌稍红，苔薄黄，示其内湿、火郁尚存，故仍守上方，但因病久，恐郁热伤气阴，故酌加西洋参、麦冬滋其气阴，西洋参、麦冬二药轻清灵透，能滋阴而不助邪。四诊后随访心悸、胸闷消失，诸症皆好转。［马凯，王四平，孙敬宣，等. 李士懋运用新加升降散治疗火郁型心悸经验. 中医杂志，2021，62（12），1020－1023.］

张灿玾不寐验案

庄某，女，老年。

患心脑血管疾病若干年，睡眠欠佳，曾多次经医院检查治疗，近因失眠，去医院诊治，经查，心脑血管疾病如故，唯尿检有潜血，身体及精神状况尚可，大便不畅，经服中药（太子参30g，白术20g，黄连12g，知母15g，石韦15g，砂仁3g，大黄3g）多剂无效，心烦头晕，失眠较重，口干裂，舌红苔黄，脉象左手寸关滑动，尺沉弱，右手沉弦。此肝阳上亢，心与小肠火盛，气津两伤，神不守舍，首当清心安神，滋阴降火，以缓浮动之火，润胃肠之燥。

生地黄15g，知母10g，黄连6g，黄芩6g，白芍10g，阿胶10g（烊化），炒酸枣仁5g，合欢花10g，莲子心3g，淡竹茹 10g。水煎温服，每日 1 剂。

复诊：服上方 2 剂后，大便正常，口燥及心烦等症均减轻，睡眠时间亦增加，自觉较以前所服诸药舒适，唯头部有时发晕，尿检有潜血（＋＋），舌红润，脉象有所缓和。此心火有所衰减，气津增盛，神渐归舍，然下焦之热有伤营之患，再用前方，加小蓟 10g，五味子 6g，水煎温服。

复诊：服上方 5 剂后，睡眠已大有好转，其他证候均亦大减，精神亦甚佳，唯口腔溃疡较明显，此气津虽有所恢复，然心与小肠之火仍未尽熄，继以前方加减。

生地黄 15g，知母 10g，玄参 10g，黄连 6g，黄芩 6g，白芍 10g，阿胶 10g（烊化），炒酸枣仁 15g，合欢花 10g，莲子心 3g，淡竹茹 10g，五味子 6g。水煎温服，每日 1 剂。

复诊：服上方数剂后，诸症均已大好，嘱继服数剂，以巩固前功。

按语：此案系一久有心脑血管疾病（冠心病、高血压等）的患者，病情比较复杂，主要的病候为失眠、口干、心烦、便干等，乃心与小肠之火旺，气津虚损所致。

根据病情，取仲景先生《伤寒论》黄连阿胶汤加减用之，特加生地黄、知母、玄参等，以助白芍养阴生津之力，又加莲子心、淡竹茹等，助芩、连泻热除烦之用，再加炒酸枣仁、合欢花以安神归合。加药虽多，仍不失黄连阿胶汤之本义。

考不眠之病，证出多端，或心脾两虚，或心肾不交，或肝胆火旺，或惊恐伤身，或血滞神越，或胃气不和等，种种不一，重在医者"谨守病机，各司其属，有者求之，无者求之，盛者责之，虚者责之"，自可得其要领也。［张灿玾，张灿玾医论医案纂要．北京：科学出版社，2009．]

赵廷玉昏迷验案

伏邪遏而不伸，化热入营，逆传心包，危如风烛，舌灰脉细，间或呃逆，刻刻可虞，谨防痉厥致变，姑拟一方，以尽人力。

安宫牛黄丸，用藿梗、郁金、连翘、鲜菖蒲、降香屑煎汤送下。

复诊：狂势稍平，神识未清，仍在险要。再拟一方，尽其人力。

连心连翘、制半夏、石菖蒲、天竺黄、川贝母、橘络、青礞石、瓜蒌霜、制南星、黄郁金。[鲁兆麟，严季澜，王新佩．中医古今医案类编·心肾病类．北京：中国建材工业出版社，2001．]

八、心神失调

心主神明，居五脏六腑之上，是人体生命活动的主宰，具有统辖、整合、协调脏腑的功能。若心主无威，心神失调，则脏腑气机紊乱。虚证之气血阴阳不足，致心无所养，神无所归；实证之瘀血、痰饮阻滞血脉，火热邪气影响心神，皆可出现心神不宁，出现"主不明则十二官危"。心神统率魂、魄、意、志诸神，是精神活动的主宰。心神失调影响人的精神活动，精神活动异常则会导致脏腑气机紊乱，进一步影响心系疾病的预后。反之，人体脏腑气机紊乱，脏腑功能失调，会导致心神失调，加重心系疾病。心神失调对心系疾病的影响很大，治病当先调摄心神非常重要。

不论何种原因使心不能主神志，则出现神志、精神的改变，轻则心悸、气短、神疲乏力、心烦失眠、多梦健忘，重则狂躁、昏迷、谵语甚至一厥不返而死亡。唐容川《血证论·脏腑病机论》对此有论述："心者，君主之官，神明出焉……血虚，则神不安而怔忡；有瘀血，亦怔忡；火扰其血，则懊侬；神不清明，则虚烦不眠，动悸惊惕；水饮克火，心亦动悸；血攻心，则昏迷，痛欲死；痰入心，则癫；火乱心，则狂。"

1. 药物疗法

血是濡养心神的基础物质，而脉是血液运行的通道，阳气是血液运行的动力，心神失调均建立在或虚或实的病理基础之上，因此治疗时需辨证论治，心神共调。究其治法，血运失常者，或补心气、助心阳，或滋心血、充心脉，鼓动血行，或活血化瘀、涤痰除湿以通血络。神明失主者，可养心血、滋心阴，或清心火以安心神。宁心安神药物主要分为重镇安神和养心安神两类。前者多为质地沉重的介石类物质，如琥珀、磁石、生龙骨、生牡蛎等，多用于心悸失眠、惊痫发狂、烦躁易怒等阳气躁动、心神不安的实证；后者多为植物类，如酸枣仁、柏子仁、茯神、灵芝等，有养心作用，用于心神失养所致的心悸怔忡、失眠多梦等神志不宁的虚证。还有些药物可以直接对精神情志方面的病变起作用。如《养生论》云："合欢蠲忿，萱草忘忧，愚智所共知也。"说明合欢花具有解郁悦心、安神治失眠的作用，萱草可使人抒情忘忧，故又被称为忘忧草。又如人参"养精神，定魂魄，止惊悸，开心益神"；龙眼肉"主安志……久服强魄聪明"；远志可"治健忘，安魂魄，令人不迷"等。这些药物在辨证后与其他药物同用可增强疗效。李峰等[23]用统计学方法对叶天士《临证指南医案》中治疗郁证的方药进行研究，分析、归纳叶天士治疗郁证的用药特色，结果显示叶天士治疗郁证以心为重，强调对心神的调养，兼及肝脾，疏肝与实脾同行。其所选药物归经以心经为多，心者，神明出焉，主宰一身之精神情志，高频药物中牡丹皮、郁金入心经以清心凉血，远志配茯神以交通心肾，安神定志，其法虽异，但调摄心神的目的相同。张锡纯在对心病治疗中认识到，形与神是相互影响且密不可分的，因此其治疗心病皆为形与神兼治。其治疗心虚怔忡的定心汤中用龙眼肉补亏损之心血，枣仁、柏仁补心气之不足，更用龙骨入肝以安魂，牡蛎入肺以定魄，魂魄者心神之左辅右弼也，与山萸肉并用，能收敛心气之耗散。又恐用药过于补敛，故少加乳香、没药以流通气血。配伍安神药物是心脏病变治法所独有，与治疗其他脏腑方剂有所不同，这也再次体现了心为君主之官的重要性及特殊性。

2. 情志疗法

中医注重形神合一，即心神活动状态与人的身心健康和疾病的发生发展及转归有密切关系。《内经》云："心者，五脏六腑之大主也……故悲哀愁扰则心动，心动则五脏六腑皆摇。"七情所伤，虽分五脏，但必归于心，各种情志刺激，在影响本脏的同时，都会影响心的功能。情志疗法对心系疾病的治疗有非常重要的作用。在诊疗过程中，医者面对患者时要做到心无旁骛，神气内敛，对患者神色做细致的观察，用心去和患者交流，注重建立和患者的互信关系，注重调整患者的的精神状态。纵观《内经》及历代医家所论，按其作用特点的不同，可将情志疗法归纳为以下几种方法：

（1）情志相胜法：所谓情志相胜法，是指医生运用各种手段和方法，有意识诱发或激起患者某种新的、暂时性的剧烈情志反应，以抵消或抑制、解除患者原有的、持久而强烈的病理性情感活动的情志疗法。中医学认为，情志与其他药物和现象一样，也有着五行的属性。由于五行之间均存在着相互制约的关系，因此，不同属性的情志活动之间，也存在着相互制约的关系，情志相胜疗法正是根据情志的五行属性及其胜制的规律，有意激发所胜之情制其有余，以恢复或重建其心身平衡，达到治疗有关心身疾患的目的。早在《内经》中就指出了情志治疗中的五行制约法则，即"怒伤肝，悲胜怒；喜伤心，恐胜喜；思伤脾，怒胜思；忧伤肺，喜胜忧；恐伤肾，思胜恐"。后代医家在此基础上发挥使用，积累大量的中医心理治疗经验。如宋金时代张子和在《儒门事亲》中主张："悲可制怒，以怆恻苦楚之言感之；喜可治悲，以谑浪戏狎之言娱之；恐可制喜，以恐惧死亡之言怖之；怒可治思，以污辱欺罔之言触之；思可以治恐，以虑彼志此之言夺之。"诚如吴崑在《医方考》中所说："情志过极，非药可愈，须以情胜，《内经》一言，百代宗之，是无形之药也。"

须注意的是在运用以情胜情疗法时，要注意掌握情绪刺激的强度，或采用突然的剧烈刺激，或进行持续不断的强化刺激，以中和、压倒病理性情志因素为度，同时还须注意避免这种刺激可能带来的新的身心问题。

（2）顺意法：所谓顺意法，就是指顺心、满足患者的某些意愿以解决其致病心理的一种精神情志疗法。人类的一切活动，都是为了满足其生理或心理上的需求。诸如饥而欲食、渴而欲饮、目欲接物、耳欲闻声、劳倦图逸、静极思动、男女婚嫁以及事业抱负等种种需求和欲望的满足与否，不仅会影响人们的情绪与行为，甚而造成疾病。对这类疾病，用语言开导、情志相胜或药物针砭往往难效，正如《内经》指出，只有"闭户塞牖，系之病者，数问其情，以从其意"，告诫医生要以诚恳的态度，不厌其烦地启发和诱导患者，倾听那些深沉隐曲之事，而尽量顺其意愿，使患者情志舒畅而得愈。如明代外科名医陈实功曾治一少女身患瘰疬，坚硬如石，发热咳嗽，月经断绝。诊其脉，知必有心因，细询其故，乃由倾心于某男，父嫌男方家贫而不允，遂郁闷而渐成疾。陈氏将此情告其父，并曰欲愈病，当先治心，其父遂许其婚事，婚后三月，诸症大减。

值得注意的是，在运用此疗法时，医生应具有敏锐的判断力，通过查颜观色洞悉患者的各种意愿，正确地分析其合理与否，利弊怎样，客观条件是否允许。对于患者某些不合理或者客观条件尚不允许而难以实现的意愿、要求等，则要进行疏导说服工作。

（3）语言开导法：语言开导法是针对患者的病情及其心理状态、情感障碍等，采取语言交谈方式进行说理疏导，以纠正其不良情绪的一种心理治疗方法。《灵枢·师传》指出："人之情，莫不恶死而乐生，告之以其败，语之以其善，导之以其所便，开之以其所苦，虽有无道之人，恶有不听者乎?"这句话包含了四个方面的内容：一是"告之以其败"，即指出疾病之所在及其危害，引起患者对疾病的注意，使患者对疾病有正确的认识和态度。二是"语之以其善"，即指出只要与医务人员配合，治疗及时，措施得当，是可以恢复健康的，以增强患者战胜疾病的信心。三是"导之以其所便"，即告诉患者如何进行调养，指出治疗的具体措施。四是"开之以其所苦"，即解除患者消极的心理状态，放下不必要的思想包袱，克服内心的苦闷、焦虑和紧张。充分调动患者的主观能动性，促进患者自身心理转化，从而达到"虽未服药，已觉沉疴去体"之功。本疗法是临床应用最广泛的心理治疗方法，对各种疾病的治疗均具有相当重要的意义，具有药物疗法不可替代的治疗作用，辅以言语开导可以提高疾病治愈率。

（4）移情易性法：即医者借用各种方法，转移或分散患者的注意力，使患者避免与不良刺激因素接触，借此调理和纠正气机紊乱的病理状态，使之摆脱不良情绪的一种治疗方法。《临证指南医案》所谓"情志之郁，由于隐情曲意不伸……盖郁证全在病者能移情易性"，即是谓此而言。①凡分散病人对某种心理痛苦或疾病的注意力，使思想焦点从病所转移于他处，或改变周围环境，使之不与不良刺激因素接触，或改变病人内心虑恋的指向性，使其从某种情感转移于另外的人、物、事上，即谓之为"移情"。在不少情况下，一些导致疾病的境遇或情感因素，常成为患者心身机能相对稳定的刺激灶，它反复地作用于心身机能，使之日趋紊乱，而这种紊乱又强化着这类刺激作用，以致形成恶性循环，使病灶迁延难愈。如一些患者由于对自身疾病的过分在意及强烈的紧张焦虑，常成为疾病久病不愈的关键所在。对此，可借助此疗法，有意识地转移患

者的病理性注意，以消除或减弱它的不良刺激作用。类似情况
十分多见，因此在临证时，医生是否善于转移这类患者的注意
力，往往关系着治疗的成败。②通过学习、工作或娱乐等活
动，扫除病人内心的杂念，或改变其错误的认识与情绪，或改
变其不良的生活习惯与思想意识等，可称为"易性"。正如
《续名医类案》所说："失志不遂之病，非排遣性情不可。"移
情易性的具体方法很多，应根据病人的不同病情、不同心理和
不同的环境条件等而采用不同的措施。诸如改变工作、学习、
生活环境，经常开展文娱活动等，以达到转移意念、陶冶性
情，从而促使心理健康。

（5）意示疗法：意示疗法是指医生采用语言、行为等方
式诱导病人，使病人在不知不觉的状态下接受某种"暗示"，
遵从医生的意念，从而改变其情志和行为，以达到预期治疗效
果的一种心理治疗方法，现代心理学亦称之为"暗示疗法"。
它包括两种方法：①语言意示：即巧妙运用语言，暗示某些有
关疾病的情况，使患者无意中加以了解，从而消除心因，树立
起战胜疾病的信心，改善不良的情感状态。如众所周知的
"望梅止渴"典故。在临床上，医生若能巧妙地运用语言意
示，就能帮助、诱导病人自觉地接受医生的治疗性意见，主动
树立某种信念，或改变其情绪和行为，从而达到治疗的目的。
②借物意示：是指借助于一定的药物、针灸或物品，暗示出某
些现象或事物，以解除患者心理症结的方法。《素问·调经
论》中就有一段生动的叙述："按摩勿释，出针视之，曰我将
深之，适人必革，精气自伏，邪气散乱。"安慰剂的作用就是
通过这一途径实现的。值得注意的是医生在运用此法时，须谨

慎、灵活，应针对患者的心理活动特点而有选择性地应用。

（6）精神摄养法：《素问·上古天真论》指出："恬淡虚无，真气从之……是以志闲而少欲，心安而不惧，形劳而不倦……是以嗜欲不能劳其目，淫邪不能惑其心，愚智贤不肖，不惧于物。"此即强调了精神摄养的重要性。注意自身的精神调养，对于防病、疗病、养生均具有特殊意义。精神摄养包含了宁神静志疗法、修身养性疗法。

名医验案

王中阳癫狂验案

一妇，疑其夫有外好，因病失心，狂惑昼夜，言语相续不绝，举家围绕，捉拿不定。王投滚痰丸八十丸，即睡不语。次夜再进一服，前后两次，逐下恶物，患人觉知羞报，遂饮食起坐如常，五七日能针指，终是意不快。王虑其复作，阴令一人于其前对旁人曰：可怜其妇人，中暑暴死。患者忻然，问曰：汝何以知之？说者曰：我适见其夫备后事也。患者有喜色，由是遂痊。王再询其家人曰：患者月水通否？其姑曰：近来月余不进饮食，瘦损羸劣，想不月也。王曰：如血稍鲜时，即来取药。既而报曰：血间鲜矣。即令服婚合门中滋血汤止之，再服增损四物汤，半月全安，更不举发。［鲁兆麟，严季澜，王新佩．中医古今医案类编·心肾病类．北京：中国建材工业出版社，2001．］

叶天士郁证验案三例

于，五五。郁损心阳，阳坠入阴，为淋浊。由情志内伤，即为阴虚致病。见症乱治，最为庸劣。心藏神，神耗如惯，诸窍失司，非偏寒偏热药治，必得开爽，冀有向安。服药以草木功能，恐不能令其欢悦。

妙香散。

陆，二六。心脾气结，神志不清。

人参、桔梗、乌药、木香各三分，磨汁。

又夜服白金丸。

又久郁，心脾气结，利窍佐以益气。

人参、石菖蒲、龙骨、枣仁、远志、茯神。

季，六九。老年情志不适，郁则少火变壮火，知饥，脘中不爽，口舌糜腐，心脾营损，木火劫烁精华，肌肉日消。唯怡悦开爽，内起郁热可平。但执清火苦寒，非调情志，内因郁热矣。

金石斛、连翘心、炒丹皮、经霜桑叶、川贝、茯苓。

接服养心脾之营，少佐苦降法。

人参、川连、炒丹皮、生白芍、小麦、茯神。［叶天士著，苏礼等整理．临证指南医案．北京：人民卫生出版社，2006．］

张伯礼心悸（慢性心衰）验案

患者，女，63 岁。2017 年 1 月 29 日，因心悸、心前区胀痛、气短 2 年就医。

2 年前，因劳累及思虑过度后出现心悸，心前区胀痛 2～3 秒，可自行缓解，无伴大汗出、头晕、发热。曾到天津胸科医院就医，诊为"心房纤颤，心功能 2 级"。服药治疗效果欠佳，今来门诊就医。目前时心悸，气短，神疲乏力，每因劳累和思虑诱发。胃纳一般，餐后嗳气脘胀，二便正常，夜眠多梦易醒。舌黯红，苔白腻，脉细。

中医诊断：心悸，心衰（气阴两虚，痰瘀阻络）。

治法：益气养阴，祛湿化痰。

处方：沙参 20g，麦冬 15g，五味子 6g，茯苓 15g，玉竹 20g，半夏 15g，黄连 15g，吴茱萸 5g，佛手 12g，丹参 30g，郁金 15g，降香 15g，延胡索 15g，女贞子 15g，墨旱莲 15g，苦参 15g，砂仁 12g，生龙齿 30g，10 剂，一剂煮三次，分四次两天喝完。

二诊：2017 年 3 月 25 日。服药后房颤发作频次减少，偶有胸闷痛，胃纳一般，二便正常，夜眠较前改善。舌红，苔黄腻，脉细。

中医辨证：心血瘀阻，湿热阻滞。

治法：活血宁心，祛湿和胃。

处方：茵陈 15g，苍术 12g，白豆蔻 12g，半夏 15g，黄连 15g，青蒿 15g，丹参 30g，玉竹 20g，郁金 15g，女贞子 15g，墨旱莲 15g，苦参 15g，葛根 15g，薏苡仁 20g，砂仁 15g，淫羊藿 15g，酸枣仁 30g，首乌藤 30g，生龙齿 30g，10 剂，一剂煮三次，分四次两天喝完。

三诊：2017 年 10 月 24 日。为求根治，患者于 2017 年 6 月在某医院行射频消融术治疗阵发性房颤，手术顺利出院。2017 年 9 月 15 日，心悸再发，在天津第四中心医院行动态心电图检查：①窦性心律；②偶发房性早搏（偶见成对）；③短阵房性心动过速；④偶发室性早搏；⑤ST－T 改变（ST 段于 Ⅱ、Ⅲ、aVF、V_2、V_3、V_4、V_5、V_6 导联低 0.05～0.10mV）；⑥心率变异性偏低。

刻下自觉心悸、胸闷，神疲乏力，胃纳一般，二便正常，情绪悲观，失眠焦虑，舌淡红，苔薄黄，脉细弱。自服倍他乐克、稳心颗粒控制心率。

中医辨证：心血瘀阻，湿热阻滞。

治法：活血宁心，祛湿和胃。

处方：茵陈 15g，苍术 12g，白豆蔻 12g，半夏 15g，黄连 15g，青蒿 15g，丹参 30g，玉竹 20g，郁金 15g，女贞子 15g，墨旱莲 15g，苦参 15g，干姜 15g，葛根 15g，薏苡仁 20g，砂仁 15g，淫羊藿 15g，桑寄生 15g，酸枣仁 30g，首乌藤 30g，合欢花 15g，生龙齿 30g。

服药 10 剂后，自觉神疲乏力明显减轻，心悸胸闷减轻，病情逐渐恢复。

按语：患者因劳力及劳神耗伤心之气阴，心失所养，引发心悸、心衰。张老师认为：患者因劳获病，病程较短，虚损不甚。时值冬令，乃扶正佳期。心悸总以瘀血阻络、血不养心为核心，活血养心要贯穿始终，宜攻补兼施。用生脉散加玉竹、茯苓补益心之气阴以养心神，苦参抗心律失常以宁心安神，左金丸合半夏、砂仁和胃祛湿以安心神，佛手、丹参、郁金、降香、元胡行气活血，去瘀生新，以养心神，二至丸合生龙齿交通阴阳，以补肾镇心安神。用药配伍，多法并举，实现心神同调，效果显著。二诊，见气阴亏虚得以纠正，症状减轻，然痰瘀阻络，郁久化热，已见舌红、苔黄腻之征象。张老师选茵陈、苍术、白豆蔻、半夏、黄连、薏苡仁、砂仁辛开苦降，祛湿化痰以安心神，丹参、玉竹、郁金、葛根活血养阴以养心神，苦参抗心律失常以宁心定悸安神，二至丸合淫羊藿、酸枣仁、首乌藤、生龙齿交通阴阳以补肾养阴，镇心安神。药理证明，青蒿能减慢心率，抑制心肌收缩力，缓解心衰症状。三诊，患者射频消融没有达到预期效果，情绪悲观，失眠焦虑。张老师婉言规劝，温言鼓励，以喜胜悲，缓解悲观心态，加用合欢花等进一步改善失眠焦虑。用茵陈、苍术、白豆蔻、半夏、黄连、干姜、薏苡仁、砂仁辛开苦降，祛湿化痰以安心神。丹参、玉竹、郁金、葛根活血养阴以养心神，苦参抗心律失常以宁心定悸安神，二至丸合淫羊藿、桑寄生、酸枣仁、首乌藤、合欢花、生龙齿交通阴阳以补肾养阴镇心安神，缓解焦虑失眠。本案展现了张老师依据季节定攻补，依据病情病势及时转换补泻，依据情志制胜调心态，采用益气养阴安神、祛湿化痰安神、活血养阴安神、宁心定悸安神、交通阴阳安神、补肾安神、镇心安神等多法并举调心神的治疗慢性心衰的心神同调学术思想。［刘强，金鑫瑶，江丰，等．从心主神明探讨张伯礼治疗慢性心衰的心神同调临床经验．环球中医药，2019，12（3）：407－409.］

第三节　心病常用经方论析

一、四逆汤

四逆汤是张仲景《伤寒论》中之名方，更是备受历代医家推崇的温里回阳剂。四逆汤可用于治疗辨证属心阳虚衰的多种心系疾病，现代临床中本方治疗心力衰竭的报道较多，疗效显著。

（一）条文解读

四逆汤出自《伤寒论》，其条文出现在除少阳病篇的其他各篇中，原著条文如下：

脉浮，自汗出，小便数，心烦，微恶寒，脚挛急……若重发汗，复加烧针者，四逆汤主之。（29）

伤寒，医下之，续得下利清谷不止，身疼痛者，急当救里；后身疼痛，清便自调者，急当救表。救里宜四逆汤，救表宜桂枝汤。（91）

病发热，头痛，脉反沉，若不瘥，身体疼痛，当救其里，宜四逆汤。（92）

脉浮而迟，表热里寒，下利清谷者，四逆汤主之。（225）

自利不渴者，属太阴，以其脏有寒故也，当温之，宜服四逆辈。（277）

少阴病，脉沉者，急温之，宜四逆汤。（323）

少阴病，饮食入口则吐，心中温温欲吐，复不能吐，始得之，手足寒，脉弦迟者，此胸中实，不可下也，当吐之。若膈上有寒饮，干呕者，不可吐也，当温之，宜四逆汤。（324）

大汗出，热不去，内拘急，四肢疼，又下利厥逆而恶寒者，四逆汤主之。（353）

大汗，若大下利而厥冷者，四逆汤主之。（354）

下利，腹胀满，身体疼痛者，先温其里，乃攻其表。温里宜四逆汤，攻表宜桂枝汤。（372）

呕而脉弱，小便复利，身有微热，见厥者难治，四逆汤主之。（377）

吐利，汗出，发热，恶寒，四肢拘急，手足厥冷者，四逆汤主之。（388）

既吐且利，小便复利而大汗出，下利清谷，内寒外热，脉

微欲绝者，四逆汤主之。（389）

四逆汤方：甘草二两（炙），干姜一两半，附子一枚（生用，去皮，破八片）。上三味，以水三升，煮取一升二合，去滓，分温再服。强人可大附子一枚，干姜三两。

综观上述条文，四逆汤证病机为里阳虚内寒。有素体阳虚患者，一病即出现太阴、少阴虚寒证，表现为阴寒内盛之呕、利、厥、脉沉微等症，如277、323、324、377、388、389条。有因误治而转入少阴者，如29条，阴阳不足在先，又误用发汗攻表之剂，或一汗再汗，甚至烧针劫汗，致使阳气损伤更甚。正如张遂辰所言："脉浮，自汗出，小便数而恶寒者，阳气不足也。心烦、脚挛急者，阴气不足也。阴阳血气俱虚，则不可发汗。"有大汗、大下利误治伤阳，以至阳衰阴盛致厥，如354条。有因体虚外感或表证误下出现的表里同病，里证为虚寒时，先温其里，乃攻其表，温里宜四逆汤，攻表桂枝汤，如91、92、225、353、372条。

阳气衰微，阳气不能达于四末，故手足寒；寒主收引，故四肢拘急；寒邪阻滞经脉，故身痛，四肢痛；中阳衰微，升降失调，故或吐或利，或吐利交作；不能腐熟水谷，故腹胀，下利清谷；太阴主湿，阳虚寒湿甚，故自利，但不渴；少阴病初起时有"心烦"的表现，为不足之阳与邪气斗争的表现。若素体阳虚而误汗、过汗，表卫阳气随汗外泄，阳虚不能温煦固摄，则恶寒自汗；下焦虚寒，气化无力，故小便数；阳气大虚，虚阳被阴寒所迫而浮越于外，故发热；不能鼓动血行，故脉沉或迟或微欲绝。上述见症反映阳气衰微、阳气不固及虚阳外浮的病变表现。治疗以温阳散寒、回阳救逆的四逆汤。

（二）方药解读

1. 四逆汤方义

《内经》云："寒淫于内，治以甘热。"又曰："寒淫所胜，平以辛热，佐以苦甘。"阳虚内寒之甚者，非纯阳之品不能破阴寒而复阳气。方中附子可温壮诸脏腑经脉之阳气。《本草正义》曰："附子，本是辛温大热，其性善走，故为通行十二经纯阳之要药，外则达皮毛而除表寒，里则达下元而温痼冷，彻内彻外，凡三焦经络，诸脏诸腑，果有真寒，无不可治。"上助心阳以通脉，中温脾阳助健运，下补肾阳而破阴，为"回阳救逆第一品药"。干姜温中散寒，与附子相配，一走一守，气味雄厚，扶肾阳而破阴，相须为用，后世有"附子无干姜不热"之说。炙甘草性温味甘而补，正合辛甘化阳之经旨，补脾胃而调诸药，且可缓姜、附燥烈辛散之性，使其破阴复阳而无暴散之虞。

历代医家均认同四逆汤温阳散寒、回阳救逆之功效，但对其君臣佐使的理解不尽相同。成无己《伤寒明理论》言："甘草味甘平，《内经》曰：寒淫于内，治以甘热。却阴扶阳，必以甘草为主，是以甘草为君。干姜味辛热，《内经》曰：寒淫所胜，平以辛热。逐寒正气，必先辛热，是以干姜为臣。附子味辛大热，《内经》曰：辛以润之。开发腠理，致津液通气也。暖肌温经，必凭大热，是以附子为使。"《医宗金鉴》亦云："君以炙草之甘温，温养阳气，臣以姜、附之辛温，助阳胜寒。"另一种意见，如许宏在《金镜内台方议》中说："今此四逆汤，乃治病在于里之阴也。且下利清谷，脉沉无热，四肢厥逆，脉微，阳气内虚，恶寒脉弱，大吐大下，元气内脱，若此诸证，但是脉息沉迟微涩，虚脱不饮水者，皆属于少阴也。必以附子为君，以温经济阳，以干姜为臣辅佐之，甘草为使，以调和二药而散其寒也。"原方中四逆汤何为君药其实并不重要。何为君药主要取决于疾病的标本缓急，疾病发展的不同阶段，患者所表现的症状及其主次等，此为后学究学之要。

2. "四"字释义

对于四逆汤之"四"字的解释有以下几种：

（1）作"四肢"解：成无己曰："四逆者，四肢逆而不温也。四肢者，诸阳之本，阳气不足，阴寒加之，阳气不相顺接，是致手足不温而成四逆。此汤伸发阳气，却散阴寒，温经暖肌，是以四逆名之。"此注解一出，"四逆"当作"四肢厥逆"解，对后世医家及临床影响甚大。

（2）四种药：类似这样的表述在《伤寒论》中多见，如五苓散、三物白散、十枣汤等，皆是以药物的味数命名。四逆汤在桂林本《伤寒论》中有炙甘草、干姜、附子、人参四味药，与《伤寒论》中的四逆加人参汤相同。

（3）四种症状表现：《伤寒论》第296条："少阴病，吐利烦躁，四逆者死。"认为四逆即是吐逆、利逆、烦逆、躁逆四种主要临床症状表现。

（4）作"回"字解：康平本《伤寒论》中有这样的论述，"少阴病，其人或咳，或悸，或小便不利，或腹中痛，或泄利下重者，回逆散主之。"认为"四"为"回"字传抄错误。

（5）"四"为先天八卦之震卦：先天八卦中，四这个数对应震卦，震为雷，一阳初动，其对应后天八卦之东方，四季中之春季。震卦为少阳，这一阳为天地万物的元气之始，在一日

中代表清晨太阳由东方地面出生，在一年中代表春天大地气温
回升，冰河解冻，万物初生，生机勃勃。在人为六腑之胆。胆
为少阳，为人体元气生发的根源，所以《内经》说："凡十一
脏取决于胆。"若其逆，就是对应了后天震卦之用的失常，即
东方少阳胆的失常，即阳气无以生发，无以开始。仲景先师的
四逆汤对治的便是天地之道的逆，自然规律的逆，也因此四逆
并非局限于四肢厥逆（冷）的症状，其病机乃是一阳不升的
寒热相逆、升降相逆，即是该热却寒，该寒却热，该升却降，
该降却升，所以临床应用时应谨守病机，各司其属，而不必拘
泥手足之冷。《类聚方广义》云："四逆汤，救厥之主方也。
然伤寒热结在里者；中风卒倒，痰涎沸涌者；霍乱吐下，内犹
有毒者；老人食郁，及诸卒病闭郁不开者，纵令全身厥冷，冷
汗脉微，能审其证，以白虎、泻心、承气……解其结，通其
闭，则厥冷不治自复，若误认为脱证，遽用四逆、真武，犹如
救经引足，庸工杀人，常坐于此。"指出本方并非适用于一切
四肢逆冷，若系真热假寒而误投此方，则有抱薪救火之失。

3. 类方举例

以四逆汤为首的温阳散寒法，开后世治疗阳虚内寒证之先
河。使用得当，能在临床发挥巨大作用，使许多看似复杂的疑
难杂症迎刃而解。后世许多医家发扬温里回阳法，药物的千变
万化总是不离附子为君药的原则，通过对四逆汤的加减运用形
成了自己的专方特色。

四川名医郑寿全，治病尤其重视真元，善用四逆汤类方，
并化裁出潜阳丹等特色方剂，素有火神派之称。他认为："夫
人身立命，全赖这一团真气流行于六步耳……天道有恒，故不

朽，人心无恒，损伤真气，故病故死。唯仲景一人明得阴阳这点真机……气不足便是寒，寒盛者阳必衰，如仲景四逆汤、回阳饮是温经救阳之法。"他对四逆汤类方的应用多有发挥，在《医法圆通》中例举了气喘痰鸣，或吐血困倦，或齿缝流血，或朝食暮吐，完谷不化，或头摇，面白少神，或背冷，目瞑等23种病证的治疗，而每收良效。他认为，"少阴乃水火交会之地，元气之根，人身立命之主也。病至此际，是元气衰极，剥至于根。仲景立四逆，究竟是专为救这点元气说法，主方却又云治三阴厥逆，可知这一点元气彻上彻下，包罗天地，此方不独专为少阴立法，而上中下三部之法俱备。""此方功用颇多，得其要者，一方可治数百种病，因病加减，其功用更为无穷。"[24]

李可老中医继承发扬了古圣先贤四逆汤类方救治心衰的成功经验，并师法近代中西医结合先驱者张锡纯先生救治各类心衰休克的学术经验，创制了破格救心汤。李老认为："本方（破格救心汤）可挽垂绝之阳，救暴脱之阴……导致阴竭阳亡，元气暴脱，心衰休克，生命垂危（一切心源性、中毒性、失血性休克及急症导致循环衰竭）……一经投用本方，多数可起死回生。"[3]

鉴于附子的毒性，一些医家弃置不用，以至错过一些大证、重证、适应证治疗时机，令人扼腕。四逆汤药简力专而效著，凡病属阳虚内寒之各种急危杂症，皆可以本方斟酌用之。若能伍用合理，使寒气得散，大气一转，阳气来复，百病可消。

二、麻黄附子细辛汤

麻黄附子细辛汤原方为阳虚外感而设。后世医家多有发挥，治疗病种非常广泛，远远超出原方的适应证。近年来经众多医家实践，麻黄附子细辛汤治疗心系疾病，尤其对于心律失常、病窦综合征等疾病屡见效验。

（一）条文解读

《伤寒论》301条："少阴病，始得之，反发热，脉沉者，麻黄附子细辛汤主之。麻黄附子细辛汤方：麻黄二两（去节），细辛二两，附子一枚（炮，去皮，破八片）。上三味，以水一斗，先煮麻黄，减二升，去上沫，内药，煮取三升，去滓，温服一升，日三服。"

条首"少阴病"即谓"脉微细，但欲寐"之少阴病提纲证存在；"始得之"谓其病初始，病证尚浅；少阴病病发于阴可知，本不应发热，而为何发热？少阴和太阳互为表里，太阳里面即是少阴，此乃太阳少阴并病。此证为太阳病受邪，故发热，若阳气充沛，脉应浮，此为太阳病；但现见少阴脉沉，沉主里，反映少阴阳气不足而虚寒。发热为太阳受邪，脉沉为少阴阳虚，故"反"字，其意在此。脉证合参，本证当属少阴阳虚兼太阳表证。足少阴为肾，手少阴为心，也可以理解其基本病机为心肾阳虚，复感寒邪，表里同病。本证表里同病，而里证未甚，治当表里同治，温经发汗，麻黄附子细辛汤主之。

（二）方药解读

1. 麻黄附子细辛汤方义

麻黄气辛味苦性温，《本经》云其"主中风、伤寒头痛、温疟，发汗解表，去邪热气，皮肤不仁，除寒热，破癥瘕积聚"；《别录》谓其"主五脏邪气……通腠理解肌，泄邪恶气，消赤黑斑毒"；《日华子本草》言其"通九窍，调血脉"；《本经疏证》谓麻黄能"通心阳，散烦满"。综上所述，麻黄有温通宣达之性，不特外散风寒，亦可散寒通滞，温振心阳。心阳充足则可使心火下济于肾，心肾相交，则内外阴寒凝结可破。该方中麻黄不局限于发汗解表，而主要是振奋、提升阳气。若治心阳虚之本，麻黄必须与人参、附子、干姜、细辛同用，才能更好地发挥其作用。

附子味辛甘性大热。《本经》云："附子气味辛温，有大毒，主治风寒咳逆邪气，寒湿痿躄，拘挛，膝痛，不能步行。"《本草崇原》曰："附子禀雄壮之质，具温热之性，故有大毒。"《汤液本草》云："附子无所不至，味大辛热，为阳中之阳，故行而不止。"《本草正义》曰："附子，本是辛温大热，其性善走，故为通行十二经纯阳之要药，外则达皮毛而除表寒，里则达下元而温痼冷，彻内彻外，凡三焦经络，诸脏诸腑，果有真寒，无不可治。"附子温通十二经脉，上可温心阳通脉，中可温脾阳助健运，下可温肾阳益火。与麻黄合用，能助太阳之阳，鼓邪外出，而内交于少阴。两者相得益彰，共奏温阳散寒通经之功。

细辛味辛性温，《本经》云："气味辛温无毒，主咳逆上气，头痛脑动，百节拘挛，风湿痹痛，死肌，久服明目，利九窍。"《伤寒论条辨·辨少阴病脉证并治》云："细辛辛温通于少阴，用之以佐主治者，以其专经而为向导也。"细辛芳香气浓，性善走窜，通彻表里，内之宣络脉而疏通百节，外之引孔窍而直透肌肤，可协附子鼓动肾中真阳之气，内祛阴凝，开通诸窍。二者合用，表里内外兼顾，温通宣散，在内则附子治之，细辛托之散之，在外则细辛疏之，附子鼓之助之。三药合用，宣上温下，气血畅达，补中有发，使经脉寒滞得以温通宣散，在里之阳气得以维护，为治阳虚寒凝的典型方剂。

2. 细辛用量的探讨

对于细辛的用量，古代医家有"细辛不过钱"之说。《重修政和经史证类备用本草》卷六最早引用南宋陈承《本草别说》之语："细辛，若单用末，不可过半钱匕，多即气闷塞不通者死。"《得配本草》也说："细辛其性极辛烈。气血两虚者，但用一二分，亦能见效。多则三四分而止。如用至七八分以及一钱，真气散，虚气上壅，一时闷绝。"但是也有很多医家认为只要辨证准确，适当选方用药，治疗常见病效如桴鼓，除顽疾、去痼病亦应手奏效。虽然细辛疗效肯定，但是剂量是决定细辛临床应用安全有效的重要指标和参数。周祯祥[25]的研究结果显示，细辛入汤煎服，可不受 1~3g 的限制，剂量以 3~10g 为宜。临床可先用常规剂量，其后根据病人体质、耐受程度等逐渐增量。同时现代研究[26,27]表明，细辛的有毒成分主要是含黄樟醚的细辛挥发油等。服用生品细辛过量或煎煮时间过短会中毒，细辛过量可引起心律失常、心力衰竭、肝肾功能损伤，重度急性中毒主要表现为中枢和椎体外系的抑制或麻痹等。虑及细辛煎煮 30 分钟后，毒性成分黄樟醚因挥发仅有原药材的 2%，已不足以产生毒性，故有人提出细辛入汤剂宜先煎煮 30~60 分钟。

3. 辨证要点

麻黄附子细辛汤证，在临床不鲜见。临床应用本方抓住关键，紧扣阳虚阴寒内盛的病机，并不局限于太少两感证，亦不必拘泥于有无发热恶寒之表证。其临床应用注意以下几点：一是辨寒热，一般来讲，患者都有不同程度的四肢欠温，畏寒肢冷，因阳虚阴盛所致；二是辨精神状态，阳虚患者多见精神不振、少气懒言、困倦乏力甚至嗜睡，此为阳虚不能温养精神所致；三是辨舌象，患者舌质多偏淡胖，苔白滑或白腻，为阳虚夹寒湿所致；四是辨脉象，多为沉脉，或沉迟，或沉细、沉弱，以里阳不足，故脉沉；五是辨其他症状，如腰膝酸软、夜尿频多、口淡不渴、无汗等，均为阳虚之象。只要证属阳虚，阴寒内盛，无论伤寒、杂病，通过适当的配伍，治用本方均有良效。是方为辛温大热之剂，不宜久用，恐劫阴动火，所以效必更方，中病即止。

三、真武汤

真武汤出自《伤寒论》，是张仲景为少阴阳虚、水湿内停之证而设。真武乃北方水神，善于治水，故仲景医圣以此善于治水之神而名之。真武汤临床应用的范围相当广泛。近年来经众多医家实践，真武汤治疗心系疾病，尤其对于心力衰竭屡见效验。

（一）条文解读

本方在《伤寒论》中凡两见，一是第 82 条："太阳病，发汗，汗出不解，其人仍发热，心下悸，头眩，身𥆧动，振振欲擗地者，真武汤主之。"二是第 316 条："少阴病，二三日不已，至四五日，腹痛，小便不利，四肢沉重疼痛，自下利者，此为有水气。其人或咳，或小便利，或下利，或呕者，真武汤主之。"真武汤方：茯苓、白芍、生姜（切）各三两，白术二两，附子一枚（炮，去皮，破八片）。上五味，以水八升，煮取三升，去滓，温服七合，日三服。316 条后另有：若咳者，加五味子半升，细辛一两，干姜一两。若小便利者，去茯苓。若下利者，去芍药，加干姜二两。若呕者，去附子，加生姜，足前为半斤。

82 条病证为太阳病发汗不当而致。对于"其人仍发热"有多种解释：其一，太阳病过汗后，其里阳虽虚，然表邪未去，故仲景谓"仍"发热。其二，乃水气内停，郁于肤表，太阳主表，统摄营卫，水气内停，太阳经气不利，郁而发热。虽有表证，实无表邪。其三，发热是发汗后亡阳，虚阳浮散于外而致。陈伯坛高足程祖培认为："夫既汗出矣，何以病犹不解，其人仍发热乎？……皆因肾中水火之精不蛰藏，则盈天地之间，皆属无源之水，无根之火也。"[28]

心阳不足，水气上逆，上凌于心则心下悸，上蒙清窍则头眩。身瞤动，振振欲擗地，为阳气大虚，筋脉肌肉失去濡养之故。《素问·生气通天论》指出："阳气者，精则养神，柔则养筋。"陈明教授认为，本证表现为"悸""眩""瞤动""振振欲擗地"，体现了一个"动"的特点，《素问·阴阳应象大论》说"风胜则动"，所以真武汤证也有肝风内动的表现。那么水气上泛为何能导致肝风内动呢？此乃水气上泛，浸渍肝木所致。盖肾属水，肝属木，水涵则木荣，水亏则木枯，然而若水气内停，也可以导致肝木功能异常，出现肝风内动之象，

211

水能涵木，亦能浸木，水不涵木，肝阳上亢，可致肝风内动，而水气浸渍肝木，木气不条，同样可以致此。对于这种由于肾阳虚水泛而致的肝风内动的病证，陈明教授创造性地将其称为"水肝病"。轻者眼睑、肌肉跳动、头晕目眩，重者则昏倒、不省人事。所以，临床遇肝风内动之候，当察有无水气，果属此型，用真武汤有很好疗效。[29,30]

316条病证为少阴阳虚，水气内停。阳虚寒滞，脏腑失温，经脉拘急而腹痛，气化不行而小便不利，清阳不实四肢而沉重疼痛，阳虚不固而下利。水饮变动不居，或然症亦多。水饮上干肺气而咳，中伤胃气而呕，停滞下焦则下利、小便不利并见。诸症皆为阳虚水气内停所致，故曰"此为有水气"。

（二）方药解读

附子性味辛热，其特点是能通行十二经，人体内外上下阳气，附子皆可温之，但重点是温补少阴心肾阳气，临床上常用于心衰及肾衰病证。配伍茯苓、白术等，能化气行水。白术苦温，健脾燥湿，温补中焦以制水，《素问·至真要大论》曰："诸湿肿满，皆属于脾。"故用白术健脾燥湿，令脾恢复转输功能，以绝水湿之源。尤其是配伍附子，能加强温肾益脾、温化寒湿之功能。茯苓性平，淡渗利湿，上可渗脾胃之湿，下可伐肝肾之邪，以行其水，为治水要药，又可健脾宁心。配伍白术，健脾与祛湿二功皆强，堪为绝配。生姜辛温，走而不守，温肺散水，并助附子温阳祛寒，又伍茯苓、白术以温散水湿。

《神农本草经》云："芍药气味苦，平。主邪气腹痛，除血痹，破坚积，寒热疝瘕，止痛，利小便，益气。"芍药酸柔入肝，肝木柔缓，则疏泄不乱。此方用芍药其意有四：一为复肝疏泄以利小便。阳虚水泛，而水气浸渍肝木，木气不条，疏泄失常。芍药酸寒入肝，助其恢复疏泄功能，促进津液代谢，从而小便利。二为敛阴舒筋以解肉瞤。太阳病过汗伤阳，阳虚水泛，而致肝风内动，肝在体合筋，风动则筋脉振惕，配伍芍药有酸敛肝阴、舒筋解瞤之功。三为柔肝缓急以止疼痛。真武汤证有腹痛、四肢沉重疼痛之证，附子温阳散寒止痛，芍药养血柔肝止痛，故疼痛缓解。四为反佐，制约附子温燥之性，使利水而不伤阴，正如伤寒大家李翰卿所言："芍药护阴以防辛热之劫液，或影响肝脏也。"总之，利小便、解肉瞤、止疼痛、护真阴，都是芍药酸敛柔厥阴肝木的结果。

《医宗金鉴》云："真武汤治表已解有水气，中外皆虚寒之病也……夫人一身，制水者脾也，主水者肾也，肾为胃关，聚水而从其类，倘肾中无阳，则脾之枢机虽运，而肾之关门不开，水即欲行，以无主制，故泛溢妄行而有是证也。用附子之辛热，壮肾之元阳，则水有所主矣。白术之苦燥，建立中土，则水有所制矣。生姜之辛散，佐附子以补阳，于主水中寓散水之意。茯苓之淡渗，佐白术以健土，于制水中寓利水之道焉。而尤妙在芍药之酸收，仲景之旨微矣。盖人之身，阳根于阴，若徒以辛热补阳，不少佐酸收之品，恐真阳飞越矣。用芍药者，是亟收阳气归根于阴也。"

方后药物加减：咳者，寒饮犯肺，以干姜、细辛、五味子温化寒饮。小便不利，乃阳虚不能气化，当重在温阳通阳，而不重在分利，故去茯苓。下利者，去芍药，加干姜，温振脾阳。若呕者，去附子，加生姜，足前为半斤，以加强生姜温胃散寒止呕。

　　水液代谢虽然需要诸多脏器的参与，但其代谢形式则一，那就是水液必须转化为气，才能被人体吸收利用，而要将水液转化为气，必需体内的阳气鼓动蒸化，此过程谓之"气化"。因此，若体内阳气不足，就会气化不足或不利，水液不能有效地转为气，就会停留在身体的某一部分而成为邪水。心之阳气是其关键，若心阳虚衰，鼓动无力，势必形成血流不畅，甚则瘀滞。心属阳，以"阳气"为用，在五行属性为火，且为君主之官，心阳温煦，有如红日悬空，维持整体生命运动，使之生生不息。《灵枢·阴阳系日月》曰："心为阳中之太阳。"心阳旺盛，方能温运四肢血脉，反之，心阳衰弱，则血脉运行不畅。肾为诸阳之本，元气之根，在五行属性为水。肾水上济于心，心火下降于肾，两者的联系犹如《周易》中的水火既济之卦，中医学称之为"心肾相交"。心肾阴阳之间的着密切联系，二者病变时常相互影响。肾为先天之本，心之阳气赖肾阳补充，故无论二者谁主谁从，终将表现为心肾阳虚，寒从内生。其温煦、气化功能减退，水气不化，即会内停。水气上冲凌心就会出现心悸怔忡、胸闷等，如充血性心力衰竭、肺心病等心血管疾病，辨证以阳气虚为本，以水饮、痰湿为标，运用化裁真武汤治疗往往可取得显著疗效。

　　如水气上冲射肺，就会导致咳嗽、气喘等多种呼吸系统疾病；水上冲攻于胃，则出现恶心、呕吐，如尿毒症的呕吐等；水上冲犯头窍，则会见"头眩""振振欲擗地"等，梅尼埃综合征眩晕即属于此；水外泛于肌肤，则会"身𤌯动"，甚则出现水肿；肾与膀胱相表里，如果水蓄于膀胱，则出现小便异常或小腹胀满。因此临床上一旦出现阳气不足，就会产生一系列的水液代谢失常的疾病，所以真武汤运用范围相当广泛，凡符合阳虚水泛病机者，皆可使用。

四、炙甘草汤

炙甘草汤是治疗脉结代、心动悸的一个方剂。脉结代，指脉律不整而有歇止的一种脉象，即心律失常。心律失常是心血管疾病常见的临床表现形式，故炙甘草汤是治疗心系疾病的常用方剂之一。

（一）条文解读

炙甘草汤出自《伤寒论·辨太阳病脉证并治下》篇，第177条曰："伤寒，脉结代，心动悸，炙甘草汤主之。炙甘草汤方：甘草（炙）四两，生姜（切）三两，人参二两，生地黄一斤，桂枝（去皮）三两，阿胶二两，麦门冬（去心）半升，麻仁半升，大枣（擘）三十枚。以上九味，以清酒七升，水八升，先煮八味，取三升，去滓，内胶烊消尽，温服一升，日三服。"第178条对其脉证进一步进行分析解释："脉按之来缓，时一止复来者，名曰结。又脉来动而中止，更来小数，中有还者反动，名曰结，阴也；脉来动而中止，不能自还，因而复动者，名曰代，阴也，得此脉者必难治。"该条详细论述了结脉、代脉的特征和性质，认为结、代之脉，都是脉律不齐，有暂歇的脉象。二者均属阴脉，各有特征，脉搏来势迟缓，时而见歇止一次，止后脉搏复现，谓之结脉，属于阴性的脉搏；脉搏搏动亦出现时而歇止的情况，但再次出现后不见脉搏加速的称为代脉，也属阴脉。

中医学认为，结脉是指脉率比较缓慢而又不规则的歇止。

《脉经》言"结脉往来缓，时一止复来"，主阴盛气结。由气、血、痰、食停及寒邪阻遏经络，致心阳被遏，脉气阻滞，故脉来迟滞中止，结而有力；由气虚血弱致脉来迟而中止者，则脉结而无力。代脉一般指有规律的歇止脉，可伴有形态的变化，一般主脏气衰微。气血虚衰而致脉气运行不能相连续，故脉有歇止，良久不能自还。若痹病疼痛、跌打损伤或七情过极等而见代脉，则是邪气阻抑脉道，血行涩滞所致，脉代而应指有力。结代脉可见于虚、实二证。综上条文及方药分析，炙甘草汤治疗以虚证为主。现代医学认为结、代脉的形成，主要与心律失常有关。

心悸是自觉心跳并有心前区不适。"心动悸"，指心脏跳动而形之于外，使人有心慌、心跳的感觉。"动"在此有悸之甚的意思，比一般的心悸严重。此类症状最早记载于《黄帝内经》中，如"心中澹澹大动""心怵惕"等。至汉代张仲景《伤寒杂病论》才开始有"心悸"的病名，并开启心悸辨证论治之先河。炙甘草汤为治疗心悸的常用方剂。

（二）方药解读

1. 炙甘草汤方义

历代医家对炙甘草汤的理法组方认识主要有以下几种：

（1）补阴为主：如清·柯琴《伤寒来苏集·伤寒附翼》指出，本方以"生地为君，麦冬为臣，炙甘草为佐，大剂以峻补真阴，开来学之滋阴一路也。"柯琴认为，方中生地黄为君药，峻补真阴，方能复脉；甘草可以载药入心，补离火之虚；而人参、桂枝则可以在诸多甘寒之品中温通阳气，以奉发陈蓄秀之机，使郁滞的阳气得到生发。使用清酒可借其升散之性载药上行，并且生地黄、麦冬等滋腻之品得酒之助，药效可以更好地发挥。清代田宗汉在《医寄伏阴论》对炙甘草汤证的病机总结说："夫以阴惨之邪，偏酿此枯燥之疾，盖缘医者过投辛烈耳。阴皆将尽之孤注，阳仅膏覆之残焰，唯炙甘草汤可增其壳内络外之脂液也……炙甘草汤即复脉汤，滋阴和阳法……为滋阴之祖方也。"吴鞠通在本方基础上化裁创制六个新方，即加减复脉汤、一甲复脉汤、二甲复脉汤、三甲复脉汤、大定风珠和救逆汤，治疗阴虚所致之心悸、眩晕、瘈疭等证。

（2）补血为主：以清·唐容川为代表的一派医家认为，炙甘草汤是"补血之大剂"，唐容川说："方中姜、枣、参、草，中焦取汁，桂枝入心化气，变化而赤，然桂枝辛烈能伤血，故重使生地、麦冬、麻仁以清润之，使桂枝雄烈之气变为柔和，生血而不伤血。又得阿胶潜伏血脉，使输于血海，下藏于肝。合观此方，生血之源，导血之流，真补血之第一方。"

（3）气血双补：如以金·成无己为代表，他认为炙甘草汤的功效当为气血双补。《注解伤寒论》云："结代之脉，动而中止能自还者，名曰结；不能自还者，名曰代。由血气虚衰，不能相续也。心中悸动，知真气内虚也，与炙甘草汤，益虚补血气而复脉。"炙甘草汤方中以人参、甘草、大枣甘味之品补中气；以桂枝、生姜辛味之品宣散正气；以麻仁、阿胶、麦冬、地黄温润甘味之品补阴益血，以复脉，"补可以去弱，人参、甘草、大枣之甘，以补不足之气，桂枝、生姜之辛，以益正气，麻仁、阿胶、麦门冬、地黄之甘，润经益血，复脉通心也"。

（4）阴阳并调：清代医家尤在泾在《伤寒贯珠集》中指

出，炙甘草汤是"扩建中之制，为阴阳并调之法"，他认为炙甘草汤乃是强健中焦的拓展，为调和阴阳的方剂。清·张志聪在《伤寒论集注》中指出："上下不和则中焦之血液不生，是以心主之神气虚而悸动也，炙甘草汤主之……桂枝配阿胶导君火之神下交而化赤，阴阳和而上下交，精血生而经脉平矣。"张志聪认为炙甘草汤证乃是中焦不运，气血不生，阴阳不和所致，以炙甘草汤调和阴阳方能生血养心。

（5）助心肾相交：张锡纯言："炙甘草汤之用意甚深，而注疏家则谓方中多用富有汁浆之药，为其心血亏少，是以心中动悸以致脉象结代，故重用富有汁浆之药，以滋补心血，为此方中之宗旨。不知如此以论此方，则浅之乎视此方矣。试观方中诸药，唯生地黄重用一斤，地黄原补肾药也，唯当时无熟地黄，多用又恐其失于寒凉，故煮之以酒七升、水八升，且酒水共十五升，而煮之减去十二升，是酒性原热，而又复久煮，欲变生地黄之凉性为温性者，欲其温补肾脏也。盖脉之跳动在心，而脉之所以跳动有力者，实赖肾气上升与心气相济，是以伤寒少阴病，因肾为病伤，遏抑肾中气化不能上与心交，无论其病为凉为热，而脉皆微弱无力，是明征也。由斯观之，是炙甘草汤之用意，原以补助肾中之气化，俾其壮旺上升，与心中之气化相济救为要着也。至其滋补心血，则犹方中兼治之副作用也，犹此方中所缓图者也。"

（6）祛邪扶正：明代医家许宏认为，结脉成因于外邪留结，正气虚微，祛邪无力，故邪气壅结于脉道，气血亦不能相荣于脉中，所成之脉因郁而结，用炙甘草汤乃是驱邪通脉、补益正气之法，"此皆仲景所言结脉，为邪气留结，其气虚数，阴阳郁结，不能相荣也"。他认为方中以炙甘草为君药，臣以人参、大枣补元气，佐以桂枝、生姜益正气，麦冬、阿胶、麻仁、地黄补阴液，清酒通阳散结，而共奏复脉之功。

2. 炙甘草汤中君药的探讨

炙甘草汤中何药为君，一直众说纷纭。有人认为炙甘草为君，如钱璜《伤寒溯源集》言"此方以炙甘草为君，故名炙甘草汤"；有人认为生地黄为君，如柯琴言"用生地为君，麦冬为臣，炙甘草为佐，大剂以峻补真阴，开来学滋阴之一路也"；有人认为炙甘草、生地黄共为君药，《方剂学》教材认为，炙甘草汤的适应证是心阴阳气血俱虚的脉结代、心动悸，其中大量的炙甘草补益气血，养心益脾，大量的生地黄滋阴补血，充脉养心，故二药共为方中的君药，重用可益气养血以复脉之本。

陈潮祖先生另辟蹊径，从脉管挛急分析此方证病理，从缓解脉道挛急阐述本方方义。他认为，此方养血滋阴药物较多，其中生地黄用量又超出诸药数倍，似乎君药非此莫属，其实不然，甘草才是当之无愧的主药。甘草庸庸碌碌，号称国老，既无补血功效，益气力量亦远逊于人参，怎么能做此方之主？这是因为甘草有"通经脉，利血气"（《别录》）的作用。如再深究能通经脉与利血气的道理，则与此药能够舒缓经脉有关。《素问·调经论》云："五脏之道，皆出于经隧，以行血气。"脉呈结代，是心功异常，脉隧不能正常传导，血气不能正常流通使然。用大量甘味的甘草、大枣以缓其急，使心功恢复正常，脉隧不呈抽掣，气血运行自然无碍，故是恢复脉律的关键药物。复用桂枝、清酒振奋心阳，畅旺内荣之血；生姜辛温而散，通调卫外之气；人参大补元气，治其心气之虚；生地黄、阿胶滋补营血，疗其营血之损；麦冬、麻仁生津润燥，补其阴津之耗。表现为补虚与通脉并用的配伍形式，令心体得养，心用得宣，气血通行，脉道舒和，则脉结心悸可渐恢复正常。此方又名复脉汤，说明纠正脉律是最终目的。因此"此证的基本病理是气血阴阳虚损，脉管时呈挛急。前者是基础物质虚损的病理改变，后者是组织结构的病理改变。"治疗上"针对此种病证，法当补益阴血以养心体，温补阳气以复心用，舒缓经脉以解挛急，才能兼顾阴阳两虚与经脉挛急的病理改变。"并言："五脏经隧由肝系筋膜构成，筋膜为病，不外挛急、松弛、破损、硬化几种病理改变，其中挛急最为常见。治疗筋膜挛急，多用甘药，故《素问·脏气法时论》云：肝苦急，急食甘以缓之。仲景治疗筋脉挛急，常遵经旨而用甘药缓其挛急。"[31]

笔者认为陈潮祖先生所言道理明确。《素问·阴阳应象大论》云："东方生风，风生木，木生酸，酸生肝，肝生筋，筋生心，肝主目。"足厥阴为肝，手厥阴为心包。心包者，亦包心也，是包绕心君的一个结构，故古称为"心主之宫城"，心包主要作用是护卫心。肝为将军之官，亦护卫君主。手厥阴心包与足厥阴肝，同属厥阴经。由此可见，心、心包及肝三者的联系是非常密切的。基于上述理论，心病可从肝论治，而炙甘草以其甘缓而为本方之君药。

综上所述，炙甘草汤是一首滋阴通阳、益气养血、补中有通之良方。举凡证属气血阴阳虚损而有脉结代、心悸等疾病，只要辨证清楚，随症加减运用本方，特别对一些西药无效的患者，均可取得较好疗效，充分体现了中医异病同治的法则。值得一提的是，用本方加减化裁治疗心律失常获效后，能使病情稳定，不易复发，而且毒副作用小，可长期服用。

五、栝蒌薤白白酒/半夏汤

栝蒌薤白白酒汤、栝蒌薤白半夏汤是中医治疗胸痹的著名方剂。此类方药味较少，配伍精当，临床加减多用于治疗心肺疾病，疗效肯定。

（一）条文解读

《金匮要略·胸痹心痛短气病脉证治第九》第 3 条："胸痹之病，喘息咳唾，胸背痛，短气，寸口脉沉而迟，关上小紧数，栝蒌薤白白酒汤主之。栝蒌薤白白酒汤方：栝蒌实一枚（捣），薤白半斤，白酒七升。右三味，同煮，取二升，分温再服。"第 4 条："胸痹不得卧，心痛彻背者，栝蒌薤白半夏汤主之。栝蒌薤白半夏汤方：栝蒌实一枚，薤白三两，半夏半斤，白酒一斗。右四味，同煮，取四升，温服一升，日三服。"

仲景于该篇第 1 条云："阳微阴弦，即胸痹而痛，所以然者，责其极虚也。今阳虚知在上焦，所以胸痹、心痛者，以其阴弦故也。"从病因病机对胸痹做了概括。所谓"阳微阴弦"，乃胸阳不振，痰浊中阻，气结胸中所致。心在上，位于胸中，为一身之主宰，为"君主之官"。心主血脉，"诸血者，皆属于心"，全身血液的运行需借助心气的推动，以滋润濡养全身脏腑组织。若胸中阳气不振，则阳不制阴，阴寒内盛，则津液运行凝涩，聚湿成痰，痰踞胸中，气机不畅，胸中闷痛。正如喻嘉言所云："胸中阳气，如离照当空，旷然无外，设地气一上，则窒塞有加。"血液的化生依赖于脾胃的运化，而心居胸中阳位，正如人中之阳，不仅温上焦，又可下暖脾土，脾得阳助，化生不止，津液精微物质充足。若心阳虚衰，失其温煦，脾运不健，运化水液功能失调，则津液不得运化而成痰成饮。因诸阳受气于胸中而转行于背，胸中阳气不振，津液不得输布，凝聚为痰，痰阻气机，故胸中闷痛，甚则胸痛彻背；痰浊内阻，肺失宣降，而见喘促、短气、咳唾等。寸口脉沉而迟主心阳不振，阴寒较甚；关上小紧数，有注家认为"数"字误。经方大师胡希恕在其著作《胡希恕讲伤寒杂病论》中首先指出，人的脉象不可能同时出现迟数两种相反脉象，"人身之脉，皆随心脏跳动而现，故可有寸、关、尺部位形象之殊，断无三部脉同时有迟数之异"，其后他分析病机、原理认为，应为寒邪主病，正虚邪盛，而数脉为误，"本条应根据前文'阳微阴弦'而改为'关上小紧弦'"。但是薛慎庵在评注《伤寒论·辨少阴病脉证并治》条文"少阴病，脉细沉数，病为在里，不可发汗"时指出："人知数为热，不知沉细中见数为寒甚，真阴寒证脉常有一息七八至者，尽概此一数字中，但按之无力而散耳，宜深察也。"可见数脉与热证也未必是一一对应的关系，宜深察之。周扬俊在《金匮玉函经二注》中言："寒浊之邪，滞于上焦，则阻其上下往来之气，塞其前后阴阳之位，遂令为喘息，为咳唾，为痛，为短气也。阴寒凝泣，阳气不复自舒，故沉迟见于寸口，理自然也。乃小紧数复显于关上者何耶？邪之所聚，自见小紧，而阴寒所积，正足以遏抑阳气，故反形数。然阳遏则从而通之，瓜蒌实最足开结豁痰，得薤白白酒佐之，既辛散而复下达，则所痹之阳自通矣。"

（二）方药解读

瓜蒌味甘、微苦，性寒，入肺、胃、大肠经。方中以瓜蒌直达胸中，理气宽胸，涤痰散结，为君药。《别录》谓其"主胸痹"。《品汇精要》亦谓其"消结痰，散痈毒"。《本草思辨录》云："栝楼实之长，在导痰浊下行，故结胸胸痹，非此不治。"《医学衷中参西录》亦云："栝楼，能开胸间及胃口热痰……治胸痹有栝楼薤白等方，栝楼与薤、酒、桂诸药并用。"可见瓜蒌善于祛痰，宽胸散结，为治胸痹之常用药物。

薤白味辛、苦，性温，归心、肺、胃、大肠经。其辛散温通，善散阴寒之凝滞，行胸阳之壅结，行气止痛，为臣药。《别录》谓其"温中，散结气"。《长沙药解》云："薤白，辛温通畅，善散壅滞，故痹者下达而变冲和，重者上达而化轻清。"《本草求真》云："薤，味辛则散，散则能使在上寒滞立消……胸痹刺痛可愈。"由此可见，薤白善散阴寒之凝滞，通胸阳之闭结，亦为治胸痹之要药。《金匮要略·胸痹心痛短气病脉证治第九》除栝蒌薤白白酒汤、栝蒌薤白半夏汤条文外，还有"胸痹，心中痞气，气结在胸，胸满，胁下逆抢心，枳实薤白桂枝汤主之"，由此可见，凡胸阳不振，痰浊壅塞，气滞不通之胸痹，仲景均用瓜蒌实、薤白作为主药配伍使用，可以说瓜蒌、薤白二药是治胸痹的重要药对。瓜蒌虽性寒，配伍辛温之薤白，监制其寒凉之性，去性取用，共奏通阳散结、祛痰行气之功。胸中阳气宣通，痰浊消而气机畅，则胸痹喘息诸症自除。

辛散温通之白酒，有行气活血、增强薤白行气通阳之功。第4条中寒饮上攻更甚，故加入半夏以降逆下气除饮。半夏辛温燥湿，化痰散结，与瓜蒌相配伍，不润不燥，祛痰力佳。《本经》谓其"主……心下坚，下气"。《别录》谓其"消心腹胸膈痰热满结……心下急痛坚痞"。

王旭高云："薤白滑利通阳，瓜蒌润下通阴，佐以白酒熟谷之气，上行药性，助其通经活络，而痹自开。"（《王旭高医书六种·退思集类方歌注》）汪昂云："此上焦膻中药也。喻嘉言曰，胸中阳气，如离照当空，旷然无外，设地气一上，则窒塞有加，故知胸痹者，阴气上逆之候也。仲景微则用薤白、白酒以益气阳，甚则用附子、干姜以消其阴。世医不知胸痹为何病，习用豆蔻、木香、诃子、三棱、神曲、麦芽等药，坐耗其胸中之阳，亦相悬矣。"（《医方集解·和解之剂》）王晋三云："君以薤白，滑利通阳，臣以瓜蒌实，润下通阴，佐以白酒熟谷之气，上行药性，助其通经活络而痹自开。若转结中焦而为心痛彻背者，但当加半夏一味，和胃而通阴阳。"（《古方选注·中卷》）费伯雄言："薤白通阳，瓜蒌散闭结之气，再加白酒以行气血，自能消阴翳而痹结，故不必用辛散耗血之品，以伤至高之元气也。"（《医方论·卷二》）

仲景之栝蒌薤白白酒/半夏汤主治胸阳不振、痰浊阻滞之胸痹，抓住此关键，依据病机，不拘表现，随症加减，上治胸膈，下治胃脘，圆机活法。

六、茯苓桂枝白术甘草汤

茯苓桂枝白术甘草汤为温阳化饮的常用方剂，临床应用广泛，涉及不同系统多种疾病。心病是其中之一，临床上多以心悸、胸闷、气促为主症。刘渡舟教授评价苓桂术甘汤云："药仅四味，配伍精当，大有千军万马之声势，临床疗效惊人。"

（一）条文解读

苓桂术甘汤为治疗痰饮病常用的经方，《伤寒论》及《金匮要略》均有谈及，张仲景述及苓桂术甘汤原文共有三条，《伤寒论》67条："伤寒，若吐若下后，心下逆满，气上冲胸，起则头眩，脉沉紧，发汗则动经，身为振振摇者，苓桂术甘汤主之。"《金匮要略·痰饮咳嗽病脉证治》16条："心下有痰饮，胸胁支满，目眩，苓桂术甘汤主之。"17条："夫短气，有微饮，当从小便去之，苓桂术甘汤主之，肾气丸亦主之。"67条、16条后均有示方：茯苓四两，桂枝三两，白术三两，甘草二两。上四味，以水六升，煮取三升，分温三服。16条较67条原方后注多"小便则利"四字。

67条论太阳病误用吐下后致中上焦阳气受伤，形成心脾阳气虚损而水气上冲的证候。误施吐下损伤脾胃之阳，脾运失职，水饮内生，饮停心下，则心下逆满。土虚不能制水，心阳不足，则水气上冲，故见心下逆满，气上冲胸。饮阻于中，清阳不升，则目眩头晕。脉沉紧，属水饮之证，以茯苓桂枝白术甘草汤为主方。

本方所治痰饮乃源于中焦脾阳虚弱，脾失健运，气化不利，水湿内停。盖脾主中州，职司气化，为气机升降之枢纽，若脾阳不足，健运失职，则湿滞而为痰为饮。然饮邪流注，无处不到，饮停的部位则不仅局限于中焦，既可上逆趋下，亦可流于全身各处。如饮停于肺可见咳喘胸闷，水饮凌心可见心悸短气，饮流于胃可见脘痞腹胀，饮渗于肠可有肠间辘辘。饮邪上泛则咯吐清稀白色痰液，中停则口干不欲饮、泛吐清水，下趋则大便不实或便溏、带下清稀；饮流全身，阳气不达，在外则可有四肢不温，或有微肿。上述诸证，苓桂术甘汤均可使用，其关键在于抓住心脾阳虚、饮停气逆的基本病机。

（二）方药解读

张仲景于《金匮要略》中言："病痰饮者，当以温药和之。""夫短气有微饮，当从小便去之，苓桂术甘汤主之，肾气丸亦主之。"可以看出《伤寒杂病论》对水饮的治则，一是以温药和之，二是利小便。饮为阴邪，最易伤人体阳气，饮邪停留，非阳不运，非温不化，要去除饮邪，当然也离不开温药，温药可使表里阳气宣通，气化复常，旧饮去而新饮不留。利小便，使邪有出路，水饮得治。

苓桂术甘汤原方仅用四药，药味简洁，组方严密。方中重用茯苓配桂枝，茯苓健脾渗湿利水，《神农本草经》谓其"主胸胁逆气……利小便"，故为君药；桂枝《神农本草经》言其"味辛温，主上气咳逆……补中益气"，合茯苓温阳化气，通阳以消阴，下气以降冲逆，补心以制水，痰水得温则行，故为臣药；白术《本草通玄》言其"补脾胃之药，更无出其右者"，其协助茯苓健脾燥湿以利水，为佐药；炙甘草配茯苓、白术健脾益气，培土制水，配合桂枝辛甘化阳，扶心阳以降冲，助其发散。四药合用，使既停之痰饮由温化渗利从小便而去，未聚之水湿因阳复脾健而不生，诸症遂除。可以看出，和以温药、利其小便，确为治疗痰饮病的主要方法。

刘渡舟教授在苓桂剂的应用方面有独到的经验。刘老据临床所见认为多种心脏病均由阳气虚损，水气上冲所致。心脏病而由水气上冲所致者，刘渡舟教授谓之"水心病"，总由心、脾、肾阳虚，水不化气而内停，成痰成饮，上凌无制为患。刘老曾经感叹，近世医者，只知"心主血脉""诸脉系于心"，临床一见心脏病，每以大剂活血之品，欲通心血管之瘀塞，不知心为阳中之太阳，其生理特点，是以阳气为先，而并非以血脉为先。心主血脉、主神志，必须建立在心阳督守之下来完成，心脏的阳气旺盛，搏动有力，方能保证其他作用的顺利实现。阳气一虚，则阴霾笼罩，君主不能用事，正如朝中奸臣当道，国家安能太平？治病之法，与治国同理，必须去小人，树正气，方能国泰民安。治国须先君主明，治病须先阳气通。阳气者，心脏之功能也，心脏功能正常，瘀血焉能产生，气行则血行也。心阳虚衰，君主失位，坐镇无权，水气因之上冲，故见胸痛、心悸、胸闷、短气等证候。刘老根据《伤寒论》论述，认为67条"心下逆满，气上冲胸，起即头眩，脉沉紧"乃水气上冲的典型症状，与"水心病"的临床表现相符。治疗予温阳利水降冲之法，以苓桂术甘汤作为主治方剂。并强调临床辨识此病，当从色诊、脉诊进行诊断。在色诊方面，水为阴邪，上凌于心，心之华在面，今阴邪搏阳，营卫凝涩，心血不荣，故其人面带虚浮，其色黧黑，或出现水斑（额、颊、鼻柱、口角等处，皮里肉外，出现黑斑，类似色素沉着）。此证又因心阳先虚，舌质必见淡嫩，水从下而上，苔则水滑而主津液不化。脉或弦或沉，或沉弦并见。

刘老认为，方中茯苓作用有四，一是甘淡利小便以消水阴而治疗痰饮咳逆，二是养心安神，三是助肺治节之令，四是补脾厚土，为本方之主药。桂枝作用有三，一是温复心阳，二是下气降冲，三是通阳消阴，也为本方主药。茯苓、桂枝相配，则温阳之中以制水阴，利水之中以复心阳。白术助茯苓健脾制水，甘草助桂枝以温补心阳。诸药相配，则温阳利水降冲而治"水心病"。对于具备水气上冲性的冠心病、风心病、肺心病、心肌炎，皆可用苓桂剂化裁使用。[32]

七、木防己汤

木防己汤是《金匮要略》治疗膈间支饮的经典名方。现代有报道可用于肺源性心脏病、心力衰竭、胸腔积液、恶性肿瘤、类风湿关节炎等疾病的治疗。本方结构奇特，寒温并用，补泻同施，尤其是该方石膏剂量多达 12 枚，为所有张仲景方剂石膏剂量之最。"病痰饮者，当以温药和之"，主治支饮的处方为何还重用药性寒凉的生石膏，常令人不明所以。或许也因此本方在临床运用并不广泛。

（一）条文解读

木防己汤出自《金匮要略·痰饮咳嗽病脉证并治第十二》："膈间支饮，其人喘满，心下痞坚，面色黧黑，其脉沉紧，得之数十日，医吐下之不愈，木防己汤主之。虚者即愈，实者三日复发。复与不愈者，宜木防己汤去石膏加茯苓芒硝汤主之。木防己汤方：木防己三两，石膏十二枚（鸡子大），桂枝二两，人参四两。右四味，以水六升，煮取二升，分温再服。"

从条文可知，木防己汤的适应证是"膈间支饮"。同篇条文对支饮及其临床表现进行了解释，"咳逆倚息，短气不得卧，其形如肿，谓之支饮"，"支饮，亦喘而不能卧，加短气，其脉平也"，这里描述的膈间支饮的临床表现，是指上气咳嗽，胸闷憋气，喘息不能平卧，呼吸困难，气短懒言，端坐位，外形看起来就像水肿，包括头面水肿、四肢水肿。从现代医学角度分析，该条文很可能描述的就是心力衰竭导致心源性呼吸困难、喘憋等。日本汉方医家汤本求真认为："用本方（木防己汤）治浮肿性脚气及心脏瓣膜病代偿机能障碍性水肿，得捷效。"日本汉方医家矢数道明先生也认为："木防己汤证即是对急慢性心脏功能不全的各重要症状所作的简明扼要的概括。"

条文中"其人喘满"，"喘"是指喘憋，是呼吸困难的临床表现。"满"除胸闷、胸满外，还可能表现为腹部胀满。其现代医学病理生理学机制可能与右心衰合并出现的胸腹腔积液、消化道淤血有关，胸腔积液导致胸闷、胸满，而腹腔积液、消化道淤血则会导致腹部胀满。"心下痞坚"是指心下、胃脘部位的胀满不适，并且腹部触诊会发现，腹虽软，但剑突下触诊有坚硬感觉。矢数道明先生在其《临床应用汉方处方解说》中说："心下痞坚多为心脏瓣膜病引起肝淤血。"其病理生理学机制可能与右心衰或全心衰导致的消化道淤血、多发浆膜腔积液、肝淤血有关。因为存在消化道淤血、胸腹腔积液，导致消化道蠕动减弱，病人会出现心下、胃脘部位的胀满症状。因肝淤血，所以触诊会发现典型的心下痞硬而坚。"面色黧黑"为水色外浮所致，也有人认为"面色黧黑"可能相当于现代医学中的发绀，其病理生理学机制可能与心衰发作时体循环淤血、静脉淤血以及血氧饱和度下降、低氧血症有关，表现为面色黧黑。"其脉沉紧"，此处对于"紧脉"的理解，可参考《濒湖脉学》中"紧为诸痛主于寒"的基本病机，即沉紧脉主里寒之证。然而，尤在泾所论"积阴之下必有伏阳"，道出了虚寒生热的变化趋势。此处之"伏阳"，就是"郁热"。

（二）方药解读

防己，《神农本草经》云："味辛平，无毒。治风寒，温疟，热气，诸痫，除邪，利大小便。"《名医别录》云："味苦，温，无毒。主治水肿，风肿，去膀胱热，伤寒，寒热邪气……通腠理，利九窍。"《本经疏证》云："防己味辛主通，气平主降，根白象肺，肉黄象脾，纹黑象肾，肺主皮毛，脾主肌肉，肾主水液，其纹理象车辐之解，内自中出，外不及皮，其义为病自肾出外抵肌肉者，凡所胪证悉能治之也。"因此，防己可利一身上下之水湿，尤其擅除经络之水湿。

桂枝，《神农本草经》描述为："味辛，温。主治上气咳逆，结气，喉痹，吐吸，利关节，补中益气。"《名医别录》云："主治心痛，胁风，胁痛，温筋通脉，止烦，出汗。"《药性赋》云："浮也，阳中之阳也。气之薄者，桂枝也；气之厚者，肉桂也。气薄则发泄，桂枝上行而发表；气厚则发热，肉桂下行而补肾。"桂枝辛温，通阳化气，辛温的桂枝配合苦温的防己，辛开苦降，调整气机，起到祛湿、散结、通阳的作用，使停留在胸膈间的饮邪消散。

石膏味甘，大寒，主治各种热证。《神农本草经》曰："气味辛，微寒，无毒。主治中风寒热，心下逆气，惊喘，口干舌焦，不能息，腹中坚痛。"《本草崇原》云："石膏质坚色白，气辛味淡，纹理如肌腠，坚白若精金，禀阳明金土之精，而为阳明胃腑之凉剂、宣剂也。"

人参扶助正气，补土之气液，又制约石膏寒凉。《神农本草经》曰："味甘，微寒。主补五脏，安精神，定魂魄，止惊悸，除邪气。"

吕英教授立足李可古中医思维体系，立足气一元论，认为木防己汤之水饮源于风木下陷，无论虚者、实者，针对的都是阳明界面热化之经腑证。方中防己利水，并疏通经络中水热气结。桂枝石膏同用，说明阳明经热之源乃厥阴下陷，欲清解阳明郁热必须同时对治源头。合人参说明郁热已伤及气阴，与脉沉紧相符。并创立了木防己汤类方，木防己汤类方突破了木防己汤只治疗水饮类疾病的限制，临床治疗咳嗽、失眠、胁痛、虚劳、胃癌、风湿痹病、痛风、肝炎、肝硬化，疗效显著[33]。

八、黄连阿胶汤

黄连阿胶汤是治疗少阴热化证的代表方，经各代医家实践运用，以治疗不寐最为典型且疗效确切。心肾同属少阴，黄连阿胶汤滋阴降火，临床上常用于治疗各种阴虚火旺心系疾病。

（一）条文解读

黄连阿胶汤出自《伤寒论·辨少阴病脉证并治》："少阴病，得之二三日以上，心中烦，不得卧，黄连阿胶汤主之。黄连阿胶汤方：黄连四两，黄芩二两，芍药二两，鸡子黄两枚，阿胶三两。上五味，以水六升，先煮三物，取二升，去滓，纳胶烊尽，小冷，纳鸡子黄，搅令相得。温服七合，日三服。"

本条文为少阴受邪，清代医家汪昂所著《医方集解》一书认为二三日以上是寒变热之时，少阴多病此。传经之阳邪，阴气为阳热所灼，故心烦不得卧。清代尤在泾在其著作《伤寒贯珠集》中写道:"少阴之热,有从阳经传入者,有自受寒邪久而变热者。曰二三日以上,谓自二三日至五六日或八九日,寒极而变热也。至心中烦不得卧,则热气内动,尽入血中,而诸阴蒙其害矣。"在发病机理上,由于发病的原因不同,个人体质因素等的不同,少阴病有寒化与热化之异。若其人素体阴虚,热邪伤阴,或少阴寒邪化热,均可从热而化,导致肾阴亏于下,心阳亢于上,成为阴虚火旺证。少阴属心肾,肾属水,心属火,肾水亏,不能上济于心,心火亢盛,则出现心中烦、不得卧的症状。成无己《伤寒明理论》云:"烦者,热也。""至于胸中烦,心中烦,内烦,虚烦,皆以烦为热。"不得卧的"卧"字,其含义有二:一指休息、寝、寐;二为凡物横置亦曰卧。由于心中烦而不能入睡者,同样可以说"不得卧"。本方证条文之首之"少阴病"暗含的病机有两个方面:一为少阴热化,心火亢盛,内热上扰心神;二为少阴病,气血津液相对不足,内热伤及真阴,气血津液阴精亏虚,不养心神,阳不入阴,则心烦、不寐。黄连阿胶汤即为本证的适应证。其煎煮过程较一般汤剂繁复,阿胶及鸡子黄不能与其他药物一同煎煮,阿胶需提前烊化,服药前对入;鸡子黄应等汤药温度稍降后加入搅拌,使不起蛋花。

(二)方药解读

黄连阿胶汤最早出自《汤液经法》,在此书中名为小朱鸟汤,梁·陶弘景在《辅行诀五脏用药法要》中以五行脏腑辨证模式传载此方,以"朱鸟"命名。有文献证明,《伤寒论》就是以《汤液经法》为基础撰写而成。朱鸟是二十八宿中南方七宿(井、鬼、柳、星、张、翼、轸)之总名。七宿连起来像鸟形；朱，赤色，象火，南方属火，所以叫朱鸟，寓指主管南方火气。此方寓义通过清南方火气以恢复少阴开阖枢的功能。少阴枢机不利，阳气不能正常阖降入于阴，出现心中烦闷、不得安眠等少阴热化证，通过滋肾阴、降心火的方式使肾水升、心火降，水火既济，阴阳得以平衡，疾病亦可向愈。黄连阿胶汤可清少阴余火，兼滋养被火热灼耗之阴津。

　　方中重用黄连，其性味苦寒，具有清热燥湿、泻火解毒的功用。《雷公炮制药性解》言："黄连味苦泻心，治心火诸病不可缺。"又曰："黄连味苦，性寒无毒，入心经，主心火炎。"这说明黄连在清心火、除烦热方面疗效显著。黄芩性味苦寒，具有清热、泻火之用。黄芩、黄连相配，清热泻火，使心火得以下降。白芍性味苦酸、微寒，具有养血敛阴、平抑肝阳的功效。芍药配黄芩、黄连，酸苦泄热，清热除瘀，清解气分和血分之热结；芍药配阿胶、鸡子黄，酸甘化阴，清润清滋清补。叶天士在《本草经解》中云："芍药气平……味苦无毒，得地南方之火味，入手少阴心经。气味俱降，阴也。"阿胶是用黑驴皮制成，性味甘温，黑色五行属水，专入肾脏，为滋阴益肾水、清上炎之火的佳品。鸡子黄，为家鸡的蛋黄，性味甘平，滋补心肾之阴，并有降火除烦、引药下行之效，如《辅行诀校注讲疏》云："其形圆，为鸡脏腑之胚胎，尤具化育之基，滋益阴精之功。恋阳可引心火下潜，益精可使阴水上承以济心火。"徐灵胎《伤寒论类方》云："此少阴传经之热邪，扰动少阴之气，故以降火养阴为治，而以鸡子黄引药下达。"《辅行诀校注讲疏》云："方中阿胶、鸡子黄为血肉有情之品，诸本草谓之味甘，与芩、连两苦同用，可谓肾之体于用，肾气化增强，则水液上承以济心火，则热可除，燥得润，芍药得此两甘味之药则益阴血之力增，得芩、连两苦药，则有利于除烦。"纵观本方，清心火、滋肾水之药物配伍得当，火去阴充，敛阴和阳，虚烦去则得眠。诸药合用，共成滋阴清热、水火既济、交通心肾之剂。

黄连阿胶汤配伍精妙，清滋并用，心肾同调。临床除应用于心系疾病外，还广泛地用于治疗各种内外科疾病，如出血性疾病、糖尿病及并发症、精神类疾病、皮肤病、泌尿系统疾病和妇科病等。符合黄连阿胶汤证的患者，多伴有烦躁失眠，此与条文中的"心中烦，不得卧"相吻合，故烦躁失眠是应用黄连阿胶汤的第一线索，但阴虚热盛则是该方证的病机关键。临证之时，应不拘泥于条文，如辨明心火亢盛，肾阴亏虚，水火不济，心肾不交，皆可以本方加减治疗。

参考文献

［1］蒋萃，叶莹，袁世清，等．温阳开结疗瘤疾，凭脉辨证巧化裁——经方大家活用乌头赤石脂丸．成都中医药大学学报，2020，43（4）：42－44.

［2］熊曼琪，龙新生．少阴病与充血性心力衰竭相关性探讨．新中医，1997，24（4）：2－4.

［3］李可．李可老中医急危重症疑难病经验专辑医案．太原：山西科学技术出版社，2002.

［4］张锡纯．医学衷中参西录．北京：人民卫生出版社，2006.

［5］杨振平，薛锦和，徐海萍，等．心血虚患者左心功能变

化的初步观察. 中医杂志, 1989, 30 (1): 45 - 47.

[6] 高樱, 杨龙飞, 翟阳, 等. 具有活血化瘀功效的中药药理作用及机制研究进展. 中华中医药杂志, 2018, 33 (11): 5053 - 5056.

[7] 潘祥龙, 郝二伟, 谢金玲, 等. 活血化瘀中药调节血瘀证的分子机制研究进展. 中国实验方剂学杂志, 2018, 24 (24): 227 - 234.

[8] 刘正鹏. 活血化瘀中药的主要药理机制及其临床应用. 深圳中西医结合杂志, 2015, 25 (9): 171 - 173.

[9] 王日生. 活血化瘀中药药理作用探析. 亚太传统医药, 2014, 10 (4): 74 - 75.

[10] 高冲, 刘璐, 胡爱菊, 等. 活血化瘀中药的药理作用研究进展. 药物评价研究, 2013, 36 (1): 64 - 68.

[11] 李方洁. 路志正从脾胃论治心痹学术思想概要. 中医杂志, 1990, 31 (6): 12 - 13.

[12] 王浴生, 等. 中药药理与应用. 北京: 人民卫生出版社, 1983.

[13] 丁书文, 李晓, 李运伦. 热毒学说在心系疾病中的构建与应用. 山东中医药大学学报, 2004, 28 (6): 413 - 416.

[14] 洪永敦, 黄衍寿, 吴辉, 等. 冠心病中医证候与炎症因子关系的临床研究. 广州中医药大学学报, 2005, 22 (2): 81 - 86.

[15] 陈苍舒, 雷励. 冠心病炎症机理与热毒痰瘀相关性探讨. 中国中医急症, 2007, 16 (3): 311 - 322.

[16] 吴伟, 彭锐, 冠心病热毒病机的探讨. 新中医, 2007, 39 (6): 3 - 4.

[17] 王辉, 郭利平, 姜民, 等. 浅析从毒论治动脉粥样硬

化．时珍国医国药，2008，19（9）：2305 - 2306.

[18] 张菊生．张伯臾治疗心肌炎的经验．湖北中医杂志，1997，19（3）：6 - 7.

[19] 赵绍琴．赵绍琴（跟名师学临床系列丛书）．北京：中国医药科技出版社，2010.

[20] 马凯，王四平，孙敬宣，等．李士懋运用新加升降散治疗火郁型心悸经验．中医杂志，2021，62（12）：1020 - 1023.

[21] 张伯臾，祝谌予，朱锡棋，等．心律失常证治．中医杂志，1985，26（7）：9 - 14.

[22] 浙江省中医研究所，浙江省嘉善县卫生局．现代著名老中医名著重刊丛书·陈良夫专辑．北京：人民卫生出版社，2006.

[23] 李峰，来杰锋，傅燕燕，等．《临证指南医案》中治疗郁证方药的用药规律和特色分析．新中医，2019，51（12）：62 - 64.

[24] 郑钦安著，周鸿飞点校．中医火神派三书：医理真传 医法圆通 伤寒恒论．北京：学苑出版社，2007.

[25] 周祯祥．关于科学界定细辛临床应用剂量的研究．湖北中医学院学报，2010，12（6）：54 - 55.

[26] 王本祥．现代中药药理与临床．天津：天津科技翻译出版公司，2004.

[27] 杜贵友，方文贤．有毒中药现代研究与合理应用．北京：人民卫生出版社，2003.

[28] 胡正刚．陈伯坛师徒真武汤释义及临床运用举例．中医文献杂志，2011，（3）：29 - 30.

[29] 陈明．从《伤寒论》解读"君火以明，相火以位"及

其临床意义．中华中医药杂志，2013，28（4）：879－883.

　　［30］陈明．伤寒论讲堂实录．北京：人民卫生出版社，2014.

　　［31］宋兴．陈潮祖临证精华．北京：人民卫生出版社，2013.

　　［32］张保伟．刘渡舟教授妙用苓桂术甘汤治疗疑难杂病拾萃．中医药学刊，2003，21（1）：22－23.

　　［33］江远，黄茜，吕英．立足李可古中医思维的木防己汤的临床应用．时珍国医国药，2020，31（11）：2718－2721.

第五章 心病的传变及其辨治

　　心病的临床表现，固然以"血肉之心"与"神明之心"病证为主，如心悸、胸痹、不寐、郁证、癫狂等，已于前一章论述。《内经》认为，心是"五脏六腑之大主"，心病则"十二官危"，可见心病是一种关系重大、涉及面广的疾患。

　　人体是一个有机的整体，机体的表里上下、脏腑组织间有经络气血相互沟通的联系，因而在生理上相互为用，病变上相互影响。"传"，是指病情循着一定的趋向发展；"变"，是指病情在某些特殊条件下起着性质的转变。传变是疾病本身发展过程中固有的某些阶段性表现，也是人体脏腑经络相互关系紊乱依次传递的表现。《内经》中疾病的传变形式，总的不外乎外感、内伤两类。心病以内伤疾病为主，内伤疾病的传变，主要是经络之间传变、经络脏腑之间传变以及脏腑之间的传变。无论哪种传变，都是以脏腑经络功能失常为其基本病理变化。临床治病，要预见病情的传变和发展，采取适当措施，照顾整体，这也是"治未病"的部分含义。

第一节　心病的五行传变

一、传变基础

心在行使自身主血脉及主神明生理功能的同时，与他脏也保持了协同、依存、制约的紧密关联。因此，在病理情况下，心的疾病可向他脏传变。心病传及四脏是以心藏象系统为中心，通过经脉联系，使心气与肝、脾、肺、肾之气相通，从而实现心与其他四脏生理功能的五行生克关系相互整合，此为传变的生理基础。

1. 五脏各具五行属性

五行学说在医学上的应用形成中医哲学思想五行理论，它以五行的特性来分析归纳人体脏腑、经络、形体、官窍等组织器官和精神情志等各种功能活动，构建以五脏为中心的生理病理系统，进而与自然环境相联系，建立天人一体的五脏系统，用来解释人体生理病理及疾病的病因病机等，指导疾病的诊断和防治。

五行即金、木、水、火、土。五脏具有与木、火、金、土、水五行相似的属性，具体说来就是肝属木，心属火，脾属土，肺属金，肾属水。对于心脏而言，肝木为母，脾土为子，为肾水所胜，为肺金所不胜。

2. 心脉与四脏经气互连

心脉系肺，"其直者，复从心系却上肺，下出腋下"。心脉系脾，心脉上夹咽喉，通过咽连于脾经。心脉系肾，心之别络系舌本，与肾经连于舌而相通。心脉系肝，心支脉系目系，通过目系连于肝经。如此实现心脉与四脏经脉之气相通。

肾脉连心，即"其直者，从肾上贯肝膈，入肺中……其支者，从肺出络心"。脾脉连心，即"其支者，复从胃，别上膈，注心中"。肝脉连心，即肝足厥阴之脉，连目系，别贯膈，上注肺。心不但通过肺和肾与肝相连，还共连于目系。肺脉连心，"手太阴之筋……入腋下，出缺盆"，肺之筋脉进入腋下，出缺盆部，在腋下与心脉相连。如此实现四脏经脉与心脉之气相通。

《素问·调经论》云："五脏之道皆出于经隧，以行其血气，血气不和，百病乃变化而成。"经隧即经脉，强调了经脉与五脏的联系。《医宗金鉴·刺灸心法要诀》云："张介宾曰：心象尖圆……共有四系，以通四脏。"《灵枢·杂病》云："心痛引腰脊，欲呕"，"心痛，腹胀啬啬然，大便不利"，"心痛引小腹满，上下无常处，便溲难"，"心痛，但短气不足以息"等，就是心病累及肾、脾、肝、肺四脏后出现的证候。心病通过心系传于肾，肾的经脉行腰背，上至心，故心痛牵引腰脊作痛，恶心欲呕。心痛而兼其他三脏的证候，也是心病通过心系传给它们的。

3. 十二脏相使

"十二脏相使"是《内经》有关脏腑相互关系的另一个重要理论。《素问·灵兰秘典论》曰："十二脏之相使贵贱何如？……心者，君主之官也，神明出焉。肺者，相傅之官，治节出焉。肝者，将军之官……凡此十二官者，不得相失也。故主明则下安，以此养生则寿……主不明则十二官危，使道闭塞而不通，形乃大伤，以此养生则殃。""十二脏"即心、肺、肝、胆、膻中、脾、胃、大肠、小肠、肾、三焦和膀胱；"相使"，就是相互使用、相互联系；"贵贱"言主从关系。这里还提到十二脏相互联系的通道，称为"使道"。"十二脏相使"理论通过十二脏的功能特点及其相互联系讨论人体脏腑的整体性与协调作用，其研究方法是社会取象，以官职喻脏腑，以君臣关系讨论脏腑之间的相互关系。如《灵枢·五癃津液别》云："五脏六腑，心为之主，肺为之相，肝为之将，脾为之卫，肾为之主外。"皆强调脏腑相互联系，强调五脏的整体协调作用。

二、传变规律

《素问·玉机真脏论》云："五脏受气于其所生，传之于其所胜，气舍于其所生，死于其所不胜。"提出了一脏病变向其余四脏传变的五行规律。

1. 母子传变

母子传变指五脏病变发生在相生两脏之间的病位传移，又称"间脏"传变。《素问·阴阳应象大论》曰："东方生风，风生木，木生酸，酸生肝，肝生筋，筋生心……心生血，血生脾……脾生肉，肉生肺……肺生皮毛，皮毛生肾……肾生骨髓，髓生肝。"归纳其次序为肝生心，心生脾，脾生肺，肺生肾，肾生肝。

2. 乘侮传变

乘侮传变指五脏病变发生相克太过或反克关系的病位传移，又称"不间脏"传变。《素问·五脏生成论》曰："心之合脉也……其主肾也。肺之合皮也……其主心也。肝之合筋也……

其主肺也。脾之合肉也……其主肝也。肾之合骨也……其主脾也。"主者，畏也，明代马莳注："犹君主乃下人所畏，故即以主名之。"张景岳解释"主"字为"制约"。《素问·宝命全形论》云："木得金而伐，火得水而灭，土得木而达，金得火而缺，水得土而绝。"归纳为肾克心，心克肺，肺克肝，肝克脾，脾克肾。疾病是按五行相克进行传变为主。《内经》称五行相克为"所不胜"与"所胜"的关系。克我者为所不胜，我克者为所胜。如《素问·玉机真脏论》云："五脏相通，移皆有次，五脏有病，则各传其所胜。"《灵枢·病传》指出："大气入脏奈何？岐伯曰：病先发于心，一日而之肺，三日而之肝，五日而之脾，三日不已，死。"

乘侮通常有太过乘侮和不及乘侮两种模式，各类乘侮又往往同时出现，如《素问·五运行大论》曰："气有余，则制己所胜而侮所不胜；其不及，则己所胜侮而乘之，己所胜轻而侮之。"就心病而论，包含心病及肺、心病及肾。如心火太过，乘肺金，侮肾水，是指心火过于亢盛，对其"所不胜"的肾水反侮和对其"所胜"的肺金相乘。心火不及，肾水相乘，肺金反侮，是指心火虚弱，其"所不胜"肾水和其"所胜"肺金相对偏亢，而出现肾水的过度制约、肺金的反向克制。

三、心病传及四脏的辨治

（一）心病及肺（火病及金）

1. 火旺乘金

正常生理情况下，心火可以制约肺金的宣发肃降，即是"火克金"，《读医随笔·承制生化论》云："金承以火，则金自有所成而不顽。承者，隐制于未然，斯不待其亢而害，消于不觉矣。"但在病理状态时，火旺则会表现为"火旺乘金"。心火太过对其所胜肺金过度克制，导致肺金受病，发生强火熔金的传变。如《素问·气厥论》"心移热于肺，传为膈消"，乃心移热于肺，传其所胜，则金被火刑，烁炼肺津成为膈消。《素问·至真要大论》云："热气大来，火之胜也，金燥受邪，肺病生焉。"热气大来，可以候火之胜，故火来胜金，则金燥受邪，肺病乃生。

心火偏盛上炎，消烁肺金气阴，临床上出现心烦失眠，胸痛，口舌生疮，口干咽痛，咽喉不利，干咳无痰或咳嗽痰黏稠，小便短赤，大便燥结，舌红，苔黄少津，脉细数等症状。此为心火灼肺，肺热伤阴，可采用制火清金法进行治疗。常用药物如黄连、竹叶、山栀子、北沙参、麦冬、桑白皮、五味子、知母、生地黄、川贝母、枇杷叶、石膏、白蜜等。方剂如导赤散、生脉散、清燥救肺汤等，取其制心火、润肺金、清热化痰的作用。秦伯未在《谦斋医学讲稿》中用黄芩知母汤（黄芩、知母、山栀、杏仁、贝母、桑皮、花粉、桔梗、甘草）清心火、养肺阴治疗该证。喻嘉言在《医门法律·痰饮门》中特别强调指出："相火从下而上，挟君火之威而刑其肺，上下合邪，为患最烈。"在治疗上主张"可从内外合邪之例比拟，其或引或折，以下其火，俾不至于燎原耳。"

名医验案

王孟英怔忡验案

康康侯子患心忡自汗，气短面赤，霎时溲溺数十次，澈如水。医金谓虚，补之日剧，就孟英诊焉。左寸关数，右弦滑，心下似阻，因作痰火阻气，心热移肺。治用蛤壳、黄连、枳实、楝实、旋覆、花粉、橘红、杏仁、百合、丝瓜络、冬瓜子、海蜇、荸荠、竹茹、竹沥、梨汁等，出入为方，服之良愈。

〔首方用姜炒川连八分，丝瓜络三钱，姜竹茹三钱，炒枳实一钱五分，川楝核（杵，先）二钱，苦杏仁一钱五分，生蛤壳（杵，先）五钱，南花粉四钱，生冬瓜子四钱，旋覆花（绢包）一钱五分。初更方去川连、竹茹，加姜竹沥两酒杯（冲），百合花三钱。三帖再更方，去丝瓜络、冬瓜子，加连皮北梨一两（打汁，冲）。再更方去瓜子、枳实、蛤壳、旋覆，加整荸荠二两，淡海蜇二两，陈橘皮一钱半。〕〔王士雄撰，石念祖译注．王孟英医案译注．北京：学苑出版社，2009.〕

2. 火虚金侮

火虚金侮，乃脏气不及引起的病变。大概有以下几种情况：一是心阳虚衰，温肺无力；二是心气先虚，肺气不足；三是心血亏虚，助肺不及；四是心阴亏虚，虚火灼肺；五是心血瘀阻，肺气不布；六是痰饮痹心，肺气不利。

（1）心阳虚衰，温肺无力：心火和煦，温养肺金，是肺脏功能正常发挥的必要条件。《医经精义》云："人之五行，心火温肺，而后胸中阳和，无害饮咳痹之证，故心火者，乃肺之主也。"心火虚弱，受到己所胜肺金的反向克制，发生火虚金侮的传变。《素问·气厥论》云："心移寒于肺，肺消，饮一溲二。"火衰金冷，则肺气清寒，不能温化水饮，以致痰浊内阻，发为喘息、咳唾。肺心病、肺气肿患者，多为心阳不振，以致咳喘气短，吐涎沫，不渴等。治宜温阳化饮为法，方如真武汤加减。

名医验案

路志正心悸验案

黄某，女，51岁。2003年12月6日初诊。

肢体水肿15年，喘咳5年，加重1个月。

患者15年前因双下肢轻度水肿、乏力，在某医院确诊为"风湿性心脏病，二尖瓣狭窄并关闭不全，Ⅱ度心衰"，予地高辛、双氢克尿噻等药治疗，病情好转。近5年来病情日渐加重，每遇冬季寒冷天气发病，渐至全身水肿，咳喘气促，不能平卧，动则喘甚，每年需住院治疗以缓解病情。1个月前因受寒病情再次加重，肢体重度水肿，严重呼吸困难，咳吐大量泡沫稀痰，不能平卧，再次住院，西医诊断为"风湿性心脏病，二尖瓣病变，重度难治性心力衰竭，心房纤颤，淤血性肝硬化，肾功能不全"。经治1个月，病情未能控制，并下病危通知，急邀路师会诊。症见全身重度水肿，大腿及以下俱肿，腹大如鼓，两颧暗红晦滞（二尖瓣面容），唇甲发绀，极度呼吸困难，张口抬肩，不能平卧，咳吐大量泡沫样清稀痰，语声低微断续，畏寒肢冷，额上豆大汗出，手足冰冷至肘膝，大便三日未行，舌淡紫，苔白滑，脉沉细欲绝，至数难明。路师云："此乃肾阳虚衰，寒水射肺之征，恐有阴阳离决之兆。急宜温肾利水，泻肺平喘，以求挽救于万一。"即以真武汤合葶苈大枣泻肺汤加减。

制附子10g（先煎），茯苓20g，生白术15g，白芍12g，干姜10g，炒葶苈子15g（包），杏仁10g，人参15g，桂枝

10g，五味子 3g，炙甘草 10g，大枣 5 枚。3 剂，每日 1 剂，水煎，分 2 次温服。

药后小便量渐增，水肿稍减，手足较前温暖，额上汗出即止。既见效机，仍宗上法。原方去干姜，加麦冬 10g，益母草 20g，生姜 10g，再进 5 剂。药后诸症悉减，休息时咳喘基本消失，仍动则喘甚，小便量多，大便每日一行。宗上方略有变化，共服 30 余剂，水肿大减，仅下肢微肿，而腹水尽消，已能平卧，带上方药，出院回家调养。1 年后其丈夫告知，回家后遵医嘱继续服上方中药，原方稍有加减，病情稳定，已能做少量家务。

按语：本例患者因感受寒邪而病，日积月累，久病及肾，肾主水液，肾阳衰微，不能蒸腾气化，以致水液泛滥而为水肿；寒水射肺则为喘咳；阳虚阴盛，肢体失于温煦，故冰冷以至肘膝；寒水阻滞，气血不运，故颜面唇甲发绀；肾阳衰微，将成阴阳离决虚脱之势，故额上冷汗如豆。路师独具匠心，从肺肾入手，标本兼顾，方用真武汤合葶苈大枣泻肺汤，温阳利水，泻肺平喘，加干姜、桂枝、人参以回阳固脱。由于切中病机，病情虽较危重，但收效良好。[魏华，路洁，王秋风．路志正教授运用脏腑相关理论救治心脑血管病经验举要．中国中医急症，2006，15（12）：1369－1370．]

（2）心气先虚，肺气不足：心气先虚，从而导致肺气不足，表现为心肺两脏气虚。肺主气，而肺气、宗气与心气之间有着密切的关系。心脉上朝于肺，宗气贯心肺而行呼吸。如果心气先虚，可致宗气耗散，宗气耗散，可致肺气不足。

心气与肺气俱虚的证候即指心肺气虚证。临床上以心悸、咳喘为特点。这些证候特点反映出心气不足，心失所养，肺气虚弱，肃降失职。由于心气虚，导致宗气不足，血行无力，常伴有语音低怯，脉沉弱或结代。由于肺气虚，呼吸功能减弱，卫外不固，同时不能通调水道，水液停聚，因此又多有胸闷不舒、自汗出、咳痰清稀等症。这种心肺气虚之证，多见于老年性肺气肿、慢性肺源性心脏病、心力衰竭等病的过程中。治法以补益心肺为主，佐以敛肺化痰。补益心肺常用人参、黄芪、甘草、大枣，敛肺用五味子，化痰用陈皮、半夏、冬花、紫菀。常用方剂如六君子汤、人参五味子汤、保元汤、补肺汤等。

另外，《灵枢·本神》曰："心气虚则悲。"马莳认为："心在声为笑，在志为喜……故心气衰而不能胜肺，则不足而悲。"所以心和肺在情志上也相互影响，当心气不及时，易出现悲忧等症。

名医验案

颜德馨膏方治疗胸痹验案

患者，女，62 岁。

有冠心病史 8 年。心气不足，胸痛隐隐，营卫不和，动则自汗，心悸怔忡，遇劳则作，胸闷短气，频繁复发。舌质胖紫，脉细而结代。刻值冬藏之时，拟益心化瘀，调和营卫，借草木之精华，平气血之逆乱，还君健康，以享天年。药用吉林参（另煎冲）90g，潞党参 150g，炙黄芪 300g，川桂枝 60g，赤白芍各 90g，煅龙牡各 300g，粉葛根 90g，川芎 90g，紫丹参 150g，生山楂 150g，九节菖 90g，决明子 300g，降香 24g，防风 90g，苍白术各 90g，茯苓 90g，炙甘草 45g，广陈皮 60g，

制半夏 90g，炒枳壳 90g，玉桔梗 60g，生蒲黄 150g. 醋灵脂
90g，延胡索 90g，煨金铃 90g，全瓜蒌 120g，干薤白 90g，檀
香 24g，生麦芽 300g，海藻 90g，莪术 90g，桃仁 90g，红花
90g，灵芝 90g，胎盘 60g，大枣 120g，浮小麦 300g。上味共煎
浓汁，文火熬糊，再入鹿角胶 90g，阿胶 90g，麦芽糖 500g，
溶化收膏，每晨以沸水冲饮一匙。

按语：患者心气不足，营卫不和，故胸痛隐隐，神疲乏
力，动则自汗。膏方取颜氏益气汤补气化瘀，桂枝加龙骨牡蛎
汤、玉屏风散调和营卫，益气固表，收敛止汗。方中，胎盘乃
人之血气所生，故能大补气血。灵芝号称"仙草"，能益气养
心，是治疗心悸、怔忡、胸痹、失眠、健忘、自汗的良药，故
为膏方所常用。而山楂消食导滞，活血化瘀。决明子清肝散
热，泻火通便，本为膏方所不取。实则膏方非补剂之谓也，而
应以"平衡"为着眼点，以辨证为选方遣药之依据。明乎此，
则除山楂、决明外，水蛭、大黄诸药均可援入膏方领域。[严
夏. 颜德馨教授膏方治疗冠心病经验撷拾. 实用中医内科杂
志，2004，18（1）：27－29.]

（3）心血亏虚，助肺不及：心主血与肺主气、心主血脉
和肺司呼吸之间相互依存的关系，是心肺生理功能的基础。肺
气助心行血，心血布散肺气。《难经本义》曰："气中有血，
血中有气。气与血不可须臾相离，乃阴阳互根，自然之理
也。"《医学真传》曰："人之一身，皆气血之所循行，气非血
不和，血非气不运，故曰：气主煦之，血主濡之。"

心血虚与肺气虚的证候表现为气血两虚证，表现为心悸怔
忡，头晕目眩，少气懒言，面色无华，舌淡脉弱。治疗应气血

双补，可选用当归补血汤、八珍汤等。

名医验案

林珮琴心悸验案

殷氏。吐红夜嗽，目眴心惕，自汗不寐，晡寒食减，脘痞不舒，脉虚芤，两寸浮，此营损及卫也。用黄精、柏子霜、生芪、炙草、杞子、枣仁、茯神、白芍、川贝、龙眼肉、小麦煎汤缓服。当晚稳寐，三剂汗收嗽定矣。又十余服，诸症俱愈。[鲁兆麟，严季澜，王新佩. 中医古今医案类编·心肾病类. 北京：中国建材工业出版社，2001.]

（4）心阴亏虚，虚火灼肺：心阴亏虚，阴虚火旺，虚火上炎，上灼肺耗气伤阴，津亏肺燥，宣肃失司，出现干咳少痰，痰少而黏；若虚火灼伤肺络，可见痰中带血，甚则咯血。治疗以养阴清热为法，必要时加用凉血止血药物。常用方如生脉散加减。

名医验案

郭子光治疗心悸验案

唐某，男，18 岁，2002 年 10 月 10 日诊。

因"病毒性心肌炎"，住院月余，诸症已缓，唯室性早搏不除，且心肌酶持续不降。心累心悸，偶尔胸痛，动则加重，咳嗽无痰，咽干尿黄。舌瘦红，苔薄黄干，脉细数，偶有歇止。辨为气血亏损，余热未尽。治以益气滋阴，清热凉血。

处方：太子参 20g，麦冬 20g，五味子 12g，丹参 20g，玉竹 15g，生地黄 10g，虎杖 15g，瓜蒌壳 10g，炙甘草 8g，谷芽 20g。

服完 12 剂，查心肌酶正常，早搏如失，诸症大减。仍以生脉散加黄芪、虎杖、板蓝根、丹参、枣仁、生地黄、谷芽善后。2个月后复查，一切正常。［刘杨．郭子光辨治心血管疾病的临证思想与经验．四川中医，2006，24（6）：1－3.］

（5）心血瘀阻，肺气不布：《素问·痹论》曰："心痹者，脉不通，烦则心下鼓，暴上气而喘。"说明心痹病证可影响肺气的宣降，出现喘息上气的症状。血行不畅，肺脉亦有瘀滞，则肺气升降失司，气机逆乱，发而为咳喘，故治疗上应用活血化瘀之剂加减。

名医验案

赵仲琴风心病夜喘验案

张某，风湿性心脏病，夜喘不能卧，白天不能动，脉间歇。九剂，夜喘愈，并能轻微劳动。

郁金一钱，冬虫夏草一钱，柏仁四钱，丹参三钱，当归三钱，炙草四钱，桔梗三钱，菖蒲三钱，磁石五钱，远志三钱，玉竹四钱。

心脏病喘，临床甚多，照他方治，一概无效。予制心脏方投之奇效，方创于一九五〇年在家教子时。

郁金（通心窍瘀血）三钱，丹参（通心）四钱，远志（通心）四钱，当归（理血）三钱，柏仁（养心）四钱，枣仁（养心）四钱，桔梗（开胸滞气）四钱，薤白（辛散痹）三钱。实者用此。虚者，用仲景炙甘草汤，或以两方兼用，真神方也。［赵桐．赵仲琴诊籍四种．北京：人民卫生出版社，2009.］

（6）痰饮痹心，肺气不利：痰饮内盛，心阳痹阻，脉络不通，气滞血瘀，或痰饮上乘于肺，均可出现肺气不利，发而为咳、痰、喘。治宜化痰逐饮，常用方如葶苈大枣泻肺汤、木防己汤加减。

名医验案

大塚敬节心源性哮喘验案

患者为六十五岁男性，一九五四年八月一日出诊。该患者过去曾有高血压倾向，从今年一月起出现喘息样呼吸困难。开始时每间隔十五至二十天发作一次，但现在几乎每夜都有发作。某医师诊断为心源性哮喘，进行了治疗，但病情仍在恶化。

患者昼间无发作，呼吸困难经常在夜间出现，直到咯出痰来，才得到缓解。脉弦大浮，血压为 162/74mmHg，腹诊触得肝脏肿大，其下缘于季肋下约五横指处可触及，所以，整个上腹部发硬如板状。大便秘结，夜间排尿二三次，尿蛋白阳性，尿胆原阳性。发作时口渴甚，下肢浮肿。

我投予了加减木防己汤。服药七天里，仅最初的一天有呼吸困难发作，从第二天开始，呼吸困难即已消失，只是每至傍晚，心窝部发胀，感觉有一个球状的东西上行，堵塞在咽喉。下肢的浮肿也消除了。于是又投予该方七日量，这一周很平稳。继服一周，中间有一次感觉要发作，便服用一剂药物，感到胸部一下子沉了下去，自觉好转，呼吸困难终未发作起来。仍继服前方。其后有二十多天未来取药，便发作了一次，随即又来诊。

肝脏仍然肿大，心窝部较前变软，便仍投予前方。以后间断服药和停药，持续了三个多月。偶尔于清晨五点左右出现胸部不适，早餐后便好转。肝脏的下缘缩小到肋下二横指左右。

后来到了十一月下旬，因感冒在附近医生处治疗，告诉我暂时停服前药。但从此以后再也没有消息了。

加减木防己汤为木防己汤的变方，但对于该患者也许没必要加减，仅用木防己汤也会有效。[大塚敬节.汉方诊疗三十年.北京：华夏出版社，2011.]

（二）心病及肾（火病及水）

心与肾的关系主要体现为水火阴阳的升降相济关系。

1. 火亢侮水

心火太过对其所不胜肾水反向克制，导致肾水受病，发生火亢侮水的传变。《素问·痿论》云："内伐则热舍于肾，肾者水脏也，今水不胜火，则骨枯而骨髓虚，故足不任身，发为骨痿。"

心火偏盛，下汲肾水，而肾水不足，则水不济火，出现火侮水证。火偏盛，上扰心神可见心烦失眠，下耗伤肾阴则腰膝酸软，虚火内扰则咽干、盗汗、潮热、遗精。临床常用泻南补北法，即泻心火、滋肾水法。黄连阿胶汤就体现了泻南补北之意，对肾阴不足，心火亢盛之证有较好疗效。朱丹溪提出以泻南方之火热、补北方之阴水治疗痿证，拟方虎潜丸治疗。一方面用虎骨（用代用品）、龟甲、锁阳、熟地黄、白芍滋补肝肾，填精补髓，补北方之水，另一方面用知母、黄柏清热坚阴，泻南方之火，并兼顾调理脾胃，对临床有重要的指导意义。

名医验案

李士懋不寐验案

周某，女，21岁。1996年11月26日初诊。

寐少，日约四五个小时，心烦，已两个月余。脉沉滑数，尺涩无力，舌尚可。证属心火旺，命火衰。法宜清心温下，交通心肾。方宗交泰丸。

黄连9g，官桂5g，半夏12g，水煎服，7剂。

1996年12月3日：上方服后已能安寐，脉滑尺尚弱，继予上方7剂。

按语：患者阳脉滑数，可见痰热蕴结于上，当清心化痰，尺脉涩而无力，则知命门之火衰竭于下，当温补肾阳。此为心火旺于上而致上热，命火衰于下而致下寒之心肾不交所致的寐少。《韩氏医通·药性裁成章》云："火分之病，黄连为主，生用为君，佐官桂少许，煎百沸，入蜜，空心服，能使心肾交于顷刻。"用交泰丸清上温下，交济水火。方中黄连味苦性寒，入少阴心经，清心泻火，以制偏亢之心阳，心火不炽则心阳自能下降，以下交肾水；取肉桂味辛性热，入少阴肾经，温补下元，以扶不足之肾阳，肾阳得扶则肾水上承自有动力，以上济心火。寒热并用，如此可得水火既济。水火既济，交泰之象遂成，夜寐不宁等症便可自除。正如《本草新编》所说："黄连、肉桂寒热实相反，似乎不可并用，而实有并用而成功者，盖黄连入心，肉桂入肾也。……黄连与肉桂同用，则心肾交于顷刻，又何梦之不安乎？"方中佐以半夏化痰，兼以交通阴阳，使心肾相交。[赵童颖，杨阳.基于阴阳脉诊李士懋教授运用泻南补北法刍议.河北中医药学报，2014，29（3）：4-6.]

2. 火虚水乘

心火虚弱，可受到己所不胜肾水的克伐，导致肾水相乘，发生火虚水乘的传变。如若心阳虚衰而阴寒内生，影响肾阳的反侮病传，形成心肾阳虚水肿证，治疗宜真武汤加减。因心阳不足，肾阴郁遏心阳，而出现胸闷、心悸、奔豚症状，治疗宜桂枝加桂汤加减。

名医验案

李士懋胸痛（风心病）验案

平某，女，36 岁。2002 年 8 月 27 日初诊。

风心病 20 年，尖瓣剥离术后 16 年。现心中揪痛，气短，心慌，胸闷，左背沉，周身不适，四肢凉，不欲食，恶心。气自腹上攻，则胸窒闷憋痛，心下聚包。唇木，像他人之唇。便干。脉沉弦紧滞，舌红暗少苔。证属阳虚阴寒内盛，厥气上冲，状如奔豚，法宜温阳镇其寒逆，方宗真武汤加味。

桂枝、炮附子（先煎）、茯苓各 15g，白术 10g，干姜 6g，泽泻 12g，细辛 5g，炙草 7g，半夏 12g，丹参 18g。

至 2002 年 9 月 28 日，上方共服 28 剂，诸症皆减，脉转滑，按之减，增党参 15g，继服 14 剂。

按语：患者脉沉而紧滞，为内有寒饮之脉象。肾阳虚衰不能化水，而致水气上逆冲胸，心中揪痛，故当温肾阳、化水饮以制其冲逆。方中炮附子为大辛大热之品，可温补肾阳，肾阳得复则气化得行。水为阴邪，"阴得阳助则化"，进而水气上逆之证自除，此即"益火之源，以消阴翳"。白术，甘苦而温，可燥湿健脾；半夏辛温，可燥湿化痰，降逆止呕。二者同用，颇合"脾喜燥恶湿"之性，以缓不欲食、恶心、唇木、肢凉之症。干姜，辛而微温，走而不守，助附子行散溢于肌表之湿。附子振肾阳于先，姜、术复脾阳于后。茯苓甘淡平，入脾肾诸经，助姜、术之健脾强运，与泽泻同用可加强淡渗水湿，使阴邪从小便而行的作用。桂枝性味辛温，助心阳以温化水饮，与细辛同用，共同温通经脉，散寒行水。心主血脉，寒饮上泛冲心"血得寒则凝"，则致血瘀不行，脉道不通，周身不适，故配丹参以活血祛瘀。炙甘草调和药性，兼以补脾和胃，益气复脉。[赵童颖，杨阳．基于阴阳脉诊李士懋教授运用泻南补北法刍议．河北中医药学报，2014，29（3）：4－6．]

（三）心病及脾（火病及土）

1. 火灼脾土

心火太盛可烧灼脾土，发生火多土焦的传变。此母病及子，即母脏受邪，发生太过传变，实邪因而传及子脏，亦称"母实传子"。心火亢盛，燔灼中土，脾胃经络相连，同居中焦，胃火亦旺，症见烦渴喜冷，消谷善饥，口臭唇焦，牙龈肿痛，便秘。治宜清心导热，以泄胃火，如泻心汤加减。

名医验案

秦昌遇惊悸验案

一人患惊悸三月矣。闻响则惊，遇夜则恐，恐甚上屋逾墙，旋食旋饥，日啖饭数碗。或谓心偏神失，用补心汤，病益甚。一日求诊于余。右关洪数无伦，两尺浮大，按之极濡。此病得之酒，其皆因由肾水枯竭，客热犯胃也。《内经》曰：肾主恐。又曰：胃热亦令人恐。又曰：胃热则消食易饥。又曰：足阳明胃病，闻木音则惕然而惊，病甚则逾垣上屋。汝病在胃与肾，脾合胃，心属火，是脾之母。补心则胃益实，火甚则益涸水，宜其药之补而病反剧也。但汝之本病在肾，标病在胃。今以泻黄汤先治标，后以肾气丸徐治本，一寒热并用，一补泻兼施，得毋讶我之前后迥别乎？但服泻黄汤三日，当不饥矣，服肾气丸十日，当不恐矣。已而果然获痊。［鲁兆麟，严季澜，王新佩．中国古今医案类编·心肾病类．北京：中国建材工业出版社，2001．］

2. 火不生土

火不生土，乃脏气不及引起的病变，为"母不顾子"，心病及脾之虚证，病在气血，因为心主血脉。脾胃为后天之本，气血津液化生之源，气机升降之枢纽，又统摄血液。脾的运化功能又有赖于心血的不断滋养和心阳的推动，并在心神的统率下维持正常的生理活动。心脾气血之间关系非常密切，血充则气足，血虚则气弱。

火不生土大概有以下几种情况：一是心阳虚衰，温脾无力；二是心气不足，脾运无力；三是心血亏虚，助土不及；四是心阴亏虚，土燥失濡；五是心血瘀阻，中土呆滞；六是痰阻心窍，脾土壅滞。

（1）心阳虚衰，温脾无力：心火不足，火不生脾土，发生火弱土虚的传变。心火不仅温通血脉无力，且无力温煦脾土，就会出现脾胃的腐熟功能减退，运化失常，脾不散精，或为水肿，或为腹泻等水湿不化或泛溢之病。相对于脾而言，心为母脏。脾阳不足，当然要补其母，也就是补心火，温养心阳。秦伯未在《谦斋医学讲稿》中谈道："我认为（火不生土）这类实例在临床上并不少见。张仲景治痰饮病用苓桂术甘汤（茯苓、桂枝、白术、甘草），治水气上凌心悸用桂苓草枣汤（桂枝、茯苓、甘草、大枣）等，用桂枝的目的即在温心阳以助脾阳的健运。"

名医验案

路志正胸痛验案

任某，女，53 岁。初诊：1992 年 4 月 15 日。

胸闷、阵发性胸痛、浮肿 4 年余，加重 3 个月。1988 年春节间，患者因突受寒冷刺激，连续发作胸部憋闷伴左侧胸痛，并放射至左臂内侧，剧痛难忍，伴窒息感，数分钟后疼痛自行缓解，但周身瘫软，大汗出，某医院确诊为冠心病心绞痛，给予消心痛、心痛定口服，静脉滴丹参注射液治疗 1 月余，症状缓解。但此后胸痛连及后背等间断性发作，伴面部及下肢浮肿、便溏、恶寒肢冷。今年春节再度胸痛大发作而住院治疗，经中西医诊治疼痛缓解，但余症未除，要求出院门诊治疗。

刻诊：神疲乏力，精神萎靡，面部虚浮，语言低微，心悸短气，阵发胸部憋闷疼痛，腰膝酸软，下肢凹陷性浮肿，四末欠温，大便溏，小便频，尿少，舌淡红质胖，有齿痕，苔白滑，脉沉细或小数。

心电图示：下壁心肌梗死，伴心房纤颤。

西医诊断：冠心病，心肌梗死，心绞痛，心房纤颤。

中医诊断：肾阳虚心痛。

治法：温肾壮阳，益气健脾。

方药：真武汤合四君子汤加减。

制附子 6g，干姜 15g，白芍 10g，白术 10g，太子参 129g，丹参 15g，川芎 9g，巴戟天 15g，桑寄生 15g，上油桂粉 4g（冲服），檀香 6g（后下）。7 剂，水煎服。

患者服上方后，胸痛发作次数明显减少，怯冷减轻，浮肿消退大半，法契病机，守法不更，继服上方。后在上方基础上加减进退，用西洋参、黄芪、当归、泽兰、杜仲、狗脊等药。共服70余剂，诸症消失，心绞痛未再发作。嘱慎防风寒，勿劳累。

按语：患者病久入络，久病必虚，病久归肾。久病脾胃虚弱，则生化不足，气血不足，宗气亏虚，卫阳不足，心肾失养，故心痛，遇寒而痛作，神疲乏力，精神萎靡，语言低微，心悸短气。肾失资化而肾虚，故腰膝酸软。脾胃虚弱而津液输布障碍则停滞为湿，故大便溏。肾主水，水血相关，肾虚不制水，血不利则为水，故水泛肌肤而见下肢浮肿。是以治当温肾壮阳，益气健脾。[高尚社.国医大师路志正教授治疗冠心病心绞痛验案赏析.中国中医药现代远程教育，2011，9（17）：5－7.]

（2）心气不足，脾运无力：心气不足，鼓动无力，可见心慌、胸闷，劳则加重；胃之大络，名曰虚里，与心气相通，心气不足，胸中大气无力斡旋，气机升降乖异，脾主气机之枢失健，运化无力，清阳不升，故见纳差食少，脘腹胀满，大便稀溏，带下等；脾主四肢，脾气不足，肢体功能衰退，故见倦怠乏力，四肢懒动等；脾虚水湿内停，泛溢肌肉，可见形体肥胖，或肢体浮肿。舌淡苔白，脉弱，为心脾气虚之征。治宜补益心脾，健脾助运，如补中益气汤加减。

名医验案

施今墨心悸验案

王某，女，43岁。近半个月以来，时发心慌心跳，尤以睡前为重，甚至竟不能入睡，头晕，起立时两眼发黑，势将晕倒。平素白带多，余无他症。舌苔正常，脉濡数。

平素白带过多，脾阳不升之象；心跳，脉濡数，为血少、心气亏损之征。拟圣愈汤加味治之。

处方：台党参10g，当归身6g，杭白芍10g，炙黄芪15g，生熟地黄各10g，炒远志10g，酒川芎5g，醋柴胡5g，酸枣仁（生熟各半）12g，柏子仁10g，桑螵蛸10g，益智仁5g，阿胶珠10g，炙甘草3g。

二诊：服药8剂，心跳迄未发作，睡眠甚好，白带减少，头仍晕。

处方：白人参6g（另煎对服），柴胡5g，砂仁5g，炙黄芪15g，杭白芍10g，熟地黄10g，炒白术5g，炒陈皮5g，酸枣仁（生炒各半）12g，当归身6g，五倍子5g，龙眼肉3g，绿升麻1.5g，五味子5g，炒远志10g，阿胶珠10g，益智仁5g，炙甘草3g。

三诊：前方仍服8剂，精神旺健，心跳平稳正常，白带减少，要求长服方。

前方去陈皮、升麻，每周服二三剂。[鲁兆麟，严季澜，王新佩. 中国古今医案类编·心肾病类. 北京：中国建材工业出版社，2001.]

（3）心血亏虚，助土不及：心主血脉，心血亏虚，脉道失充，血运迟滞，不能正常滋养脾胃，而使脾胃虚弱，纳运无力，出现食少，脘腹胀满；而血虚心神失养，可见心悸、失眠、健忘等；血虚肠道失润，加之脾虚推动无力，可见大便不畅；口唇爪甲色淡、舌淡、脉虚弱皆为血虚失养的表现。治宜养血补心，益气健脾，如归脾汤加减。

名医验案

马元仪心悸验案

一人患心悸症，肢体倦怠，或以阴虚治之不效。诊其脉浮虚无力，盖得焦劳，思虑伤心也。《内经》云：心痹者，脉不通，烦则心下鼓。其言脉不通者，正以焦劳太过，心脏之脉郁而不通也。郁则伤血而动君火，故悸动不宁也。心之下脾位，脾受心病，郁而生涎，精液不生，清阳不布，故四肢无气以动而倦怠也。法宜大补心脾，乃与归脾汤二十剂，即以此方作丸，服之痊愈。

薛立斋怔忡验案

一妇人劳则心跳怔忡，寒热往来，用归脾汤为主，佐以八珍汤，诸症悉愈。又用加味逍遥散、宁志丸。而后复作，服归脾宁志药即愈。

一妇人患惊悸怔忡，日晡发热，月经过期，饮食少思。用八珍汤加远志、山药、枣仁，三十余剂渐愈，佐以归脾汤全愈。后因劳发热，食少体倦，用补中益气汤。又因怒适月经，去血不止，前症复作。先以加味逍遥散，热退经止。又用养心汤，治之而痊。

一女人惊悸怔忡，自汗盗汗，饮食不甘，怠惰嗜卧，用归脾汤而愈。至年余，怀抱郁结，患前症，兼衄便血，仍用前汤而愈。[鲁兆麟，严季澜，王新佩. 中国古今医案类编·心肾病类. 北京：中国建材工业出版社，2001.]

（4）心阴亏虚，土燥失濡：心阴耗伤，脉道失濡，虚热内生，脾土失润，胃土燥结，而引起心下灼热，口舌干燥，纳运失常，大便秘滞等症；阴虚热乘，可见心烦失眠、手足心热等症。舌红少苔，脉细数，皆为阴虚内热之明征。治宜滋阴养血，生土润燥，如天王补心丹加减。

名医验案

王旭高怔忡验案

徐。昔立斋治病，每定一方，令人服数十剂，非心精识果，乌能如此！然非病家信之真、任之专，亦乌能如此！林也不才，何敢妄希前哲？然审病既的，药当不谬。从此加鞭，以图进益。

天冬、麦冬、生地、熟地、怀山药、沙参、茯神、枣仁、牡蛎、白芍、洋参、阿胶、红枣、浮麦。

此妇年三十四五，从未生育，因惊恐患怔忡头昏，耳鸣火升，发热汗出，食少便坚，将及百日。服此方三十帖见效。即将此方加重，煎膏常服，几及一年，全愈。后生一子。［鲁兆麟，严季澜，王新佩. 中国古今医案类编·心肾病类. 北京：中国建材工业出版社，2001. ］

（5）心血瘀阻，中土呆滞：心血瘀阻，火郁不发，则脾胃温养受阻，中土呆滞，而出现消瘦、纳差，或郁而化热，而出现心烦、失眠、舌干、胃脘灼热、大便秘结等。治宜活血通脉，行气助运。如血府逐瘀汤加减。

名医验案

北山友松怔忡验案

一侍女年三十余矣，常患健忘，如怔忡，梦中作惊，大便秘结，血块冲上，头晕目眩，不思饮食，五年余矣。医用归脾、逍遥、八珍等汤，及清心丸、安神散等药不效，求治于予。余制一方，牵牛、大黄、槟榔子、枳壳、桃仁、红花、牛膝、滑石为丸，每旦服三十丸，抑阴汤下，数日眩晕止，大便宽，觉胸中凉快矣。予曰："未也，必须大下血块。"又用四物汤服前丸药数百丸，下瘀块黑浓者七日。后用沉香、木香、乌药、香附子、藿香、紫苏、山栀子、陈皮、茯苓、白术、甘草五帖，再加当归、川芎、芍药、黄芩十余帖，诸症如忘。后用加味逍遥散，调理出入，月余全效。［鲁兆麟，严季澜，王新佩．中国古今医案类编·心肾病类．北京：中国建材工业出版社，2001．］

（6）痰阻心窍，脾土壅滞：痰浊阻蔽心窍，心气不展，脉道不利，而助脾不及，脾土壅滞，运化失常，同时脾胃运化失司，易致浊邪内生，反过来进一步阻塞心窍，故二者常互为因果，胶着难解。痰阻心窍，神明受蒙，常出现抑郁、痴呆、癫狂、痫等神志异常病变；而脾失健运，痰浊内生，易出现脘腹痞满、纳呆呕恶等脾胃见症。治宜化痰开窍，健脾祛浊，常用方如温胆汤加减。

名医验案

杨毓斌心悸怔忡验案

陈生新妇，病心悸怔忡，动甚则上撞至喉，周身肌肉眴惕不宁。症经数月，医用宁心清火降痰，则吐清水，饮食不思；用填镇则如石压胸；用补则闷胀；用豁痰理气则气若虚不接续，时时眩晕，卧不能安。

按语：此多由心体不足，冲气失调，痰郁火扰所致。要亦心脾之阳不能健运，痰水因之凌心。本此为治，四五日症减六七，因畏药，改作膏缓调之而愈。

朱茯神、熟枣仁、炙远志、川芎、柏子仁、龙齿、紫石英、制半夏、姜汁炒竹茹、炒川贝母、苦桔梗、煨木香、白术、陈皮、炙草、煨姜、大麦糖。[鲁兆麟，严季澜，王新佩．中国古今医案类编·心肾病类．北京：中国建材工业出版社，2001.]

（四）心病及肝（火病及木）

1. 火炎木焚

心火亢盛，火乘于木致肝火上炎，发生火炎木焚的传变。此子病犯母，即子脏受邪太过传及母脏，属"子令母实"。刘完素《黄帝内经宣明论方》曰："心火也，肝木也，火木母子也，火乘于木，子挟母也，此为二脏偏实也。"刘完素认为，五志化火生热的关键在于心，因心为火脏，火实制金不能平木，怒为肝志，故肝实热多怒而狂。肝属木而内寄相火，心属火而内存君火，正常情况下，君相二火共行温煦之功。若心火亢盛，可致肝火上炎，可见头晕胀痛、耳鸣如潮、口疮口苦、急躁易怒、舌红苔黄、脉弦数等两脏俱实的证候。治宜清心除烦，平肝泻火，如泻心汤、龙胆泻肝汤加减治疗。

名医验案

何世仁不寐验案

心烦头晕，寐不成寐，五火内炽也。诊左脉弦大，治以苦泄。

川连五分，半夏一钱五分，白芍一钱，炒枣仁三钱，黑山栀一钱五分，青橘叶一钱五分，竹茹四分，茯神二钱，郁金一钱五分，石决明四钱，龙胆草一钱。[鲁兆麟，严季澜，王新佩．中国古今医案类编·心肾病类．北京：中国建材工业出版社，2001.]

2. 火衰木病

火衰木病，为"子盗母气"，属心及肝之虚证，其病在血。因为心主血脉藏神，肝藏血舍魂，心肝共同调和血脉，并调情志。心血不足，则肝无所藏，必致肝血不足，表现为心肝两脏血液亏虚，临床症见心悸失眠，面白无华，筋脉拘挛，爪甲枯燥，舌苔淡白，脉象细弱。血虚日久，肝阴亏虚，阴虚风动，症见手足震颤、眩晕耳鸣。治宜养血柔肝，如酸枣仁汤、补肝汤加减。

名医验案

蒲辅周神经官能症验案

胡某，女，40岁，1961年9月30日初诊。

眩晕，耳鸣，易怒欲哭，烦躁，身颤，精神不快尤甚，重时常晕倒，心悸怔忡，两三小时才能恢复。月经量甚多，周期规律。生育六胎。面色萎黄不泽，血色素 8.5g/dL，大便偏干。脉沉弱，舌淡无苔。属血虚心肝失养，下虚上眩，治宜滋养心肝。

处方：熟地黄三两，山药二两，山萸肉二两，茯神一两，枸杞子二两，巴戟肉二两，肉苁蓉二两，龙眼肉一两，桑椹四两，龟板二两，白人参一两，红枣二两，珍珠母三两，龙骨三两，枣仁二两，清阿胶二两，琥珀粉五钱。慢火浓煎三次，取汁再浓缩，入琥珀粉，烊化阿胶，加炼蜜为膏，早晚各服二钱，开水冲服。

11月1日复诊：服药后病情明显缓解，前天生气着急，又引起犯病，言语不能自主，烦躁，易怒，夜不能寐，头目眩晕，走路身不稳，恐惧。脉左关独弦数，舌正无苔。属肝肾阴虚，水火不相济，治宜滋肝潜阳。

处方：酸枣仁五钱，茯苓二钱，知母一钱，川芎一钱，炙甘草一钱，白蒺藜三钱，甘菊二钱，小麦四钱，大枣六枚，石决明五钱，珍珠母五钱，龙骨三钱，羚羊粉四分（分吞）。

11月8日三诊：药后渐安静舒适。脉左关弦缓，余沉缓，舌正无苔。原方加石斛三钱，沉香粉三分（冲服）。

11月20日四诊：自觉症状已轻微，病情稳定。脉沉弦细，舌同前。第一方加灵磁石二两，龟板三两，炼成膏后，和入羚羊粉五钱，早晚各服二钱。

按语：病情比较复杂，从心肝肾调治，阴平阳秘，精神乃治。此例与前例，同是神经官能症，但前者肝胆火旺为实，后者肝肾阴虚为虚。一清肝胆，一滋肝肾。病同而证异，治法亦因之而别。［中医研究院．蒲辅周医疗经验．北京：人民卫生出版社，1979.］

3. 血瘀肝郁

心血不足，则肝无所藏。若心血瘀阻，则肝失条达。心气可以推动血液在脉道中正常运行，是以肝气条达、疏泄有度为基础才得以实现的。肝藏血，其性喜条达，心血瘀滞，则肝不能条达而木气为之郁。治宜活血化瘀，疏肝行气，如血府逐瘀汤加减。

名医验案

李今庸不寐验案

某，男，62岁，退休干部，住湖北省武汉市武昌区。1997年4月就诊。

其人患"心脏病""高血压"已多年，1996年3月又突发"中风"，经中西医药治疗未效。现经常感觉心慌心悸，头目昏暗，右侧上下肢无力，活动不灵，右脚踏地如履棉花之上而无实感，长期失眠，唯赖吞"安眠药"以为睡，舌苔薄白，脉结甚，数至一止，或十数至一止。病乃血气瘀滞，心神不宁，肝风内动，肢体失养，治宜活血破瘀，疏肝利气，方用血府逐瘀汤加味。

处方：生地黄15g，当归12g，川芎10g，赤芍10g，红花10g，桔梗10g，柴胡10g，炒枳实10g，川牛膝10g，炙甘草10g，桃仁10g（去皮、尖、炒、打），制香附10g。上药十二味，以水适量煎药，汤成去滓，分温再服，日服2次，每日服1剂。

服近200剂，诸症消失，遂以原方改汤为丸，嘱其续服。

处方：生地黄150g，当归120g，川芎100g，赤芍100g，红花100g，桔梗100g，炒枳实100g，柴胡100g，炙甘草100g，川牛膝100g，制香附100g，党参100g，桃仁（去皮、尖、炒、打）100g。上药十三味，共研细末，过筛，炼蜜为丸，每服10g，一日服3次，开水送下。

上方药丸，患者服用至2000年12月，睡眠恢复正常，诸症咸退，身体康复，嘱其坚持锻炼，持之以恒，希勿间断、停止服药。

按语：《素问·阴阳应象大论》云："心生血。"《灵枢·营卫生会》云："血者，神气也。"《灵枢·大惑论》云："心者，神之舍也。"心主血藏神而赖血以濡养。今血液瘀滞，失去正常流动之性而不濡养于心，心失血养则无法安宁而神不归舍，故心慌心悸而长年失眠。《素问·解精微论》云："夫心者，五脏之专精也，目者，其窍也。"《灵枢·大惑论》云："目者，心之使也。"心神失守则难以司窍而使目，目不为心神所使，故眼目为之昏暗，而视物不清。血主于心而藏于肝。肝藏血，为风木之脏，其性喜条达，今血液瘀滞，则肝不能条达而木气为之郁，木郁则风生，肝风内动，风邪循虚而犯，并彻于身半之上下，则身半之经络阻滞不通。无血以濡养其身半之形体，故见其右半身不遂，活动不便。《素问·脉要精微论》云："夫脉者，血之府也。"《灵枢·经水》云："经脉者，受血而营之。"《素问·举痛论》云："经脉流行不止，环周不休。"瘀血停滞，阻碍血气正常流行，致血气流行不相连续，故脉见结象，脉动而时见一止也。治以血府逐瘀汤，方中生地黄、当归、川芎、赤芍为四物汤，以养血活血，红花、桃仁以行血破瘀，柴胡疏肝解郁，川牛膝入肝祛风，桔梗、枳实疏利气机，甘草调和诸药，加香附以行血中之气，助行血破瘀之力，更利于瘀血之消除。诸药合用，共奏活血破瘀、疏肝利气之效。其药服十余剂后，即渐能入睡，坚持服药数十剂，失眠虽时有反复，但诸症好转，坚持服药近 200 剂，则诸症消失，只尚待恢复和巩固。遂将原方改汤为丸，以其为病日久，特加党参助正而促其康复。［李今庸．国医大师李今庸医案医论精华．北京：北京科学技术出版社，2014.］

第二节　心病的脏腑表里传变

一、传变基础

1. 心脉与小肠经脉相连

经络的相互络属是表里关联的主要机理。十二经脉之阴经属脏络腑，阳经属腑络脏，从而使脏腑之间一阴一阳表里相合。《灵枢·经脉》云："心手少阴之脉，起于心中，出属心系；下膈，络小肠。"又云："小肠手太阳之脉……络心，循咽下膈，抵胃，属小肠。"此外，《灵枢·经别》记载了心和小肠在经别方面的相互联系，即手少阴经别归属于心脏，与手太阳经在目内眦会合；手太阳经别从手太阳经分出，走向心脏，联系小肠。并且手少阴心经之别络从通里穴分出，走向手太阳小肠经；手太阳小肠经之别络从支正穴分出，走向手少阴心经。经别、别络的作用，加强了两经之间的联系，沟通了经气。心之经脉属心而络小肠，小肠之经脉属小肠而络心，二者通过经脉的相互络属而构成了表里关系。心经与小肠经的表里关系决定了二者的生理、病理基础。

2. 心与小肠阴阳互用

《素问·灵兰秘典论》曰："心者，君主之官，神明出焉"，"小肠者，受盛之官，变化出焉"。《难经》曰："五脏各有所腑皆相近，而心、肺独去大肠、小肠远者，何也？然经言心营、肺卫，通行阳气，故居在上；大肠、小肠，传阴气而下，故居在下，所以相去而远也。"心主血脉，心阳之温煦，心血之濡养，有助于小肠的化物功能；小肠主化物，泌别清浊，吸收水谷精微和水液，其中精微部分经脾气转输于心，化血以养其心脉，两者相互为用。正如《本草述钩元》曰："夫心为火主，气者火之灵也，而小肠与之合。心不司气化，而小肠为心司气化之权，又心生血，而小肠即为血化之府。"《医经精义便读》曰："小肠中所盛者，只是食物，乃阳质也，饮主化气，食主化血，食物在小肠皆化为液，以出于连纲，遂上奉心而生血，所以小肠为心之腑，乃心所取材处。"

二、传变规律

心与小肠在生理功能上紧密联系，病理状况下相互影响。心为火脏，与之为表里关系的小肠即为火腑。心与小肠均属火，故心与小肠之病机传变多见于火热之邪的互传，即心移热于小肠或小肠火热上炎于心，或心火不足，不能温煦小肠之传变。

1. 心病及小肠

（1）心移热于小肠：心火移热于小肠，熏蒸水液，导致小肠泌别清浊功能失司，小肠火随水液经三焦下注膀胱，引起尿少、尿赤涩痛、尿血等小肠火热的病证。这种病理变化被称为"心移热于小肠"。《诸病源候论》曰："心主于血，与小肠合。若心家有热，结于小肠，故小便血也。"虞抟《苍生司命》曰："如心有火，炎灼日久，必遗热于小肠，则成小便淋秘。"《医宗金鉴》云："心与小肠为表里也。然所见口舌生疮，小便赤黄，茎中作痛，热淋下利等证，心移热于小肠之证。"宋代钱乙所创的导赤散，为导心经之热从小便而出的有效方剂，历代医家多推崇。《医宗金鉴》中评述导赤散曰："心与小肠为表里也……皆心移热于小肠之证。故不用黄连直泻其心，而用生地滋肾凉心，木通通利小肠……心经之热可导也。"费伯雄在《医醇賸义》云："心经之火，移于小肠，溲溺淋浊，或涩或痛，琥珀导赤汤（琥珀、天冬、麦冬、生地、丹参、丹皮、赤芍、木通、甘草梢、淡竹叶、灯心）主之。"《圣济总录·心藏门》提出了加减火府丸方，其云："治心经蕴热，头目壅赤，小便秘涩，加减火府丸方：生干地黄、木通、黄连、黄芩、赤茯苓。"火府即指小肠，此方亦为导心经之热从小便而出之代表方剂。由此可见，众多医家都认为心火下移小肠可致小便赤浊、涩痛，对此，相应的治疗方法是导心经之热从小便而出。

名医验案

吴菱山淋证验案

一妇患淋沥，数而疼痛，身烦躁。医以热淋治之，用八正散、莲子饮，服之愈剧。吴诊脉沉数无力（沉数为热在血，无力为虚在气，总归虚热，不得用八正散），知气与火转郁于小肠故也。遂与木通、麦稿节、车前子、淡竹叶、麦冬、灯心、甘草梢、大腹皮之类，服之而安。盖小肠乃多气少血之经，今病脉系气郁，反用大黄、栀、芩味厚苦寒之药，故寒极伤气，病转加矣。殊不知血中有热者，乃有形之热，为实热也；气中有热，乃无形之热，为虚热也（同一热也，而分在气在血，血中之热为实，气中之热为虚，大有至理。可悟建中老人治痘之法）。凡气中有热者，当行清凉薄剂，无不获效，更分气血多少之经，须辨温凉厚薄之味，审察病机，斯无失也。[鲁兆麟，严季澜，王新佩. 中国古今医案类编·心肾病类. 北京：中国建材工业出版社，2001.]

（2）心火不足以温煦小肠：若心阳气不足，不能温煦助运小肠，化物失职，不能化生水谷精微，则出现泄泻病证。如《重订灵兰要览》曰："心脉止者，为惊泄。"《备急千金要方》载有心小肠俱虚之证："左手寸口人迎以前脉阴阳俱虚者，手少阴与巨阳经俱虚也。病苦洞泄，苦寒少气，四肢厥，肠澼，名曰心小肠俱虚也。"心虚则少气畏寒而肢厥，小肠虚则分清别浊功能失常而洞泄肠澼。邱健主任医师认为，腹泻型肠易激综合征发病关键在于心小肠藏象系统功能紊乱，心阳不足，不能温煦小肠，小肠泌别清浊失司而发为泄泻，以桂枝荔芝汤为基础方论治此病，临床效果显著。桂枝荔芝汤由桂枝汤加荔枝核、灵芝、党参、白术、儿茶、肉豆蔻、木香、鬼针草、神曲组成。方中以桂枝汤为君药，用桂枝温经通阳祛寒，而调中理气；白芍和营敛阴而缓急止痛；生姜、红枣、炙甘草调营卫、和中土、行津液，使心阳能够温煦肠腑；臣以荔枝核温中行气散滞而止痛，又能理气补虚；灵芝益气保精养神；佐以党参、白术益气健脾和中，儿茶、肉豆蔻涩肠止泻，与灵芝、荔枝核相配，可以心肝脾肾同治；木香理气止痛，即开心气又顺肠气；鬼针草能清肠热而解毒；使以神曲消食化气，调中祛邪。诸药相伍，共奏调畅心阳、厚肠补土之效[1]。

名医验案

马元仪验案

高逢辰表侄尝游惠山，暮归遇一巨人醉卧寺门，惊悸不解，自是便溺日五六十次。李氏云：心小肠受盛腑也，因惊而心火散，心虚肾冷而然，其伤心之验欤。

按：经云惊则心无所倚，恐则伤肾。是为水火不交，二脏俱病。脏既受病，脏欲专为，其可得乎？此受盛职废，运化无权，而渗泄不禁矣。[鲁兆麟，严季澜，王新佩．中国古今医案类编·心肾病类．北京：中国建材工业出版社，2001．]

2. 小肠病及心

小肠之病亦可上传于心，若小肠火邪循经上炎，上犯于心，可导致心烦、失眠、舌赤生疮等症。在治疗上，清心泻火和清利小便的药物并用。若小肠有虚寒之征，化物失职，不能化生水谷精微以养心脉，日久可见心血不足的病证。若小肠泌别清浊功能失常，也会引发心病。《诸病源候论·心痛病诸候》载："心痛而多唾者，停饮乘心之络故也。停饮者，水液之所为也。心气通于舌，心与小肠合，俱象火。小肠，心之腑也，其水气下行于小肠，为溲便，则心络无有停饮也……若冷热相乘，致腑脏不调，津液水饮停积，上迫于心，令心气不宣畅，故痛而多唾也。"说明小肠具有助心行气利水的生理功能。小肠泌别清浊功能正常，可将津液等精微物质转输至周身，将浊者传入大肠，一旦功能失调，将导致水液代谢紊乱，饮停于内，上犯于心。治疗应根据证候表现、病性之虚实，辅以补泻小肠腑气之中药，从而扶助心之正气或祛除心之邪气，达到祛邪扶正的目的。如治疗心动悸、脉结代之炙甘草汤中运用了一味火麻仁以滑利小肠、疏通小肠经气，从而改善心经气血之运行，使全方共奏益气滋阴、通阳复脉的功效。

近年来研究证实，心血管病的发生发展与肠道微生态的失衡有着密切的联系。王玲等通过实时荧光定量 PCR 法检测发现冠心病患者存在典型的肠道菌群失调，粪便中细菌总负荷明显增加，其中大肠埃希菌、幽门螺杆菌、链球菌均明显增加，双歧杆菌、乳杆菌明显减少，提示肠道菌群失衡可能是促进心肌缺血发生的原因之一。作为治疗协热下利的代表方葛根芩连汤，被证实其通过改变肠道菌群的结构，明显增加瘤胃菌科中的有益菌的丰度，从而降低罹患心血管疾病的风险。因此，正如《医经精义便读》所言："小肠中所盛者……遂上奉心而生血。"心的物质供应主要来源于小肠"泌别清浊""受盛化物"生理功能的正常运行，若小肠的生理功能失常，既有碍于心对营养物质吸收，也促进了心对有害物质的吸收，肠道微生态系统的失衡是促进心血管病发生发展的重要危险因素[2~4]。

名医验案

方耕霞淋证验案

李。湿热伤小肠之络而溺血，从凉营分利。

生地、木通、黑栀、滑石、苍术、陈皮、萹蓄、赤苓、泽泻、车前、血珀、鲜藕。

再诊：溺血已止，再拟清小肠之火。然须清心宁神，方见霍然。

生地、山栀、萹蓄、木通、白术、赤苓、滑石、丹皮、藕节、车前子、海金沙。［鲁兆麟，严季澜，王新佩．中国古今医案类编·心肾病类．北京：中国建材工业出版社，2001.］

第三节　心病的脏腑别通传变

脏腑之间除了阴阳表里、五行生克之间的关系外，尚有"脏腑别通"之说。早在唐宋时期已有记载"五脏旁通"。明·李梴《医学入门》引《五脏穿凿论》曰："心与胆相通，心病怔忡宜温胆，胆病战栗癫狂宜补心。肝与大肠相通，肝病宜疏通大肠，大肠病宜平肝。脾与小肠相通，脾病宜泻小肠火，小肠病宜泻脾土。肺与膀胱相通，肺病宜清利膀胱，膀胱病宜清肺。肾与三焦相通，肾病宜调和三焦，三焦病宜补肾。此合一之妙也。"董氏奇穴传人杨维杰先生认为，脏腑别通实乃气化相通，由六经开阖枢理论推衍而来，并扩展了胃与心包相通。

一、传变基础

1. 心与胆、胃经脉相连

《灵枢·经别》云："足少阳之正，绕髀入毛际，合于厥阴，别者入季胁之间，循胸里属胆，散之上肝，贯心……合少阳于外眦也。"由此可知，心与胆通过经脉的旁通相互联系。

心居于膈上，乃君主之官，胃居于膈下，乃水谷之海，两者一位于膈上、一位于膈下，仅以一膜相隔。《灵枢·经别》云："足阳明之正，上至髀，入于腹里，属胃，散于脾，上通于心……还系目系，合于阳明也。"《素问·平人气象论》云："胃之大络，名曰虚里，贯膈络肺，出于左乳下，其动应手，脉宗气也。"从解剖学角度来说，左乳下正是心前区的位置。心与胃位置相邻，经脉相通。

2. 心与胆、心包与胃气化相通

《五脏穿凿论》虽已记载"五脏旁通"，但文献对于各脏腑之间内在关系并未讨论。后世主要有两种观点，即"实质论"和"气化论"。"实质论"是以清代医家唐容川为代表，提出"脏腑别通"的内在关系是通过实际存在的"微丝管"连接脏腑；"气化论"是由董氏奇穴传承人杨维杰提出，他根据《黄帝内经》中三阴三阳的关阖枢理论推论出"脏腑别通"是六经气化所致。

《素问·六微旨大论》曰："是以升降出入，无器不有。"三阴三阳经具有开、阖、枢的不同气化规律，在气化上具有相同性质的阴阳两脏腑生理功能相辅相成、阴阳相和。通过三阴三阳开阖枢的特性来建立的"脏腑别通"在生理和病理上相互联系。

目前通常认为，太极生阴阳，阴阳各生太少（太阴、太阳、少阴、少阳四象），并进一步分化出非太非少的阳明和厥阴，形成三阴三阳。《素问·阴阳离合论》云："圣人南面而立，前曰广明，后曰太冲；太冲之地，名曰少阴；少阴之上，名曰太阳……广明之下，名曰太阴；太阴之前，名曰阳明……厥阴之表，名曰少阳。是故三阳之离合也，太阳为开，阳明为阖，少阳为枢……三阴之离合也，太阴为开，厥阴为阖，少阳为枢。"所以三阴与三阳分别是太阳、阳明、少阳、太阴、厥阴、少阴，分别具有开、阖、枢的不同气化特点。三阳的开阖枢与三阴的开阖枢为阴阳相对关系，太阳、太阴皆属"开"，阳明、厥阴皆属"阖"，少阳、少阴皆属"枢"。并按照手经与足经上下阴阳关系对应，手少阴心经与足少阳胆经为一组，具有相同的"枢"的气化特点，手厥阴心包经与足阳明胃经为一组，具有相同的"阖"的气化特点。

二、传变规律

徐灵胎《内经诠释·阴阳离合论》云："太阳为开，敷布阳气谓之开；阳明为阖，受持阳气谓之合；少阳为枢，转枢阳气谓之枢……太阴为开，敷化阴气谓之开；厥阴为阖，受纳阴气谓之阖；少阴为枢，转枢阴气谓之枢。"杨维杰先生认为，"脏腑别通"具体规律为：太阳为三阳之表，主阳气疏布于体表；阳明为三阳之里，主阳气转化受盛于内；少阳为三阳之枢机，主阳气在半表半里之位的出入。太阴为三阴之表，主敷散水液于体表和疏布血液于全身；厥阴为三阴之里，主受盛转化阴血，为太阴敷散的物质基础；少阴居三阴之中，主转枢阴气与阴血，完成心与肾的物质转枢。将其展开，太阳与太阴相对（开），少阳与少阴相对（枢），阳明与厥阴相对（阖），阴与阳相对，手与足相对，这样就形成了六脏六腑的全部相通，即肺与膀胱通、脾与小肠通、心与胆通、肾与三焦通、心包与胃通、肝与大肠通[5]。

（一）心与胆相互为病

1. 心病及胆

心与胆脏腑别通，故心病可影响及胆。《灵枢·经脉》曰："心手少阴之脉……是主心所生病者，目黄胁痛，臑臂内后廉痛厥，掌中热痛。""心主手厥阴心包络之脉……是动则病手心热，臂肘挛急，腋肿，甚则胸胁支满，心中憺憺大动，面赤目黄，喜笑不休。"《素问·脏气法时论》云："心痛者，胁支满，胁下痛，膺背肩胛间痛，两臂内痛，虚则胸腹大，胁下与腰相引而痛。"都说明心脉气机失畅可致胆气郁滞、紊乱而胁痛。治疗方面依据心之气血阴阳不足或心火炎盛、痰浊血瘀阻心辨证论治。张景岳在《景岳全书·胁痛》指出："胁痛之病，本属肝胆二经……凡以焦劳忧虑而致胁痛者，此心肺之所传也。"在治疗方面，其曰："若忧思过度，耗伤心脾气血，病有如前者，宜逍遥散、三阴煎、七福饮之类主之，或归脾汤亦可。"现代有心绞痛引起胆绞痛的文献报道，治疗仅用心药而未治胆，随心痛缓解，胁痛亦除。

心胆功能正常则人体精神情志正常，《素问·灵兰秘典论》云："心者，君主之官也，神明出焉……胆者，中正之官，决断出焉。"心主神明，胆主决断，两者处于正常的生理状态，即心任物为神志之主，胆行决断之职，则人决断果敢，从容不迫。若其中一者或者两者出现病理变化，则会出现惊恐、不能独处、失眠、多梦等精神情志症状。汪昂在《医方集解》中言："烦惊虽系乎心，未有不因于胆，何者？胆为将军之官，失荣则多畏也，胆气不足则疏泄不及，上为宗气不利，心气失和，心神无主，则易生惊惕、恐惧。"

名医验案

吴篪惊悸验案

皖藩蒋调元，缘被议后，蓦然惊惕时动，虚烦呕涎，体倦自汗，坐卧不安，诊脉弦数滑。由于心虚胆怯，气郁生涎，外有所触，忧郁恍惚，虚火上冲，故心下筑筑然跳动，而成惊悸之证。即用温胆汤加羚羊角、菖蒲、麦冬，兼以加味归脾汤，调理半月乃安。

李铎不寐验案

江体先上舍，年五旬，忧虑惊恐，情志内伤，神识迷惑，呢喃呓语，忽清忽愦，心悸怔忡，见人畏缩，竟夜不寐，诊脉细虚。似非痰火有余，乃心病也，议天王补心丹，以理心之用。

人参、元参、丹参、茯神、枣仁、远志、天冬、麦冬、柏仁霜、石蒲、桔梗、生地。

依方服二十帖，接服磁朱丸。

数月之病，服此方十余帖，竟得神安意静，接服磁朱丸半料而全瘳，不复发也。

翟竹亭怔忡验案

贺明三幼失怙恃，十五岁即应世理家，遗产又薄，老幼十余口，衣食窘甚。至三十岁，怔忡惊悸，恒如讼事未了，有人来捕之状，最怕见人，似痴似迷，低头言语喃喃，觋巫百治无效。请余诊治，心脉散乱，胆脉微细，脾脉沉滞。此乃操劳过度，惊恐伤胆，脾气郁结，幸脉有神，尚可治疗，非服药数十帖，难见功效。伊信而不疑，先服十帖而病不减，又服十帖，诸症稍轻。四十帖后，神志清爽，言语有序。伊欲备礼叩谢，余曰："吾借汝坚信以成功，倘不我信，即卢扁何能为哉？何谢之有？"

安神镇惊汤：熟地黄 21g，归身 12g，杭白芍 10g，炙远志 4.5g，菖蒲 7.5g，枣仁 6g，龙齿 12g，辰砂 3g，郁金 6g，白矾 3.6g，白术 10g，半夏 10g，白芥子 10g，木香 4.5g，橘红 6g，麦冬 12g，莲子 10g，粉甘草 6g，水煎服。[鲁兆麟，严季澜，王新佩．中国古今医案类编·心肾病类．北京：中国建材工业出版社，2001．]

2. 胆病及心

《灵枢·经脉》云："胆足少阳之脉……是动则病口苦，善太息，心胁痛，不能转侧。"《素问·阴阳别论》云："一阳发病，少气善咳善泄，其传为心掣，其传为隔。"关于"心掣"，历代医家见解有二，一是心中掣痛，二是心动不宁，若有所引。究其病机，张介宾认为："胆属风木……心为君火，而相火上炎则风气相求，邪归于心，心动不宁，若有所引，名曰心掣。"高士宗则认为："一阳者，少阳初生，胆木也……病者初阳不升……其传为心掣，木不生火，心气虚寒而掣痛也。"胆气升之太过，相火上炎，或胆气不升，木不生火，都可导致"心掣"之证。这类似于"胆心综合征"。一般认为，来自胆囊和（或）胆管的病变刺激通过迷走神经传导到心脏，引起心脏冠状动脉的收缩和痉挛，导致心肌缺血而出现心绞痛。治胆病是治该征的关键，临证治疗多以利胆宽胸法而获效。

路志正教授认为，胆的功能失调影响心所致的心痛称为胆心痛。此病虽在心，实则由胆引起。胆气郁阻，影响到心，致心脉痹阻，发为胆心痛。胆心痛临床既可见心痛症状，还可伴见胆经的症状，心痛彻背，背痛彻心，胸背拘急，或胸胁痛，痛引肩背，色苍白，惊恐不安，冷汗自出，或耳鸣头晕，五心烦热，舌质红，苔薄黄，脉弦数。临床分四型论治：①胆火扰心证：情志不遂，胆郁化火，相火引动心火，临床可见冠心病心绞痛、心动过速，症状特点为心前区灼热疼痛，烦躁易怒，头晕耳鸣，夜寐不安，舌红苔黄，脉弦滑数。治以清胆宁心，药用半夏、陈皮、茯苓、甘草、炒枳实、竹茹、黄连、茵陈、元胡、丹参等。②胆气虚怯证：胆气虚怯，则心神失养，心气空虚，心脉挛缩，可发心痛。临床表现为心前区闷痛，心悸不宁，坐卧不安，善惊易恐，少食不寐，气短恶心，恶闻声响，舌质淡，苔白，脉弦细。治以温胆宁神，药用茯神、胆星、枳实、竹茹、白芍、灵磁石、龙齿、枣仁、丹参、川芎、石菖蒲、夜交藤等。③胆气郁结、心脉瘀阻证：情志内伤，胆气郁结，胆失疏泄，心血运不畅，而发心痛。临床表现为胸肩憋闷疼痛，胁肋苦满，嗳气太息，心情抑郁，急躁易怒，脉弦结代等。治以利胆舒心，药用陈皮、半夏、炒枳实、柴胡、白芍、香附、川芎、郁金、元胡、鸡血藤、茯神、石菖蒲等。④痰瘀互结证：嗜食肥甘，情志不舒，胆失疏泄，痰湿内停，心脉瘀阻，而发心痛。临床表现为胸闷刺痛，气短乏力，动则加重，恶心，呕吐痰涎，食少腹胀，苔滑腻，脉弦滑或结代。治以清胆和胃，化痰通络，药用半夏、瓜蒌、黄连、菖蒲、郁金、地龙、川芎、苏子、僵蚕等[6]。

名医验案

路志正胆心痛验案

患者，女，50岁，汉族，已婚，财会人员，北京通州人，主因心悸、心前区憋闷1个月，于2007年11月初诊。

患者因财务工作出现一些问题而情绪不舒，近1个月来常感心悸，心前区憋闷疼痛，善恐易惊，坐卧不宁，整天闭门在屋，虚烦懊憹，神疲乏力，头晕气短，纳呆，睡眠多梦易醒，大便不畅，口黏，舌质暗淡，苔薄腻，脉弦细。经查心电图、运动试验、心脏彩超，诊断为冠心病、心绞痛。

中医辨证：情志不遂，心胆虚怯，心气空虚，痰浊内停，心脉痹阻，而发胆心痛。治以益气养血，宁胆安神，佐以化痰。

处方：茯神10g，炒枳实10g，竹茹10g，陈皮12g，太子参12g，白芍10g，丹参12g，百合10g，夜交藤15g，枣仁20g，合欢皮15g，柴胡9g，生龙牡各20g，郁金10g。

服药5剂后心痛发作次数减少，继用5剂，心痛发作控制，心烦易惊，头晕气短，睡眠多梦症状好转，继守方1个月，心绞痛未再发作。

本案心痛伴有善恐易惊，坐卧、睡眠不宁，纳呆，属于胆心痛心胆气虚型，故治以益气养血、宁胆安神法。从口黏、大便不畅、舌苔薄腻看，有气虚痰浊内停之象，故佐以化痰之品。药用太子参、白芍、百合、丹参补气养血活血；茯神、枣仁、合欢花、夜交藤安神定志；生龙牡敛心气镇惊；柴胡、郁金、枳实和解少阳；竹茹、陈皮化痰健脾。诸药合用，益气养血活血以推动血液运行，宁胆镇静安神以收敛神志。故药后心痛之症得到很好控制。[苏凤哲，冯玲，刘喜明，等.胆心痛证治——路志正学术思想探讨.中医临床研究，2010，2（24）：1－3.]

李今庸不寐验案

某，女，41岁，住武汉市武昌区，保姆。1975年5月某日就诊。

经常失眠，不能入寐，寐则多噩梦，易惊醒，心烦，舌苔黄腻。乃痰浊阻胆，肝魂不藏，治宜清化痰浊，佐以安神，拟黄连温胆汤加味。

处方：竹茹15g，炒枳实10g，茯苓10g，制半夏10g，炙甘草10g，陈皮10g，黄连8g，生地黄10g，当归10g，酸枣仁10g（炒，打）。水煎服，每日二次。

按语：《灵枢·本输》云："肝合胆，胆者，中精之府。"《素问·奇病论》王冰注云："肝与胆合，气性相通。"痰浊郁滞胆腑，肝魂失于舍藏，则症见经常失眠，不能入寐，寐则多噩梦。痰浊郁实，邪实则正衰，胆气不足，故睡眠易惊醒。胆气通于心，胆有邪则心为之烦。痰浊郁结生热，则见舌苔黄腻。黄连温胆汤清化热痰。肝藏血，心主血，而血则为神之物质基础，然神在肝曰魂，在心曰神，神魂不安，故方中加入生地黄、当归、酸枣仁养血安神。其药服之 4 剂而病愈。［李今庸．国医大师李今庸医案医论精华．北京：北京科学技术出版社，2014.］

（二）心（心包）与胃相互为病

《灵枢·邪客》云："心主之脉，出于中指之端……上入于胸中，内络于心脉……少阴，心脉也。心者，五脏六腑之大主也，精神之所舍也，其脏坚固，邪弗能容也。容之则心伤，心伤则神去，神去则死矣。故诸邪之在于心者，皆在于心之包络。包络者，心主之脉也，故独无俞焉。"可以说，心包络代心受邪，心有病可以在心包络上表现出来，同时治疗心包络就是治疗心。

古代文献多不分"心"与"心包"。《黄帝内经太素·经脉连环》云："心神为五脏六腑之主，故曰心主厥阴之脉，行至于足，名足厥阴，行至于手，名手厥阴。以阴气交尽，故曰厥阴。心外有脂包裹其心，名曰心包，脉起胸中，入此包中，名手厥阴。故心有两经也。"张景岳《类经·针刺类》云："手少阴，心经也，手厥阴，心包经也。经虽分二，脏实一源。但包络在外，为心之卫……心为君之官，而包络亦心所主，故称为心主。"《备急千金要方·手三阴三阳穴流注法》云："心出于中冲为井，心包络脉也……心出于少冲为井，手少阴脉也。"所以，心包的生理和病理表现实际上就是心的生理和病理的反映。由此，若心包与胃别通，则心与胃别通。

1. 心病及胃

临床上很多功能性消化系统疾病都与心理精神因素密切相关，常伴有心烦易怒、失眠多梦、抑郁焦虑等症状。临床中人们往往重视肝主疏泄、调畅情志这一功能在胃肠疾病方面的作用，从疏肝论治，然而常有不效。这是因为忽视了作为五脏六腑之大主的心，特别是心主神志这一功能对胃肠的影响。李杲在《脾胃论》中专论通过安养心神调治脾胃病，"唯在调和脾胃，使心无凝滞，或生欢忻，或逢喜事，或天气暄和，居温和之处，或食滋味，或眼前见欲爱事，则慧然如无病矣，盖胃中元气得舒伸故也。"指出心神对脾胃病有重要的影响。王洪图《内经临证发挥》中曾记载了王老以通心脉、化痰浊之法，用茯苓杏仁甘草汤合旋覆花汤加减，治愈"心为噫"之嗳气频作，兼有胸脘痞闷，短气，偶有胸痛，睡眠不实，多梦之证。陈正等认为，在临床上治疗胃脘痛时如果能够以调心（神）以治胃，佐以疏肝健脾，并配合畅情、释疑等方法综合运用，其效果往往优于单纯运用疏肝理气、和胃降逆法。可选用百合地黄汤、天王补心丹、甘麦大枣汤等养心神，配以山楂、麦芽、神曲、鸡内金、白术等健脾之药，临床效果较佳[7]。周福生认为，心与胃肠在病理生理上相互联系，相互影响，特别是心主神（精神心理因素）的功能与胃肠（消化系统）主受纳、腐熟、传化水谷等功能之间关系密切。周老根据"心胃相关"理论研制的具有调心安神和胃、健脾疏肝功能的顺激合剂，可显著改善功能性消化不良及肠易激综合征患者的主要临床症状，提高其生活质量。再如，消化性溃疡后期患者多有胃脘隐痛不适、失眠多梦等症，而内镜检查往往溃疡已愈合，此时辨证多为阴虚血瘀，但单纯养阴化瘀和胃往往疗效不佳，周老将丹参饮中檀香易为养心安神和胃的百合，并加入三七、夜交藤、合欢皮等治疗，往往疗效甚佳[8~10]。

名医验案

周福生胃脘痛验案

李某，32岁，2002年10月就诊。

患者反复胃脘隐痛1年余。胃脘隐痛，饥饿时明显，偶有嗳气，无反酸，失眠多梦，口干不苦。就诊前曾于外院胃镜检查示十二指肠球部溃疡（H2期），服用洛赛克、麦滋林等药物，症状时作时止，故停服西药，求治于中医。舌红少苔，脉细数。辨证为阴虚血瘀，心胃不和。根据"心胃相关"理论，患者失眠多梦乃为胃阴不足导致心阴不足而引起，因而心胃同治，将丹参饮中檀香易为养心安神和胃的百合，并加入三七、沙参、夜交藤、合欢皮、救必应等治疗1个月余，患者胃痛及失眠多梦症状消失，随访至今未再复发。[周福生，程宏辉，祝淑贞．心胃相关理论的临床应用．云南中医学院学报，2003，26（4）：10-11.]

周仲瑛郁证验案

单某，女，72岁，2006年2月6日初诊。

一诊：咽窒胸闷，心神不宁，时有烦躁，悲伤欲哭，心慌，头晕寐差，口干，胃脘作胀，大便有时欠实，舌暗红有裂，少津，苔黄中薄腻，脉小滑。证属气阴两伤，气火内扰，胃气不和，心失宁谧。治法益气养阴，泻火宁心，理气和胃，心胃同治。

处方：太子参10g，麦冬10g，百合12g，知母10g，川黄连3g，紫丹参15g，砂仁3g（后下），娑罗子10g，厚朴花6g，制香附10g，法半夏10g，合欢皮15g，熟枣仁20g，川芎10g，莲子心3g，炙甘草3g。21帖。

二诊：予益气养阴，泻火宁心，理气和胃，心胃同治法，症情基本缓解，但尚有头昏寐差，腹胀减而未尽，大便正常，舌暗红有裂，苔黄中薄腻，脉细滑，原方加减巩固。

处方：夜交藤25g，合欢皮15g，生楂肉12g，太子参10g，麦冬10g，百合15g，知母10g，生地黄10g，川黄连3g，法半夏10g，云茯苓10g，炒枳壳10g，陈皮6g，竹茹6g，紫丹参12g，制香附10g，厚朴花5g，熟枣仁25g。21帖。

随访，药后平稳，无明显不适。

按语：年迈之人，"阳常有余，阴常不足"，每多肝肾阴虚，痰火内生，水不济火，心火独亢；加之老人生活质量下降，人际关系淡漠，心情抑郁，气火扰神，心神不宁。故可见咽室胸闷，情绪不定，心慌失眠等；胃脘腹胀，大便不实时，乃脾胃气滞，木土不调；舌红少津，苔黄中薄腻，脉小滑，示气阴不足，阴虚有热。心主血脉，心之血脉以通为顺，血脉通畅，则瘀血痰浊不能为害。胃气以降为顺，脾气以升为贵，脾升胃降，则气机和顺，气和则心神安宁，血脉通畅。该患者虚实夹杂，气阴不足为虚，气火扰心，心营不畅，胃气郁滞为实，故治疗当予益气养阴，清心解郁，理气和胃，心胃同治，虚实同调。方选生脉散、百合地黄汤、半夏厚朴汤加减。方中太子参、麦冬、生地黄益气养阴；百合、知母清心安神；川朴花、砂仁、法半夏理气和胃，降气化痰；制香附、娑罗子、枳壳加强疏肝理气解郁之力；川黄连、熟枣仁、莲子心、川芎、紫丹参清心活血安神。众药组合，心胃同治而奏效。［刘海燕，朱博钰．周仲瑛教授心胃同治法治疗老年病经验．中国中医药现代远教育，2017，15（13）：69－71．］

2. 胃病及心

《素问·经脉别论》谓:"食气入胃,浊气归心,淫精于脉。"《灵枢·邪客》云:"五谷入于胃也,其糟粕、津液、宗气分为三隧,故宗气积于胸中,出于喉咙,以贯心脉而行呼吸焉。"因此当胃出现病态时常会影响心的功能状态,如《伤寒论》中阳明腑实证可出现心烦、谵语等神志异常病证,治疗用承气汤攻下,腑气一通,心火下行,心烦、谵语即止。《金匮要略·胸痹心痛短气病脉证治》中栝蒌薤白半夏汤作为治疗胸痹的代表方剂,体现了心胃同治的遣方原则及用药特点。瓜蒌宽胸涤痰,畅气通便;薤白宽胸利气,既振奋胸阳,又散胃中寒气;半夏燥湿化痰,降胃散结。该篇中治疗胸痹常用的橘枳姜汤及枳实薤白桂枝汤中陈皮、生姜、枳实、厚朴等均是临床和胃降逆、调理气机的常用药物。汪震[11]通过查阅五部著名医案(《吴鞠通医案》《临证指南医案》《续名医类案》《丁甘仁医案》《增评柳家四选医案》),搜集整理所有关于胸痹心痛证的治法、方药,发现调理阳明法是治疗胸痹心痛证重要而有效的方法。

《灵枢·厥病》首次提出了胃心痛概念:"厥心痛,腹胀胸满,心尤痛甚,胃心痛也,取之大都、太白。"后世诸家对胃心痛又有阐发。如《类经》认为:"胃心痛者,多有停滞,故胸腹胀满。"《圣济总录》指出:"治胃心痛,腹胀满,口吐酸水,饮食无味,及一切气疾,荜澄茄丸方。"清·林珮琴《类证治裁》则指出了胃心痛的病机和方药:"胃厥心痛,由胃中停滞。脾厥心痛,由中焦寒逆。胃心痛用草蔻丸。脾心痛用诃子肉汤。"

　　路志正教授认为，胃心痛乃胃受邪，胃气上逆于心而引起的心痛。其病在心，由胃的病变而引起。其症状可见胃痛呈一种憋闷、胃胀的感觉，有时伴有钝痛及剧痛，恶心欲吐，食后加重，嗳气吞酸，舌淡或晦暗，脉沉细小滑或沉迟。或胃中隐痛，腹胀纳呆，进一步引起心前区疼痛，伴出冷汗，持续半小时以上，舌红少津，脉细数无力。以上均伴有心电图的改变，相当于冠心病心绞痛兼有胃的证候。临床将其分六型论治：①寒凝气滞心痛：心痛常因胃部受寒和过食生冷而诱发，临床可见突发胃痛，伴有胸部憋闷，全身汗出，手足不温，心悸气短，恶心，脉弦紧。治以温胃散寒，活血止痛。药用姜半夏、延胡索、川楝子、干姜、肉豆蔻、吴茱萸、川芎、薤白、瓜蒌、生薏苡仁、桃仁、杏仁、刀豆、炒柏子仁等。②肝气犯胃心痛：心痛常因忧思恼怒等情绪波动而诱发，症见心前区闷痛，胃脘胀满疼痛连及两胁，心烦气短，嗳气，嘈杂吐酸，口干苦，舌红苔黄，脉弦数。治以疏肝理气，和胃止痛。药用柴胡、川芎、八月札、醋香附、醋延胡索、川楝子、枳实、炒白芍、黄连、半夏、瓜蒌等。③食滞胃脘心痛：心痛因饱餐、过食辛辣肥甘而诱发，症见胸闷脘痞，心律紊乱，嗳腐吞酸，恶心欲吐，大便不爽，舌紫暗，舌苔厚腻，脉滑或结代。治以健脾和胃，消食导滞。药用炒枳实、炒莱菔子、厚朴、瓜蒌、薤白、槟榔、丹参、山楂、半夏、陈皮、焦三仙等。④胃中虚寒心痛：心痛因劳倦过度或过用寒凉药而诱发，或发于久病之后，多于夜间发作，症见胸闷疼痛，心悸怔忡，气短气促，胃部隐痛，手足不温，呕吐清水，大便溏薄，舌淡苔白滑，脉沉细或结代。治以温胃散寒，健脾益气。药用西洋参、竹节参、黄芪、薤白、高良姜、降香、干姜、桂枝、丹参、芍药、甘草、陈皮、半夏等。⑤胃阴不足心痛：心痛由于胃病久而伤阴，或过用温燥药物所致，症见心胸疼痛，烦热口干，嘈杂纳少，心烦不寐，空腹时胃痛隐隐，咽干痛，大便干结，舌红少苔，脉细数。治以养阴益胃，清降虚热。药用太子参、沙参、麦冬、玉竹、白芍、女贞子、生地黄、怀牛膝、丹参、知母、黄连、桃仁、生石膏、川楝子等。⑥湿热中阻心痛；心痛因饮酒或过食肥甘厚味而发，症见形体肥胖，头晕，脘腹胀满，心胸憋闷隐痛，气短气促，心悸，大便黏滞不爽，舌胖苔黄腻，脉滑数。治以和胃化浊，清利湿热。药用瓜蒌、石见穿、姜半夏、胆南星、炒枳实、决明子、川芎、虎杖、八月札、醋延胡索、土茯苓、石菖蒲、郁金、泽泻等[12]。

名医验案

路志正胃心痛验案

患者，女，50岁，汉族，已婚，工人，北京市人。2005年11月20日初诊。

阵发性心前区压榨性疼痛1年，加重3个月。

患者1年来每因劳累而发作心前区压榨性疼痛，伴心悸，气短，常服消心痛等扩冠药，病情尚稳定，近3个月来，心前区疼痛发作频繁，上楼、干活均可引发，每天2～4次，休息或使用硝酸甘油后缓解。患者素有腹胀，就诊时症见嗳气，恶心欲吐，乏力，肢倦，大便黏滞不爽，心悸，入睡难，多梦易醒，舌质淡，胖大，边有齿痕，舌苔白腻，脉细滑。心电图示冠状动脉供血不足。证属脾虚失运，胃失和降，湿浊内生，痰湿阻滞，心脉不利所致心痛。按胃心痛治疗，治以健脾和胃，降逆化浊，理气宣痹。

处方：太子参 12g，炒白术 12g，茯苓 20g，半夏 10g，砂仁 10g（后下），炒枳实 15g，旋覆花 12g（包煎），娑罗子 12g，藿香梗 12g（后下），荷梗 12g（后下），厚朴花 12g，远志 10g，夜交藤 20g，炙甘草 8g。7 剂，水煎服。

药后心痛次数减少，睡眠改善，腹胀、恶心等症状明显减轻，即见效机，上方小有进退，上方去夜交藤、砂仁，加郁金 12g，醋延胡索 15g，生谷麦芽各 30g。14 剂，水煎服。

药后心前区疼痛 1 周发作 1 次，纳食好转，乏力症也有改善，继如法调理 1 个月，诸症消失，心电图也基本恢复正常。

按语：本案患者冠心病因劳累发作心绞痛，询问病史，素有腹胀，纳呆，恶心，乏力，大便不爽，知其为脾胃升降功能失常，浊阴不化，痰湿内生，痹阻心脉引起。病发虽在心，病因源自脾胃功能失常，根据辨证求因、审因论治的原则，治以健脾和胃，降逆化浊，理气宣痹。药用太子参、炙甘草、炒白术健脾益气；厚朴花、半夏、旋覆花、砂仁降逆和胃；藿香梗、荷梗芳化湿浊；茯苓、炒枳实、娑罗子祛湿理气通腑；远志、夜交藤安神宁心。诸药以恢复脾胃升降功能，宣化湿浊为主，药后疼痛即减轻。二诊又加化痰止痛、消食化浊之剂，经治心前区疼痛消失，脾胃功能也完全恢复。这说明治疗心痛，应详审病因、病机，根据发病所在，准确施治。本案心痛因胃病而发，故重在治胃，心痛随之而愈，临床可资借鉴。[苏凤哲，冯玲，刘喜明，路洁．胃心痛证治——路志正教授学术思想探讨．世界中西医结合杂志，2010，5（8）：652－654.]

周仲瑛不寐验案

仇某，女，64 岁，2005 年 1 月 12 日初诊。

一诊：失眠 1 年多，苦难入睡，易醒，多梦，甚则彻夜难眠，心慌动悸，手足心热，舌质黯红隐紫，苔黄薄腻，脉细滑小数。肾虚肝旺，心火上炎，阳不交阴。

处方：熟枣仁 30g，知母 10g，川芎 10g，紫丹参 15g，黄连 3g，生地黄 12g，炙鳖甲 10g，牡蛎 30g（先煎），川百合 15g，法半夏 10g，夜交藤 25g，合欢皮 15g，莲子心 3g，大麦冬 10g，珍珠母 30g（先煎），夏枯草 10g。7 帖。

二诊：药后心慌稍减，仍不寐，觉胃胀嘈杂，噫气，宿有胃炎、胃下垂病史，矢气多，二便正常，怕冷明显。舌质黯红，苔薄黄腻，脉细滑。"胃不和则卧不安"是也，予心胃同治。一诊方去牡蛎，加煅瓦楞子 15g，制香附 10g，炒枳壳 10g，砂仁 3g（后下），10 帖。

三诊：服上药寐差有减，心悸亦平，胃胀嘈杂改善，胃有凉感，烧心，不吐酸，消化欠佳，嗳气，大便偏烂。舌质暗红，苔薄黄腻，中部剥脱，脉小滑。心胃同病，肾虚肝旺，心肾失交，继以心胃同治，交通心肾，理气和胃。

处方：熟枣仁 30g，黄连 4g，川芎 10g，知母 6g，紫丹参 12g，法半夏 10g，炒枳壳 10g，吴茱萸 3g，制乌贼骨 15g，制香附 10g，夜交藤 25g，合欢皮 15g，大麦冬 10g，夏枯草 10g。14 帖。

按语：人至老年，肝肾阴虚，心火独亢，心肾不交，神不守舍，而不能成寐，即张景岳所谓的"真阴精血不足，阴阳不交，而神不安其室耳"。周老认为，老年人肝肾之阴不足，肾阴匮乏于下，不能上济于心，心火独亢于上，不能下交于肾，心阴不足，心神失养而失眠。《素问·经脉别论》云："食气入胃，浊气归心，淫精于脉。"胃气不畅，则心神被扰，神志失常，《素问·逆调论》所谓"胃不和则卧不安"是也。心主神明，心胃脏器相邻，脉络相通，心神安宁，则气血调畅，神情自如，胃气和畅。《世补斋医书·阳明病论》曰："神昏从来属胃家。"心神有赖于气血濡养，心神安宁，脾胃之气血亦得安康。心胃为一整体，是辩证统一的完整系统。心胃同治，本质是调和气血，调和血脉，调畅气机，原则以和为贵，以平为期。该患者主诉苦难入睡，易醒，多梦，甚则彻夜难眠，心慌动悸，手足心热，先予滋肾潜阳，镇心安神，交通心肾，以酸枣仁汤、黄连阿胶汤、三甲汤加减。方中熟枣仁、知母、黄连清心安神；生地黄、大麦冬、炙鳖甲、牡蛎、珍珠母、夏枯草滋肾养阴，清肝潜阳；川芎、紫丹参、川百合、法半夏、夜交藤、合欢皮、莲子心行气活血，化痰宁神。但失眠改善不显，且胃脘不适。因患者宿有胃疾，加用心胃同治，原方中煅瓦楞子、制香附、炒枳壳、砂仁以理气和胃，化湿制酸，失眠逐渐改善，且胃脘不适亦减轻。因胃有凉感、烧心等，加用吴茱萸、乌贼骨温胃制酸；云茯苓、厚朴花健脾理气和胃。诸药合用，心宁胃和则寐安。[刘海燕，朱博钰．周仲瑛教授心胃同治法治疗老年病经验．中国中医药现代远教育，2017，15（13）：69－71.]

罗谦甫癫狂验案

丑厮兀阑病五七日，发狂乱，弃衣而走，呼叫不避亲疏，手执潼乳与人饮之。时人皆言风魔了，巫祷不愈而增剧。罗诊之，脉得六至，数日不更衣，渴饮潼乳。罗曰：北地高寒，腠理致密，少有病伤寒者。然北地比夏初时乍寒乍热，因此触冒寒邪，失于解利，因转属阳明证，胃实谵语，又食羊肉以助其热，两热相合，是谓重阳。狂阳胜宜下。急以大承气汤一两半，加黄连二钱，水煎服之，是夜下利数行，燥屎二十余块，得汗而解。翌日再往视之，身凉脉静。众皆喜曰：罗谦甫医可风魔的也。由此见伤寒非杂病之比，六经不同，传变亦异。诊之而疑，不知病源，互相侮嫉。吁！嗜利贪名而耻于学问（今时医通病），误人之生，岂浅鲜哉！〔鲁兆麟，严季澜，王新佩．中国古今医案类编·心肾病类．北京：中国建材工业出版社，2001．〕

参考文献

［1］李连勇，邱健．邱健主任从心小肠藏象系统论治腹泻型肠易激综合征的临床经验．中国中医药现代远程教育，2020，18（5）：52－54．

［2］王玲，李群．冠心病患者肠道菌群分布及其与尿酸代谢的关系分析．现代消化及介入诊疗，2012，17（6）：327．

［3］Xu J，Lian F，Zhao L，etal. Structural modulation of gut microbiota during，alleviation of type 2 diabetes with a Chinese herbal formula. ISME J，2015，9（3）：552．

［4］陈铭泰，黎美欢，张健，等．基于"心与小肠相表里"探讨心血管疾病与肠道微生态的联系．世界中医药，2020，15（5）：2920－2923．

［5］吴玄哲，吴海洲，刘飞．"脏腑别通"的理论微探．世

界最新医学信息文摘，2019，19（8）：256 - 259.

[6] 苏凤哲，冯玲，刘喜明，等．胆心痛证治——路志正学术思想探讨．中医临床研究，2010，2（24）：1 - 3.

[7] 陈正，王庆其，李其忠．中医药治疗慢性萎缩性胃炎的思路．中医文献杂志，2006，1（1）：53 - 55.

[8] 周福生，程宏辉，祝淑贞．心胃相关理论及临床应用．浙江中医学院，2004，28（2）：7 - 8.

[9] 周福生，张庆宏，黄志新．顺激合剂治疗胃肠功能性疾病生存质量评价．中国中西医结合消化杂志，2002，10（5）：296 - 297.

[10] 程宏辉，周福生．周福生教授治疗消化性溃疡临床经验．湖南中医药导报，2003，9（8）：8.

[11] 汪震．心与阳明相关性的理论研究．北京中医药大学，2007：39.

[12] 苏凤哲，冯玲，刘喜明，等．胃心痛证治——路志正教授学术思想探讨．世界中西医结合杂志，2010，5（8）：652 - 654.

第六章　心病从他脏论治

　　心病是指胸痹、心悸、不寐等与中医心脏相关的疾病，病位主要在心，治疗多着眼于心之阴阳气血等相关方面的调理。在整体观念的指导下，五脏六腑生理功能和病理机制相互关联，心与其他四脏在经络、气血等方面关系密切，他脏在心病的发生发展中起到重要作用，从而在临床实践中逐渐形成心病从肺论治、心病从肾论治、心病从肝论治、心病从脾论治的理论。从这些理论出发，可以加深对心病病因病机的理解，同时在治疗中辨证应用，能够收到更好的临床疗效。本章重点探究心病从他脏论治理论在心病中的指导意义和临床实践内涵，为心病诊疗提供思路。

第一节　心病从肺论治

　　心病治肺早在《内经》时代就已有记载，如《灵枢·杂病》云："心痛，但短气不足息，刺手太阴。"《灵枢·厥病》曰："厥心痛，卧若徒居，心痛间，动作痛益甚，色不变，肺心痛也，取之鱼际、太渊。"明确提出心病心痛气短者可以从手太阴肺经进行论治。《难经》亦有记载，如十四难云："损其心者，调其营卫。"同样指出心病当从肺卫论治。

一、理论基础

1. 心肺位置相邻，经络相连

心肺位于胸中，同居上焦，位置相邻。《难经》云："心肺独居膈之上。"《医学入门》云："心者，一身之主，君主之官。有血肉之心，形如未开之莲花，居肺下肝上是也。"《素问·痿论》曰："肺者……为心之盖也。"揭示了心肺解剖位置毗邻，心居两肺之间，膈膜之上。肺为华盖，覆心之上。这与现代解剖认识一致。

同时心肺在经络上相互络属，《灵枢·经脉》云："肺手太阴之脉，起于中焦，下络大肠，还循胃口，上膈属肺，从肺系横出腋下，下循臑内，行少阴心主之前。""心手少阴之脉，起于心中，出属心系，其直者，复从心系却上肺，下出腋下，循臑内后廉，行手太阴心主之后。"心肺位置相邻，经络相连，奠定了心病治肺的基础。

2. 心肺生理特性与功能相关

肺主气，司呼吸，肺朝百脉，为相傅之官，"治节出焉"，心主血脉，为君主之官，"神明出焉"，故心肺之间相辅相成，互相维持生理的平衡。《素问·经脉别论》云："食气入胃，浊气归心，淫精于脉。脉气流经，经气归于肺，肺朝百脉，输精于皮毛。毛脉合精，行气于腑，腑精神明，留于四脏。"这论述了心肺在血脉上是相通的，肺朝百脉而能够调节血液运行，肺吸入之清气通过毛脉合精而弥散入脉中，输送到五脏六腑，起到濡养作用。《难经·三十二难》云："心者血，肺者气，血为营，气为卫，相随上下，谓之营卫，通行经络，营周于外，故令心肺在膈上也。"《医门法律》指出："心为阳，父也。肺为阴，母也。心主血，肺主气，其营卫于周身，非父母而何。"

气与血密切相关，始终相依而行。气血又是构成人体的最基本物质，杨士瀛《仁斋直指方论·血荣气卫论》云："夫人所以根本此性命者，气与血也。"故将心肺称为父母之象。肺主呼吸之气，可生成宗气，《灵枢·邪客》云："宗气积于胸中……以贯心脉，而行呼吸焉。"心肺功能依赖于宗气的调节，宗气积聚胸中，贯心脉，行呼吸。《难经·四难》言："呼出心与肺。"由此可见，心肺二脏在呼吸功能及全身气血的运行及生成方面至关重要。肺气调畅，则百脉畅达，气血调和。

肺主气表现在两个方面：一者肺参与气的生成，肺将吸入的清气与脾所化生的水谷之气二者合起来，生成宗气，上贯心脉行血气；二者肺主司气的运行，肺不仅具有调节呼吸和主司一身之气的作用，还通过肺气宣发肃降以保证人体津液正常代谢及气机的运行调畅。《素问·经脉别论》云："饮入于胃，游溢精气，上输于脾，脾气散精，上归于肺，通调水道，下输膀胱，水精四布，五经并行。"肺气之宣降使气血津液上行下达，向上滋养全身脏腑组织，向下输送无用的水液至肾与膀胱，生成尿液，排出体外，以通利水道，肃清邪气，使水湿无以停留。

心血与肺气相互依存，相互为用，宗气是连结心之搏动和肺之呼吸的关键。心肺气血相随是心病治肺的核心机制。

3. 心肺病理相关

心肺在病理上相互影响。血之运行，虽为心所主，但须在肺气宣畅的情况下，宗气才能贯心脉，推动血液运行而通达周身。肺气足则宗气足，心气充沛则心主血脉功能正常。肺气虚衰，宣化力弱，宗气不足，则可影响心脏，使血运无力，脉络瘀阻，心脉不畅，出现胸闷、胸痛、心悸、气短等症。另一方面，肺主宣发肃降，气道通畅，气血津液得以布散周身。肺虚通调水道功能失常，致痰湿、水饮之邪形成，进一步影响心血运行。水饮射肺则发为咳嗽、喘促，水肿泛溢肌肤则发为尿少、水肿等症。《灵枢·本脏》曰："肺大则多饮，善病胸痹、喉痹、逆气。"

二、临床应用

治疗心病要注意对肺的治疗，重视气血之间的关系，宣通肺气，有助于行血、化饮、涤痰，从而改善心脏的功能。心病治肺，主要体现在气、血、痰饮三个方面，依据不同的病情有所侧重。临证诊治疾病时，应把握核心病机，辨证论治，中西互参，以期选择最为恰当的临床诊治方案。

1. 冠心病

王建伟等[1]总结中医从肺论治冠心病心绞痛的四法，分别是温肺化痰法、补益宗气法、肃肺化痰法、理肺活血法；对应方药分别为栝蒌薤白半夏汤、玉屏风散、苏子降气汤和血府逐瘀汤加减等。张毅等[2]针对冠心病的不同类型，采用升补宗气法、温肺散寒法、肃肺化痰法、宣肺降气法。刘桂延[3]从肺论治心绞痛提出三法，即泻肺行水、宣肺祛痰、温肺益气。孙浩[4]从肺论治冠心病，肺气虚弱，心脉瘀滞，以升陷汤合炙甘草汤加减；痰浊壅滞，胸阳不展，以栝蒌薤白半夏汤加减；肺气郁闭，心脉瘀滞，以苏子降气汤加减。

路志正教授认为，肺心痛乃肺的功能障碍，导致心血运行不畅，心脉痹阻，引起心痛。其病在心，而源于肺。其症状可见阵发性心前区疼痛，气短乏力，劳累后疼痛加重，咳喘时作，自汗，舌体胖大，舌边有瘀斑，脉细滑结代。肺心痛相当于冠心病心绞痛兼有肺的证候。临床分六型证治：①肺气不足：因肺气虚，宗气不足，不能贯心脉，血脉痹阻，而引发心痛。临床可见胸前区隐隐作痛，时发时止，胸闷气短，自汗，乏力，劳则尤甚，舌质淡胖，苔薄白，脉沉细无力或结代。治以补肺益气通脉，药用黄芪、人参、升麻、当归、川芎、丹参、三七、檀香、元胡、杏仁、桔梗、炙甘草等。②寒邪袭肺：由于胸中阳气不足，寒邪凝滞，气血不畅，心脉痹阻，而致心痛。症见突发心前区闷痛、冷痛或绞痛，形寒肢冷，舌质紫暗，脉沉弦，疼痛常因天气寒冷而诱发。治以温通胸阳，宣痹止痛，药用瓜蒌、薤白、半夏、制附子、川乌、川芎、高良姜、檀香、桂枝等。③痰湿阻肺：痰湿阻肺，肺气壅滞，心脉滞涩不畅，而发生心痛。症见胸前区憋闷疼痛，咳嗽上气，咳痰，舌胖大，边有齿痕，脉滑。治以宣肺化痰，通络宣痹，药用瓜蒌、薤白、郁金、陈皮、杏仁、丹参、川贝母、枳实、葶苈子等。④肺闭腑实：肺的肃降功能失常，肺气上逆，腑气不通，逆气壅阻心脉，引发心痛。症见胸闷疼痛，咳喘不得卧，大便秘结，舌淡，苔白厚，脉沉迟。治以降气平喘，通腑降浊，药用苏子、白芥子、莱菔子、半夏、降香、陈皮、葶苈子、杏仁、浙贝母、茯苓、炒枳实等。⑤痰热壅肺：痰湿化热壅阻于肺，肺气不利，心脉不畅，痰瘀互结，血行受阻，引发心痛。症见心胸憋闷疼痛，咳嗽气急，烦躁，痰黄难咳，面红口干，舌红，苔黄腻，脉滑数。治以清化痰热，活血化瘀，药用瓜蒌、炒枳实、桑白皮、生石膏、鱼腥草、金银花、陈皮、半夏、天竺黄、石菖蒲、郁金等。⑥肺肾气虚：肺肾气虚，元气不足，血行涩滞，心脉不畅，引发心痛。症见心胸隐痛时有发作，气短难续，疲乏无力，咳喘，腰膝酸软，咳吐白痰，舌淡苔白，脉沉细。治以补肺益肾，清降虚热，药用人参、冬虫夏草、胡桃肉、蛤蚧、枸杞子、五味子、川牛膝、山茱萸、丹参、益智仁等[5]。

名医验案

路志正肺心痛验案

患者，男，60岁，退休职工。于2005年4月16日门诊。

阵发性胸闷、胸痛3个月，加重伴气短、咳嗽1个月。患者于3个月前突发胸前区疼痛，伴胸闷、气短，在当地医院诊断为冠心病，行抗凝、扩冠治疗后，病情平稳，1个月前因感冒，又出现频繁胸闷痛发作，伴咳嗽，气短乏力，心烦失眠，大便干结，舌红，脉滑数。经扩冠、抗感染治疗后症状无明显改善。此为肺气不足，宣降失职，导致心脉不畅，心血瘀阻。治宜补肺益气，理肺化痰祛瘀。

处方：太子参12g，黄芪20g，生白术30g，浙贝母15g，桑白皮12g，麦冬12g，丹参15g，全瓜蒌20g，桔梗10g，杏仁10g，生薏仁20g，桃仁10g。

药后胸闷、胸痛次数减少，气短、乏力、咳嗽明显减轻，继以上方调理 20 余剂，诸症悉除，心电图、胸片也明显改善。

本案患者胸痛伴气短、咳嗽，且于感冒后复发，从症状特点和病机分析属于肺心痛范畴，故以补肺化痰、活血化瘀法治疗。药用太子参、黄芪、生白术补益肺气；浙贝母、桑白皮、全瓜蒌、桔梗化痰以开利肺气；生薏仁、白术健脾化痰湿；杏仁、桃仁、丹参活血化瘀；同时瓜蒌、杏仁、桔梗降肺通便。诸药合用，补肺健脾益气，宣肺化痰，降肺通腑泄浊，活血化瘀，使肺气得以补益，肺气宣降正常，心脉调畅，血行无阻，则心痛之症得以缓解。[苏凤哲，冯玲，刘喜明，等．肺心痛证治——路志正学术思想探讨．中医临床研究，2010，2（14）：1-2．]

2. 心律失常

林沛湘教授根据《内经》"肺朝百脉"及"肺者，相傅之官，治节出焉"等理论，在辨治心血管疾病特别是心律失常时，重视调治肺气，取得较好的疗效。主要用以下四法：①补益肺气以养心脉：肺气亏损，则无力帅血；心失所养，常致脉道虚涩。可见心悸气短，动则加重，头晕乏力，神疲倦怠等症，脉虚弱而结，舌质淡，舌苔白。治当补益肺气，以养心脉，方用补肺汤（《永类钤方》）或人参蛤蚧散（《卫生宝鉴》）化裁。慢性心脏疾病伴有心律失常证属气虚者，多用本法治疗。②调和营卫以复血脉：营卫之气，为心肺所主。营卫不和，则肺失外固，心神乖张。营阴亏虚，则血脉失其濡养；卫阳伤耗，在外易受风邪侵袭，在内血脉失去鼓动之力，导致脉失畅和的病证。可见外感之后，心中悸动，身恶风寒，发热汗出，或咽喉不适等症，舌质淡红，苔白，脉时结。治当调和营卫，以复血脉，方用桂枝汤化裁。本法常用于病毒性心肌炎伴心律失常，证属营卫失调的治疗。③泻肺行水以利心脉：痰湿内生，停于胸胁，壅滞肺气，则肺气不利，肺气不利则难于行使其朝百脉及助心行血之功能。可见心悸气喘，胸胁胀满，或有面浮足肿等症，舌苔腻或滑，脉结代。治当泻肺下气，行水祛湿，方用葶苈大枣泻肺汤加味。本法适用于高血压性心脏病、肺源性心脏病等伴心律失常而证属痰湿壅肺者。痰湿壅肺在这些疾病中常属兼夹之证，运用时多与其他方法配伍。④宣肃肺气以畅心脉：肺失宣肃，则气机不利，肺气难以贯通百脉，从而导致气血运行失常。可见心悸，胸闷，喘咳，口唇青紫，舌质暗紫，脉迟或涩或结代等。治当宣肃肺气，方用麻黄汤或桑叶、紫苏、桔梗、枇杷叶之类。本法常不单独运用。对于心律失常兼夹肺失宣降者多用之。其中麻黄汤主要用于心动过缓者[6]。

名医验案

林沛湘心律失常验案

刘某，男，54岁，1981年4月21日因心悸1年初诊。

5年前患心肌梗死，经住院治疗病情缓解。近1年出现心悸，症状日渐加重。日前心电图提示：陈旧性心肌梗死，冠状动脉供血不足，频发性室性早搏，部分呈三联律。西医诊断为陈旧性心肌梗死、慢性心功能不全、心律失常。因服西药疗效不明显，故请中医治疗。现症见心悸不安，动则加重，乏力气短，颜面虚浮少华，足跗微肿，舌质淡暗，舌苔白，脉虚而结。证属心肺气虚，夹瘀夹湿。治宜益肺气，养心脉，兼活血利湿。方用补肺汤加减。

红参 10g（另炖），黄芪 25g，熟地黄 15g，鲜葱白 30g（后下），五味子 7g，桑白皮 15g，蛤蚧末 10g（冲服），当归 10g，红花 7g，檀香 5g（后下），三七末 1.5g（冲服）。每日 1剂，水煎服。

二诊（5 月 11 日）：服上药 20 剂，足跗水肿已消，余症悉减。大便偏结，舌同前，脉仍虚，但间歇已减少。守上法增损。

前方去葱白、红花，加紫菀 10g，桃仁 10g，黄精 15g，改桑白皮为 10g，每日 1 剂。

三诊（6 月 11 日）：上药服 30 剂，心悸及其他症状大为缓解，复查心电图示：陈旧性心肌梗死，冠状动脉供血不足（较前明显改善），偶发性室性早搏。舌淡，脉虚。遂用蛤蚧、三七按 5∶1 比例研末，日服 5g，以红参 3～5g 煎汤送服，长期服用。

随访半年，病情稳定。

按语：林老认为，本例患者大病暴疾，脏气已伤。病情缠绵，更使正气虚羸，因而表现为心悸、气短、乏力、舌淡、脉虚结等一派气虚之候。气虚日久，血行滞涩而致瘀，津失气化而生湿，故见足肿、舌质暗等湿瘀互夹之症。方中红参大补元气，合黄芪更能强肺脾而壮宗气之源，宗气盛则能贯心脉以行血。蛤蚧，《本草纲目》言其"补肺气，益精血"，《本草备要》言其"补肺润肾，益精助阳……气虚血竭用之"。林老体会，该药强壮肺肾确有良效，但需久服，不可急于求功。故对心肺疾病气虚者，每嘱其长期服用。选当归、熟地黄、五味子与蛤蚧，共益精血，而为养气之源。鲜葱白、桑白皮宣泻肺气，通阳行水，与调肺气、宽胸膈之檀香配伍，能助补气药物，而利于血脉之运行。桃仁、三七活血，以消其瘀。三诊以后，症状缓解，用红参、蛤蚧、三七长期服用，意在巩固疗效。［林寿宁．林沛湘从肺论治心律失常经验．广西中医药，1994，17（1），26－28.］

3. 病毒性心肌炎

病毒性心肌炎是由病毒感染所致局限性或弥散性心肌炎性病变，属于感染性心肌疾病。患者除具有典型的心脏临床表现外，常兼有肺系疾病的症状，如气短、咳嗽、咽部不适等。病位虽在心，但发病机理与肺系更为密切。邪毒从鼻咽或卫表侵袭肺系，损伤心脏，而显诸症，所谓"温邪上受，首先犯肺，逆传心包"，故可归属于中医温病学范畴。

许明余[7]采用温病学风温、春温的治疗原则，从肺论治病毒性心肌炎，临床疗效尚好。在治疗方面，他提出病初以调肺为主，解毒清热为辅；病极期以养肺利气为主，和血解毒为辅；后期则以调肝理肺为主，和血升降为辅。

刘弼臣教授认为，小儿病毒性心肌炎病位虽然在心，实应责之于肺卫，从肺卫着手进行灵活辨治，常能迅速获得康复。刘老常用治法如下：①肃肺祛邪：小儿病毒性心肌炎初起阶段，常见发热，或微恶风寒，咽痛、咳嗽、胸闷、心率快，舌苔薄白，舌尖红赤，脉浮数，这是外邪袭表、肺卫失宣之象。如果心悸、憋气不已，神烦乏力，证属热伤心肌，内扰心神所致，因此临床上当患儿出现呼吸道症状兼见心悸、胸闷、乏力等，即应注意防止病邪内传，加重病情。急当肃肺祛邪，切断病邪内侵及传变途径。常以银翘散加丹参、蚤休、万年青等组方。②清热利咽：少阴经脉循喉咙，故咽喉为肺之通道，呼吸之门户，外邪留恋，热郁心肺，每从咽喉部位反映出来。病毒性心肌炎患儿在病程的发生、发展演变中，常出现急慢性咽炎、扁桃体炎而加重心肌的损害，使病情辗转难愈。因此，临床上患儿常感咽痛或咽喉不利，有痰而咯吐不爽，或咳音哑，或无自觉症状而仅咽红或暗红时，为避免病邪流连，宜以清热利咽治法为主，常用玄参升麻汤加减。③疏风通窍：鼻为肺窍，肺气畅利则呼吸通爽，嗅觉灵敏。外邪流连，肺气不宣，往往出现鼻塞不通，时流浊涕，嗅觉减弱，形成急慢性鼻炎、鼻窦炎。病毒性心肌炎患儿亦常有此现象，缠绵不愈。因此临床时如遇长期鼻塞不通，流涕增多，发音共鸣障碍，说话重浊不清，口式呼吸，睡眠易醒，是为肺卫郁滞，邪浊扰窍所致，应以疏风通窍为主，可用苍耳子散加减。④宣肺通腑：肺与大肠相表里，肺气清肃下行，大肠才能顺利通降，病毒性心肌炎病变之初，往往因肺气不利而发热，咳嗽，痰盛，呼吸喘促，腹部胀满，大便秘结，心悸不已，神烦不宁，脉来间歇，舌苔黄腻。由于热邪炼液，痰闭肺窍，扰动心神，急当宣肺清热，涤痰通腑，可用宣白承气汤加丹参、苦参、蚤休、万年青、黄芩、山栀等。⑤护卫止汗：汗为心液，血汗同源，汗多则卫虚，不仅易感外邪，而且耗损营阴，甚则心阳不振，形成心源性休克的危急局面。病毒性心肌炎患儿常因患病日久，抵抗力降低，肺气虚弱，皮毛不固，则出现自汗、盗汗、心悸不宁等症，如果迁延不愈，又易进一步损伤气阴，治当敛汗防脱，以免发生意外。卫虚自汗者，可用玉屏风散合牡蛎散或生脉饮以益气固表，护卫止汗。心肺阴虚或湿热逼蒸盗汗者，宜用当归六黄汤以清补兼施，固护卫表。营卫不和而汗多者，则以桂枝汤调和营卫，畅脉固腠[8]。

名医验案

刘弼臣小儿病毒性心肌炎验案

王某，男，1岁6个月，门诊号：346971。初诊日期：1987年5月22日。

家长代诉：胸痛10余日。

患儿于10余日前突然胸痛，身痛，咳嗽，发热。查心电图示窦性心律、室性期前收缩（高位）。心脏听诊，早搏20～30次/分。胸片：心影丰满，左肺门有炎症。诊为肺炎、病毒性心肌炎。予抗炎治疗，并维生素C每日3g，症状稍有缓解。就诊时查体：精神差，咽部充血，扁桃体Ⅰ°，心率100次/分，律不齐，早搏5次/分，双肺呼吸音清，腹（－）。舌红苔薄，脉浮数而结。时有流涕，轻咳，胸背部少许红色斑丘疹。辨证属外感风热，邪毒袭表，治疗宜清热解表，透疹调心，予银翘散加减。

银花10g，连翘10g，竹叶5g，牛蒡子10g，荆芥5g，甘草3g，桔梗3g，芦根20g，丹参、苦参各10g，3剂，水煎，每日分2次服。

6月1日再诊：药后疹退，不流涕，盗汗明显，性急烦躁，纳呆，大便干，低热。家长代诉早搏增多，晚间10～20次/分。查体：咽红，扁桃体Ⅱ°，无渗出，心率114次/分，未闻早搏。证属余热未清，邪郁咽喉，治以清热解毒，利咽复脉，玄参升麻汤化裁。

玄参10g，升麻3g，桔梗3g，甘草3g，黄芩10g，制军

10g，锦灯笼 10g，丹参、苦参各 15g，生龙骨、生牡蛎各 20g（后下），5 剂。

6月5日三诊：发热已退，唯盗汗，烦躁，眠差，纳呆。查：咽红，扁桃体不大，心率 100 次/分，早搏 10 次/分。证属气阴两虚，余邪留恋。治以清热祛邪，养阴敛汗，当归六黄汤出入。

当归 10g，黄芩 10g，黄连 2g，黄柏 10g，生地黄 10g，黄芪 10g，丹参、苦参各 10g，生龙骨、生牡蛎各 10g（先下），五味子 10g，清阿胶 10g（烊化），浮小麦 10g，炙甘草 3g，7 剂。

随后又以上方巩固疗效，每遇上感时随证化裁，继以生脉饮合炙甘草汤益气养阴，调心复脉。

1988 年 2 月 5 日复诊，近日来发现早搏，无明显不适。3 月 15 日心电图检查正常，超声心动图正常，心肌酶正常。

随诊至 1988 年 6 月 24 日，各项体征、检查均正常。

体会：心为五脏之主宰，属性为火，证有心阳（气）虚、心阴（血）虚之异，火有亢盛、内炽、上炎、下移之别，因此心病不限于本经，常能影响上下左右，涉及其他脏器，可以传肺、及肾、灼肝、损脾。当心气有余时，其邪气首先传变至肺，从而使肺气失宣，发为心悸、心慌，脉结代，合并呼吸道症状。尤其小儿"心常有余""肺常不足"，更易心肺相传。所以临床上许多病毒性心肌炎患儿多由病毒感染引发，邪毒从鼻咽或卫表而入，袭肺侵心。患病日久，则抵抗力降低，又极易反复外感，引起一系列肺卫症状，加重心脏负担，形成恶性循环。所以在治疗中必须注意切断邪毒的入侵途径，益气固表，扶助正气与外邪抗争。从肺卫入手治疗，在小儿病毒性心肌炎病程的各个阶段都有较好疗效，为小儿病毒性心肌炎的中医药治疗开辟了新途径。[刘弼臣，郝珍. 从肺卫论治小儿病毒性心肌炎的经验. 中国医药学报，1990，5（2），44－46.]

4. 心衰

张伟等[9]临床治疗慢性心力衰竭重在治肺，治肺理念需贯穿治疗的始终。通过"升补宗气，运化水瘀"恢复肺主气功能，治疗采用升陷汤加减；通过"泻肺逐水，去菀陈莝，以利顽疾"，使水邪有出路，应用强心通脉方（主要组成为人参、黄芪、葶苈子等）；通过"宣肺平喘，以畅气机，通血脉"，畅通气血，恢复心主血脉的功能，选用葶苈大枣泻肺汤配枳壳、厚朴加减。他认为基于"心病治肺"理论治疗慢性心力衰竭临床疗效显著。

胡元会教授主张慢性心力衰竭是心肺同病，互相影响，故当心肺同治。吴华芹等总结胡元会教授从肺论治慢性心力衰竭的经验，提出调肺九法及常用药串在临床中的具体应用，其中九法具体如下：一为宣肺平喘法，习用药串为麻黄、杏仁、石膏；二为清肺化痰法，习用药串为黄芩、瓜蒌、芦根；三为降气化痰法，习用药串为苏子、紫菀、白前；四为泻肺逐水法，习用药串为桑白皮、葶苈子、大枣；五为温肺化饮法，习用药串为干姜、细辛、五味子；六为宣肺通腑法，习用药串为大黄、杏仁、瓜蒌皮；七为养阴润肺法，习用药串为沙参、麦冬、玉竹；八为补肺活血法，习用药串为丹参、地龙、生黄芪；九为补肺固表法，习用药串为生黄芪、白术、防风。可见，心病从肺治，根据辨证，利用中药性味和归经，酌情选用宣肺、清肺、泻肺、温肺、补肺、通腑等治法，使得心肺同治，效如桴鼓[10]。

名医验案

施今墨肺源性心脏病、心衰验案

王某，女，47岁。

患者咳嗽多年，初时每届天气转凉即行发作，近年来不分季节，喘嗽已无宁静之时，每觉肺气上冲，咳呛难忍，稍动即喘。去年2月出现周身逐渐浮肿，心跳，心慌，经医院检查诊断为肺源性心脏病。舌苔淡黄，脉细弱并有间歇。

夙患咳喘，肺气久虚，失其清肃之权，日久及于心脏。心主血，肺主气，气血失调，水湿不运，遂生浮肿，拟强心以养血，平气逆以治咳。

处方：云茯苓10g，云茯神10g，炙白前6g，炙紫菀6g，白杏仁6g，南沙参10g，北沙参10g，炙苏子5g，炙化红5g，龙眼肉12g，炒远志10g，旋覆花6g（包），代赭石10g（包），阿胶珠10g，柏子仁10g，冬瓜仁24g，炙草梢3g。

二诊：服药2剂后，即见症状减轻，遂连服至10剂，浮肿见消，咳喘大减，心跳心慌亦轻，饮食、睡眠均佳，拟返乡要求常服方。

处方：朱寸冬10g，朱茯苓10g，白杏仁6g，白薏苡仁12g，款冬花5g，旋覆花10g（包），代赭石10g（先煎），化橘红5g，广橘络5g，柏子仁10g，阿胶珠10g，龙眼肉12g，半夏曲10g，枇杷叶5g，炙白前6g，炙紫菀6g，炒远志10g，炙草梢3g。

肺源性心脏病是由于慢性支气管炎、支气管哮喘等慢性阻塞性肺疾病所引起的肺循环阻力增高，肺动脉高压，右心室增大或右心功能不全的心脏病。肺主气，司呼吸，朝百脉；心主血脉，为血液循环之动力。久患咳喘，肺气虚弱，致使心脏受损，治宜心肺兼顾。气为阳，血为阴，血之循环依赖气之推动，而气之敷布又依赖血之运载。故施师用强心以养血，平气逆以治咳，使气血调顺，浮肿即消。本案患者获得意外显效，二诊来时要求予常服方返乡。［吕景山．施今墨医案解读．北京：人民军医出版社，2007．］

第二节　心病从肾论治

　　心居胸中，属阳，在五行属火，肾在腹中，属阴，在五行属水。水火相射，本相克伐，心病何由从肾论治？所以然者，肾为五脏精华之所舍，内寓元阴元阳，主持人体一身的阴精和阳气，五脏之阴气非此不能滋，五脏之阳气非此不能发。心之所以能维持正常的功能，需赖肾之滋润、温煦。如心血的运行虽赖心气的推动，但心之气阳却要赖肾之阳气的生发和温振，心之气血尚需赖肾精的滋化。故心得肾助，方能司其所用。正如张景岳所言："凡治怔忡惊恐者，虽有心脾肝肾之分，然阳统乎阴，心本乎肾，所以上不宁者，未有不由乎下，心气虚者，未有不由于精，此心脾肝肾之气，名虽有异，而治有不可离者，亦以精气互根之宜然，而君相相资之全力。"又指出："凡治此者，速宜养气养精，滋培根本。"同时，心病多发于中老年，正值肾中精气逐渐衰败之时，故肾中精气亏损、阴阳失调是导致心病的重要因素。明·周慎斋强调的"欲补心者，须实肾"，确是治本之见。

一、理论基础

1. 心与肾经络相连

心肾同属少阴，在经络循行路线上心肾互相交通。《灵枢·经脉》曰："足少阴肾之脉，起于小趾之下……其直者，从肾上贯肝膈，入肺中，循喉咙，挟舌本；其支者，从肺络出心，注胸中。"唐容川在《医经经易》中云："足少阴肾，其支出入心，以见心肾相交、坎离互济之易耳。"

任督二脉也是沟通心肾的主要经脉。《灵枢·评热病论》云："胞脉者属心而络于胞中。"《灵枢·奇病论》又云："胞络者系于肾。"是以胞脉上系于心，下连于肾，通上达下。胞脉即胞胎之脉。任督二脉皆起于胞中，一源二歧。《难经正义》言督脉"为阳脉之都纲也……起于肾中，下至胞室，肾中天一所生之癸水，入于胞中，全在督脉导之使下也。督气至胞，任脉应之，则心肾之血，乃下会于胞中，此为督任相交，心肾相济，道家坎离水火交媾之乡。"心肾之气沿此经脉上下交接，乃心肾通济之道路。

2. 心肾生理特性与功能相关

心肾相交，气化相通是心病治肾的生理基础。心者，五脏六腑之大主；肾者，一身阴阳之根本。心为君主，肾乃命门，两者在生理上有着密切的联系。

首先，水火既济。心属火居上属阳，肾属水居下属阴。心火下降于肾以温养肾水，使肾水不寒；肾水上济于心以制心火，使心火不亢，升降有序。如刘河间所云："坎中藏真火，升真水而为雨露也；离中藏真水，降真火而为利气也。"付仁宇《审视瑶函·内外二障论》言："肾属水，水能克火，若肾无亏，则水能上升可以制火，水上升，火下降，是为水火既济。"心肾相互制约，互相为用。心肾相交，则阴阳、水火、升降的关系处于动态平衡，以维持人体的正常生命活动。

第二，精神相依。心藏神，肾藏精，心神是肾精的外在表现，肾精是心神的内在基础，肾精充足，心神自然安稳。"精"是构成人体和维持人体生命活动的基本物质，禀受于父母的生殖之精，亦有赖于后天脾胃的水谷精微不断充养。"神"乃人体生命活动的主宰，得神者昌，失神者亡。人体精与神之间具有互根互用、相互转化的关系，故称"精神互用"。《灵枢·本神》曰："生之来谓之精，两精相搏谓之神。"父母媾精成胎，神舍于心形成生命；出生之后，仍有赖于精气的不断充养。如明代汪绮石《理虚元鉴》所言："夫心主血而藏神者也，肾主志而藏精者也，以先天生成之体质论，则精生气，气生神；以后天运用之主宰论，则神役气，气役精。"精能化气生神，神能控精驭气，故积精可以全神，神明可以控精。

第三，精血互生。心主血，肾藏精，精和血都是维持人体生命活动的必要物质。《素问·上古天真论》说："肾者主水，受五脏六腑之精气而藏之。"肾藏精，精化为气，通过三焦布散到全身，促进机体的生长、发育和生殖，以及调节人体的代谢和生理功能活动。肾中之精能生血，血又能下藏而化精，正如《诸病源候论》所言："肾藏精，精者血之所成也。"心血与肾精之间相互资生，相互转化，血可以化而为精，精亦可化而为血，二者相济相养，相互交通。若血虚则精亏，精亏则血亦不足，精血之间的相互资生为心肾相交奠定了物质基础。

最后，君相相生。《素问·天元纪大论》中有"君火以明，相火以位"之说。在五行之中，只有"火"独言君相，张景岳《景岳全书·杂证谟》指出："其在于人，则上为君火，故主于心。下为相火，故出于肾。主于心者，为神明之主，故曰君火以明。出于肾者，为发生之根，故曰相火以位。"心火离照当令，则万物茂盛；相火在下，为诸阳之根，主生主化，虽潜藏不露，然因之而万物方有生机。君火统帅相火，相火为君火之根基；相火为君火之内在基础，君火为相火之外在表现。君相二火，上下升降，统领一身之阴阳气血，共同温养脏腑，维持人体的健康。而君相安位取决于心神的内守安静、肾水的充足收藏，如此则心火离照当空，五官治，万类盛，相火潜藏不露，万物有生育之机。

3. 心肾病理相关

肾为五脏之本，阴阳之根。肾虚会导致人体产生多种疾病。如上所述，由于心肾之间的密切关系，心肾相交，心本乎肾，心病多根源于肾。如《素问·脏气法时论》云："肾虚者……虚则胸中痛。"指出了肾虚与胸痹心痛直接相关。具体论述如下：①肾阴亏虚，不能滋养心阴，可引起心阴虚，心肾阴血亏虚不能滋养心脉，心脉干涩，血行失畅，瘀血内阻心脉而发为胸痹。肾阴虚火旺，虚火灼津成痰，痰阻心脉，可致心脉闭塞。肾阴亏虚，肾中之水不能济于心，使心火独亢于上，可致心火内动，扰乱心神，发为心悸、胸闷、心烦不寐。正如《杂病源流犀烛》所言："心与肾连。经曰：心舍脉，其主肾。经不以其克而反以为主，故必肾水足而后心火融，肾水不足，必致心火上炎，而心与肾百病蜂起矣。"②肾为元阳之宅，心的功能活动必须以肾间命门火为原动力。命门火衰，不能上温于心，心阳不足，血运无力，致血行不畅结成瘀。《医林改错·论抽风不是风》谓："元气既虚，必不达于血管，血管无气，必停留而为瘀。"肾阳虚则心阳不振，而阴寒自生，寒凝则血瘀。所以有人提出"肾虚必有瘀"之观点。肾阳虚不能温煦心阳，阳不胜阴，阴寒内盛，或外寒侵袭，致阴盛阳微，寒主收引，心脉挛急，发为心痛。肾虚致气化失司，水液运化失常，聚湿成痰，气机不畅，内阻脉道，发为胸痹。肾阳虚不能上温于心，心阳虚，心脉失于濡养，虚风妄动，心脉痉挛，发生心绞痛。③肾精不足，则不能生髓，髓不能生血，心血一虚，神气失守，神去则舍空，空则郁而停痰，痰居心位而胸痹。血脉失充，则运行壅滞，亦可发为胸痹。精亏于下或伏而不用，则症见健忘、痴呆等；若肾精亏虚，心失所养，则见虚烦少眠、惊悸健忘等症。《医学心悟》指出："神主智，肾虚则智不足，故善忘其言。心藏神，神明不充，则遇事遗忘也。"

二、临床应用

心病治肾法与心病治他脏之法有所不同，心病治他脏之法可见心及他脏病征，故从他脏论治或同治。因心肾相交，心本乎肾，治病当求其本，故心病治肾法应用时可不见肾之病征，而从肾论治。

张绚邦教授认为，心病治肾法的临床运用可分为四种情况：①心肾同病同治或专治肾。心病及肾，往往血分病在先，出现心经诸症，后则见肾经病征，治疗此类病，多心肾同治，甚而以治肾为主。因为虽先见心病，未必其本在心，实则心病易显，其发早也，肾病易隐，其发也迟。《内经》谓："肾乘心，心先病，肾为应。"②心病治心不宜而治肾。心病而肾未病而反从肾治者有三：心火盛甚，不宜直折，姑泻肾火，此"围魏救赵"法；心病治之有忌，如心火遇盛夏，有"不治王气"（《素问》）、"夏不以冷治心"（《素问》王注）之戒，权滋肾阴，此壮水制火法；心病治之有碍，如心虚而有邪，兼治则两相抵牾，于是祛邪则治心，补虚则从肾，此补泻分治法也。③心病治心不应者治肾。许多心系疾病，如怔忡、惊悸、汗证、脏躁、癫狂等，病人来诊时往往已经过长期治疗，检其所用方药，心病心证，治从心经，常切对无隙，此时多改从肾治。④心病易反复者治肾。有心病者，治心非不宜，亦无不应，但治之即平，辍药易发；或有触冒时令之逆、遭情志之变而复发者，亦多从肾经论治。诸如怔忡、健忘、失眠、惊悸、脏躁等症，见症多在于心，治心多可取验，但欲收全功，巩固疗效，必须心肾兼治或专从肾治[11]。

名医验案

张绚邦心悸验案

武某，32岁。产后失血过多，周身关节疼痛不已，曾用四物汤加味治疗，数十剂未效。来诊时肢节烦痛，神识恍惚，面色无华，心悸自汗，疲乏无力，脉细小数。明明心血虚之证，四物汤加味非不当也，然既已屡用无功，所当更张新弦。遂改温肾通督法：鹿角霜、仙茅、淫羊藿、当归、甘草、桃仁

各 9g，黄芪 12g，桂枝 4.5g，大枣 8 枚，煅龙牡各 30g。服 20
余剂而渐愈。心肾相通、精血互化之妙，于此益明。［周铭
心，巩新城．心病治肾——张绚邦教授学术思想初探．新疆中
医药，1993，13（3）：43 - 46.］

郭文勤教授认为："冠心病表现于心，根源于肾。"肾脏
虚衰和失调是其发生、发展、变化的重要基础，补肾益气是治
疗冠心病的根本大法。心病症状特别突出时，治心为主，治肾
次之；心肾症状表现基本相等时，心肾同治；肾虚表现突出
时，治肾为主，治心次之。凡心病到中后期都应突出肾病治
疗，总之要时时不忘顾护其肾为总原则。郭文勤教授治疗冠心
病分以下几种治法，均不忘顾护其肾：①痰浊壅塞：症见胸
闷，气短喘促，体胖，舌苔厚浊而腻，脉沉滑。治宜补肾温阳
豁痰，方用温胆汤加佩兰、苍术、白蔻、附子、巴戟天等。
②心血瘀阻：症见胸部刺痛，痛有定处，心悸，舌质紫暗，脉
沉细涩。治宜补肾化瘀行气，方用血府逐瘀汤加淫羊藿、仙
茅、桂枝、杜仲等。③痰瘀交阻：症见胸闷痛，痛引肩背，舌
紫或紫暗，苔白厚，脉沉滑或弦滑。治宜豁痰化瘀补肾，方用
冠 2 号（川芎、丹参、红花、赤芍、降香）合瓜蒌薤白半夏
汤加仙茅、巴戟天等。④阴寒内盛：症见胸闷而痛，畏寒肢
冷，气短乏力，腰膝酸软，面色苍白，舌苔白或腻，舌质淡或
淡紫，舌体胖大，脉沉细或沉微。治宜益气温阳，方用麻黄附
子细辛汤加红参、白芥子、鹿角胶、熟地黄、肉桂、仙茅等。
⑤气阴两虚：症见胸部隐痛，时作时止，遇劳则甚，心悸气
短，倦怠乏力，心烦失眠，舌红或淡红，有齿痕，苔薄，脉沉
细无力。治宜益气养阴，方用人参芍药散加玉竹、山萸肉、枸

杞子、龟甲等。⑥肾虚证：肾阴虚，症见胸痛，心悸，气短，失眠多梦，头晕，耳鸣，健忘，腰酸，五心烦热或潮热盗汗，舌质红，少苔，脉细数。治宜滋阴补肾，方用六味地黄汤或左归饮，加滋补肾阴之品。肾阳虚，症见胸闷，胸痛，心悸，气短，畏寒乏力，腰膝酸软，形体肥胖，夜尿频，脉沉细或结代，舌质淡胖，苔白腻。治宜温阳补肾，方用金匮肾气丸或右归饮，加温补肾阳之品。并依据多年临床经验研制出参乌冠心丸，由首乌、红参、枸杞子、巴戟天、甘草、茯苓、川芎等组成，临床治疗冠心病 30 余年，疗效良好[12]。

名医验案

郭文勤冠心病验案

骆某，男，58 岁，2015 年 9 月 1 日初诊。

患者冠脉支架（2 枚）植入术后 1 年，胸闷痛、气短加重半月余就诊。患者因"冠心病、心梗"分别于 2009 年在哈医大一附院、2014 年在哈医大二附院行冠脉支架植入，术后症状缓解，近半月无明显诱因出现胸闷痛、气短加重。既往高血压病史 40 年，血压最高 180/100mmHg，自服降压药控制良好。糖尿病病史 11 年，自用胰岛素皮下注射，血糖控制可。腔梗病史 11 年。现查心电图示陈旧性下壁、前间壁梗死；心脏彩超示二尖瓣、三尖瓣少量反流，左室舒张功能障碍 I 级。刻下症见胸闷痛，气短，乏力，纳可，寐可，二便可，舌质紫，苔黄厚，脉沉弦而迟缓。血压 140/80mmHg，心率 58 次/分，心音低弱。观其脉症，一派痰浊血瘀之象，故辨为胸痹痰浊血瘀证，投以温胆汤合麻黄附子细辛汤、六味地黄丸加减治疗。

处方：陈皮 25g，胆星 20g，茯苓 25g，熟地黄 25g，山萸肉 30g，枸杞子 40g，苍术 40g，丹参 50g，川芎 50g，土鳖虫 20g，水蛭 7.5g，蜈蚣 1 条，藿香 30g，佩兰 30g，麻黄 15g，附子 10g，细辛 5g，炮姜 20g，生姜 15g，大枣 10 枚，石菖蒲 25g。7 剂，水煎服，每日 1 剂，早晚饭后服。

二诊：胸闷痛、气短减轻，血压 150/80mmHg，心率 68 次/分，律齐，舌质紫，苔薄白，咽红，脉沉弦无力。前方去胆星、苍术、佩兰、炮姜，加白芍 50g，丹皮 50g，玉竹 25g。7 剂，水煎服，每日 1 剂，早晚饭后服。

三诊：诸症明显缓解，舌质淡紫，苔薄白，脉弦滑，血压 140/80mmHg，心率 76 次/分，律齐。心电图大致正常。前方继服以善后。

随访半年后无复发。

按语：该方由温胆汤合麻黄附子细辛汤加熟地黄、山萸肉、枸杞子等而成，亦体现出郭老心病从肾论治的原则。患者痰浊血瘀，因痰浊盘踞上焦，胸阳失展，气机闭阻，脉络阻滞，故有胸闷痛、气短等症；久病耗伤肾之气阴，故有乏力之症；痰浊久聚，郁而化热，故有舌苔黄厚之象。脉沉主肾主里，脉弦主饮主痛，脉迟为阳衰不能鼓动血行，缓主肾精不足。经郭老准确辨证，方中用陈皮、胆星、茯苓、苍术、藿香、佩兰清化痰热；用石菖蒲开窍豁痰，醒神化湿；用丹参、土鳖虫、水蛭、蜈蚣入络祛瘀；用麻黄、附子、细辛、炮姜、生姜温里助阳，通彻表里，以鼓舞心肾之阳，"阳光普照，阴霾自散"，通过温阳调节脏腑功能，痰瘀则无所生；用熟地黄、山萸肉、枸杞填精益髓，滋补肾阴；用大枣补中益气，养血安神。诸药并用，则诸症去。［夏正，郭茂松．郭文勤教授从肾论治冠心病验案举偶．黑龙江中医药，2017，46（3）．22-23.］

路志正教授认为，肾阴肾阳虚损，心阴心阳失于濡养温煦，而致心脉痹阻引起心痛者，称为"肾心痛"。肾心痛相当于冠心病心绞痛兼有肾经证候者。其病位在心，病本在肾。临床分为六种证型：①肾气虚心痛证：胸闷不舒，阵发心痛，心悸怔忡，健忘气怯，腰膝痿软，精神萎靡不振，阳痿滑精，畏寒肢冷，或见呼多吸少，喘促汗出，或见睡中遗尿，小便失禁，或见面色苍白，滑精频作，舌质淡，苔白，脉沉细无力，或间歇。治宜补肾气、滋肾阴、壮肾阳，方用右归丸（熟地黄、山药、山萸肉、枸杞子、菟丝子、鹿角胶、杜仲、当归、肉桂、制附子）加减。②肾阴虚心痛证：心胸灼痛，头昏目眩，耳鸣，口干咽干，五心烦热或潮热，或骨蒸劳热，盗汗遗精，失眠，易做惊梦，小便短赤，舌质红少苔或光剥无苔。少数病人阴虚内热伤及血分可伴见齿衄或尿血。治宜壮水滋肾清热，方用左归丸（熟地黄、山药、山萸肉、枸杞子、菟丝子、鹿角胶、龟甲胶、川牛膝）合知柏天地煎（知母、黄柏、天门冬、生地黄）加减，可适当加丹参、川芎、赤芍、桃仁、郁金等养血活血药物。③肾阳虚心痛证：心痛彻背，呈阵发性绞痛，心悸气短，畏寒肢冷，神倦阳痿，舌质淡胖，苔白或腻，脉沉细或结代，或面浮足肿，阴下湿冷，或见五更泻，或突然昏仆，不省人事，目合口开，手撒遗尿。治宜温肾壮阳，益气活血，方用金匮肾气丸（干地黄、山药、山茱萸、泽泻、茯苓、牡丹皮、桂枝、炮附子）合保元汤（人参、甘草、肉桂、黄芪、糯米）加减。若见肾心痛的脱证，先益气回阳固脱、中西医结合救治；兼见心力衰竭，脉数疾，气短，口唇发绀等症，属心肾阳衰，水气凌心者，选用真武汤、人参汤、五苓散等方加减；兼见心律失常、病窦综合征者，酌用生脉散、人参养荣汤、麻黄细辛附子汤等；如频发早搏属湿邪阻滞者，在温阳的同时加用祛湿化浊法，选藿朴夏苓汤、三仁汤灵活加减运用。④肾精虚心痛证：心胸隐痛，或阵发隐隐作痛，腰膝酸软，精神萎靡，健忘怔忡，眼花耳鸣，面色暗黑，毛枯发脱，阳痿，过早衰老，舌淡，苔白，脉多沉细无力，或细数，或结代。治宜填补肾精，养血活血，方用还少丹（熟地黄、山药、牛膝、枸杞子、山茱萸、茯苓、杜仲、远志、五味子、楮实子、小茴香、巴戟天、肉苁蓉、石菖蒲）合四物汤（当归、川芎、白芍、熟地黄）加减，可酌加紫河车、鹿角胶、阿胶等血肉有情之品。⑤心肾不交心痛证：心胸憋闷灼痛，心烦懊恼，失眠多梦，腰膝酸软，烘热盗汗，五心烦热，咽干口干，舌红少苔，脉细数等。治宜交通心肾，养血通络，方用黄连阿胶鸡子黄汤合交泰丸（黄连、肉桂）或天王补心丹（生地黄、五味子、当归、天冬、麦冬、柏子仁、酸枣仁、人参、玄参、丹参、茯苓、远志、桔梗、朱砂）。⑥惊恐伤肾心痛证：心痛频作，精神紧张，焦虑恐惧，有濒死感，恶闻响声，心悸不安，失眠，噩梦频作，或二便失禁，舌红，苔薄白，脉弦紧小数，或细弦。对此类证候治疗，务使病人消除顾虑，使其精神有依托，避免情绪紧张，改善周围环境，避免突然响动及暗示性语言。再治以补益肾气，安神定志，方用茯神散（茯神、熟地黄、白芍、川芎、白茯苓、桔梗、远志、人参、大枣）

酌加珍珠粉、琥珀粉、生龙齿、灵磁石等活血安神药[13]。

名医验案

路志正肾心痛验案

张某，男，62岁，退休工人。1993年4月7日初诊。

患者3年来常感心悸，乏力，咽中阵发性紧缩感，曾到多家医院检查，确诊为"冠心病"，经用药疗效不显。现主要症状：咽喉部反复出现发紧发憋感，同时胸闷隐痛亦加重，伴见心悸怔忡，腰酸痛，精神不振，乏力倦怠，阳痿，肢冷。舌质淡红，苔白，脉沉涩结代。心电图示左束支传导阻滞、频发早搏、心肌供血不足。诊断为冠心病、心绞痛。中医辨证为肾心痛，治以温肾助阳，益精填髓，佐以行气和血。

处方：熟地黄12g，山药10g，鹿角胶6g（烊化），菟丝子10g，枸杞子10g，制附片6g，淫羊藿12g，当归10g，丹参15g，玉蝴蝶12g，6剂，水煎服。

服上方后，精神好转，嗓子发憋感次数减少，但仍有心悸、乏力、脉搏间歇频作，上方加细辛3g，太子参12g，以益气通阳。在此基础上，先后加减用生龙牡、肉苁蓉、桂枝尖、炒桑枝、绿萼梅等，共治疗4个月，服药百余剂，临床症状消失，心电图改善。嘱其慎起居，避风寒，节饮食，继以金匮肾气丸善后。［路志正．肾心痛辨治．中国中医药信息杂志，2000，7（4），5-7.］

第三节　心病从肝论治

心与肝在经络、五行、气血和精神情志方面相互联系，在生理功能和病理变化方面密切相关。"心病从肝论治"理论在历代医家医著及现代临床研究中都有广泛应用，尤其在胸痹心痛（冠心病）中的应用更为普遍。在临证诊疗中发挥"心病从肝论治"理论的指导作用，治心病时不忘肝，能够获得更好的临床疗效。

一、理论基础

1. 心肝经络相连

《灵枢·经别》云："足少阳之正，绕髀入毛际，合于厥阴，别者入季胁之间，循胸里属胆，散之上肝贯心。"说明足少阳胆经连通心肝。经络循行中，心肝两经都分布于胸胁，且经咽喉连于目系。

足厥阴肝（足少阳胆）经与手少阴心（足厥阴心包）经及其络脉、经别、经筋在诸多部位交互贯通，使得心与肝的关系愈加密切。此外，足厥阴经还通过奇经八脉（督脉和冲脉）之气通于心。赵献可在《医贯》中曰："脾、胃、肝、胆、肾、膀胱各有一系，系于心包络之旁，以通于心。"《医宗必读》指出："肝者，将军之官，位居膈下，其系上络心肺。"经脉循行联系是心病治肝相关理论的基础之一，心肝两经生理功能和病理变化都相互影响。

2. 肝与心在五行为"相生"

《素问·阴阳应象大论》云："东方生风，风生木，木生酸，酸生肝，肝生筋，筋生心，肝主目"；"南方生热，热生火，火生苦，苦生心，心生血，血生脾，心主舌"。在五行理论中，肝属木，性喜条达，好生长生发；心属火，心性温煦趋上。木生火，肝与心为母子关系。在五行学说中，母脏滋养子脏，使子脏功能正常发挥。其中肝藏血，涵养血液，使心主血脉功能得以协调发展；肝主疏泄，气机通达，使心血运行无碍；同时肝性生发，心火的温煦需要靠肝的疏泄条达才能维持其正常生理功能。肝心两脏的五行母子关系，和谐则母子顺调，不和则会出现"母病及子"或"子病犯母"的病理状态。

3. 心肝生理特性与功能相关

肝和心在气血调节方面关系密切。《素问·痿论》曰"心主身之血脉"，而心主血脉的功能正常与否，与肝的疏泄条达作用密切相关。《血证论·脏腑病机论》言："木之性主乎疏泄"，"肝属木，木气冲和条达，不致遏郁，则血脉通畅"。《读医随笔》更加明确地指出："肝者，贯阴阳，统气血，握升降之枢也。"肝疏泄功能正常，则气机调畅，血脉通利；若肝失疏泄，气机不调，血脉不畅，则诸脏腑濡养乏源。又《明医杂著》言："肝气通则心气和，肝气滞则心气乏，治心病先求于肝，清其源也。"因此肝为气血调节之枢，肝气条达，疏泄有度，可保持心脉通畅，气血和调。另外《素问·五脏生成》云："肝藏血，心行之，人动则血运于诸经，人静则血归于肝脏。"肝脏视机体状态而进行不同的血液分配，肝藏血为心行血提供了物质保障，同时亦起着调节血量的作用，有助于心能更好地发挥行血功能。《内经》言"肝生筋，筋生心"，"心生血"，"脉者，血之府也"，"心主身之血脉"，可见肝、筋、心、脉之间均有密切相关性。经筋与经脉是两个相辅相成的系统，经筋伴经脉分布，其功能活动有赖于经脉所运行气血的温煦濡养以及经气的调节。经筋损伤，亦可直接或间接影响经脉畅通，阻碍气血运行，从而导致临床症状。

肝和心在调节情志方面密切相关。心主神志，为五脏六腑之大主，心藏神，乃精神活动的主宰；肝主疏泄，性喜条达而恶抑郁，藏血而舍魂。肝通过其疏泄功能对气机的调畅作用，可协助心调节情志活动，肝司疏泄之职正是调畅气机的体现。气和则血畅，精神乃治。《灵枢·本神》认为"随神往来者，谓之魂"。《类经》云："神藏于心，故心静则神清；魂随乎神，故神昏则魂荡。"说明"神"和"魂"之间相互依存，密切相关，进一步反映了情志活动主要受控于心，亦与肝密不可分。《素问·八正神明论》言"血气者，人之神"，《灵枢·本神》亦云"肝藏血，血舍魂"，"心藏脉，脉舍神"。"神"和"魂"均赖于血养，阴血充足，两者功能协调，才能精神饱满，情志舒畅。正常的情志活动以气血作为物质基础，离不开气血的充足及正常运行，而心主血、肝藏血及主疏泄为气血调节之枢，故人的情志活动与心肝关系密切。

足厥阴为肝，手厥阴为心包。心包者，亦包心也，是包绕心君的一个结构，故古称为"心主之宫城"。古人认为，心为君主之官，心不能受邪，心包代心受邪。所以，心包所承负的主要是护卫心的作用。肝为将军之官，其威用六极，平定诸乱，亦为护卫君主。由此亦见，手厥阴心包与足厥阴肝在其作用方面的联系是非常密切的。

4. 心肝病理相关

肝心在五行中属母子关系，母病及子时可见由肝火亢盛引起的心火偏亢，亦可见肝血虚日久，心血暗耗所致的心血亏虚，还可见肝阳不足，木不生火，寒邪直中心脉，发为心痛。

如陈士铎在《石室秘录·偏治》中言："人病心痛，不治心而偏治肝……肝属木，心包络属火，肝木生心火。治肝木之寒，则心火有养，而心包络之寒邪自散……若属肝火扰心，则应泻其肝木之旺，而去其郁热之火，不必救心包之焚而心包之火自衰矣。"

心肝两脏功能协调有赖于气血和顺。百病生于气，肝气郁结或不足，疏泄不利，筋脉拘急，心脉失调，血流受阻，则胸痹而痛；或气机不畅，影响津血运行，津聚血停而生痰生瘀，滞塞于心脉，心脉不通，发为痹痛，故见心膺部痛闷不舒。若肝血虚不能荣络，筋脉拘挛而致心痛。《灵枢·厥病》曰："厥心痛，色苍苍如死状，终日不得太息，肝心痛也。"明确指出心与肝在病理上相互影响。

心肝功能失调也出现相应精神活动方面的紊乱。肝气郁结，郁而火化，火热入心，扰动心神，而见到谵语、神昏等神乱之象。另一方面，心肝受血所养，当血不荣时，肝贮藏血液、调节血量功能失调，出现肝血虚之头晕目眩、爪甲失荣等症状，同时会影响心之血脉，出现心悸、失眠、健忘等心血虚之症。如气机不畅，影响水液代谢，或火热炼液成痰，痰气胶结，心神受蒙，则会出现神情痴呆、絮絮郑声、哭笑不休等神乱表现。

二、临床应用

1. 冠心病

陈士铎倡导"心痛治肝"之法，力主从肝治心及肝心并治。《石室秘录·偏治法》言："人病心痛，不治心而偏治肝……人病心痛，终年累月而不愈者，非心痛也，乃包络为心之膜，以障心宫，邪犯包络，则心必痛。包络名为膻中，乃心之臣也。相为贼所攻，君有不振恐者乎？臣辱则君忧，此心之所以痛而不宁也。然则宜治包络，何以必责之肝也？肝属木，包络属火，肝木生心火，治其肝木之寒，则心火有养，而包络之寒邪自散。况肝木之气既温，生心之余，必能来生包络，故不必救包络，而必先救肝。肝木得寒，则涩而不舒，散肝中之邪，即所以散包络之邪也。……盖包络之热，由于肝经之热也。泻其肝木之旺，而去其郁热之火，不必救包络之焚，而包络之火自衰矣。《石室秘录·双治法》又言："人病心痛，不可只治心痛，必须兼治肝……盖心气之伤，由于肝气之不足，补其肝，而心君安其位矣。"

孙建芝[14]遵循心痹从肝胆论治，以疏肝与柔肝为基本大法，其认为"七情之由作心痛"（《杂病源流犀烛·心病源流》），善用疏肝解郁法（常选柴胡疏肝散或逍遥散加减）、柔肝养心法（常选一贯煎加减）、清肝养心法（常选牡丹皮、栀子、生地黄、川楝子、麦冬、白芍药、丹参、郁金、酸枣仁等加减）治疗冠心病，效佳。

路志正教授认为冠心病心绞痛部分属"肝心痛"。肝心痛乃肝病及心，心肝二脏同病。肝胆失调为起病之因，心脉不畅，胸痹心痛乃为其果。故辨肝心痛，当首辨病位、脏腑与气血。临床分12型论治：①肝气郁结致心痛：有明显的情志不畅、心情抑郁或卒受过度精神刺激史，出现胸膺憋闷不适，胁肋胀痛苦满，脉弦或沉结。治以疏肝解郁法，方用柴胡疏肝散（《景岳全书》）加味：柴胡、枳壳（炒）、白芍、香附、川芎、甘草、郁金、元胡、鸡血藤、茯神、石菖蒲。②肝气横逆致心痛：表现为性情急，心烦易怒，心痛向胁部放射，或走窜疼痛，或遇怒突然胸膺剧痛，脉弦滑或弦紧。治以抑木降逆法，方用化肝煎（《景岳全书》）加味：青皮、陈皮、白芍、丹皮、栀子、泽泻、贝母、蒲黄、五灵脂、木瓜、降香、甘草。③肝火上炎致心痛：发作时胸闷疼痛，伴有烧灼感，面红目赤，眩晕耳鸣，便秘溲赤，舌红苔黄燥，脉弦数。治以泄肝降逆法，用泻青丸（《小儿药证直诀》）合小陷胸汤（《伤寒论》）加减：当归、川芎、冰片、山栀、大黄、羌活、防风、黄连、半夏、瓜蒌实。如肝经实热者，伴有血压升高，大便秘结等症，宜当归龙荟丸（《宣明论方》）加减：当归、龙胆草、芦荟、黄连、黄柏、大黄、黄芩、栀子、青黛、木香、麝香等。④肝火夹痰致心痛：肥胖体质，嗜食肥甘，喜饮酒浆，情怀抑郁，性格内向，聚湿酿痰，阻滞气机，肝失条达，而见胸胁隐痛或胀痛，可伴有长期血压高，且波动较大，面红气粗，头重如裹，舌质暗红，苔黄厚腻，脉弦滑或沉滑等。治以清肝化痰法，用小陷胸汤（《伤寒论》）加味：全瓜蒌、清半夏、黄连、青黛、石菖蒲、郁金、白僵蚕、天竺黄、胆南星、苏子等。⑤肝风内动致心痛：心痛频繁发作，伴见眩晕头痛，心烦气急，夜寐不安，面红目赤，血压升高，有将发中风或已发中风之表现。治以平肝潜阳息风法，用天麻钩藤饮（《中医内科杂病证治新义》）加减：天麻、钩藤、生石决明、川牛膝、桑寄生、杜仲、栀子、黄芩、益母草、朱茯神、夜交藤等。⑥肝肾阴虚致心痛：胸中疼痛，时感灼热，眩晕耳鸣，腰膝酸软，五心烦热，盗汗，舌红苔少，脉弦细数。治以补肝益肾法，方用一贯煎（《景岳全书》）加味：生地黄、北沙参、枸杞子、麦冬、山萸肉、丹皮、当归、白芍、白蒺藜、丹参、白僵蚕、炙龟板等。⑦肝血不足致心痛：心痛心悸，遇劳累则加重，夜来不寐，胁肋胀闷或隐隐作痛，筋脉瞤动，面色苍白，爪甲不荣，头晕目眩，脉细弱或结代，舌淡苔白等。治以滋补肝血，缓急止痛，方用补肝汤（《医宗金鉴》）合芍甘汤加减：当归、川芎、熟地黄、白芍、炒枣仁、丹参、西洋参、山萸肉、鸡血藤、炙甘草等。⑧气滞血瘀致心痛：心胸胀满憋闷，心前区阵发性绞痛或刺痛，遇情志不舒加重，血液黏质度增高，血流缓慢，舌质暗紫，有瘀斑，脉沉涩或结代。治以疏肝解郁、活血化瘀法，方用复元活血汤（《医学发明》）加味：柴胡、天花粉、当归、红花、甘草、山甲珠、大黄、桃仁、制乳没、三七粉、沉香末等。⑨肝寒血凝致心痛：心痛发作与长期贪凉感寒有关，或阳气不足，或寒邪直中厥阴而发病。治以暖肝散寒、温通止痛法，方用暖肝煎（《景岳全书》）加味：肉桂、小茴香、茯苓、乌梅、枸杞子、当归、沉香、生姜、白蒺藜、紫丹参等。寒邪直中者，宜当归四逆汤（《伤寒论》）加味：当归、桂枝、白芍、细辛、炙甘草、通草、大枣、吴茱萸、薤白、檀香等。寒闭心痛甚者加用苏合香丸。阳虚欲脱者，参附汤合生脉散加味：人参、附片、麦冬、五味子、黄精、鹿茸、炙甘草、生龙牡等。⑩肝脾（胃）不和致心痛：心痛常在饭后发作或加剧，或餐后出现发作性心律紊乱，纳谷呆滞，胸脘满闷，胁肋胀痛，嗳气呃逆，舌胖苔白或腻，脉弦缓。治以调肝理脾（胃）法。肝气犯胃者用抑木和中汤（《医醇賸义》）加减：当归、青皮、白蒺藜、郁金、陈皮、苍术、白术、厚朴、木香、砂仁、茯苓、佛手、檀香等。若肝郁脾虚者，宜逍遥散（《太平惠民和剂局方》）加味：柴胡、白术、白芍、当归、炙甘草、茯苓、薄荷、煨姜、砂仁、广木香、党参等[15]。

名医验案

路志正肝心痛验案

简某，男，56岁，干部。1990年3月12日初诊。

发作性胸闷胸痛已5年，经某医院诊为"冠心病""心绞痛。"今晨因事未从心愿而急躁恚怒，突觉胸膺憋闷疼痛，心慌，头晕头痛，左半身麻木，大便干燥。舌质红，苔稍黄，脉弦数。查心电图提示：心率94次/分，S-T段下移，T_{V3}倒置，T_{V5}低平。血β-脂蛋白670mg/dL，胆固醇386mg/dL。血压22.7/14.7kPa。诊断为冠心病（心绞痛）、高血压病。中医辨证为肝心痛。证属肝阳暴张，虚风内动所致。治宜平肝潜阳，凉肝息风，以天麻钩藤饮加减。

天麻10g，钩藤15g（后下），僵蚕10g，生石决明30g（先煎），珍珠母30g（先煎），山栀6g，天竺黄10g，益母草9g，生大黄6g（后下），牛膝10g，茯神10g。

服药3剂，发作次数减少，左半身恢复正常，血压20/13.3kPa。上方去大黄、珍珠母，加降香6g（吞下），石菖蒲9g，连服6剂，心痛发作得到控制，血压18.7/12kPa，改用疏肝理气、活血通脉法。

柴胡10g，当归10g，桃仁10g，制乳没各3g，丹参15g，全瓜蒌15g，降香6g（后下），白僵蚕9g，石菖蒲6g，郁金10g。

　　后以上方随症加减，选用天麻、土元、地龙、枳实、沉香等，续服 30 余剂，自觉无异常，心电图大致正常。［路志正．肝心痛证治．北京中医，1994，（1），17－20.］

　　2. 心律失常

　　心律失常在中国医学中属"心悸""怔忡"范畴，在证候上则以"心动悸、脉结代"表现为主。病因较为复杂，究其原因，以虚实兼夹为多见，且常有情志刺激、劳倦等诱发因素。《医学正传》云："夫怔忡惊悸之候，或因怒气伤肝，或因惊气入胆，母能令子虚，因而心血为之不足，又或遇事繁冗，思想无穷，则心君亦为之不宁，故神明不安，而怔忡惊悸之证作矣。"提示"怔忡惊悸"虽病位在"心"，但与"肝"密切相关。

　　赵颖等通过对 96 例室性期前收缩患者运用自拟的舒肝复律汤（柴胡 12g，水蛭 6g，香附 10g，郁金 10g，麦冬、炒砂仁各 30g，炙甘草 10g）辨证加减与 94 例对照治疗组（口服普罗帕酮治疗 150mg）观察对比发现，舒肝复律汤对肝体失养、疏泄不利、肝气郁滞等证型的室性期前收缩均有较好疗效，总有效率达 86%（对照组为 63%）[16]。梁东辉认为，肝失疏泄，气机失调所致的心律失常很常见。肝失疏泄可致痰、火、瘀、虚等多种病理状态而致心悸不宁，故临证当心肝同治，常以疏肝解郁、调理气血为主，兼治痰、火、虚、瘀。具体治法：①疏肝理气、安神止悸法，方用柴胡疏肝散加减，可加用丹参、郁金、合欢皮、合欢花等；②清肝泻火、豁痰宁心法，方用柴胡加龙骨牡蛎汤或黄连温胆汤加减；③疏肝健脾、养血定悸法，常以归脾汤合生脉散加减；④疏肝活血、养心安神法，常以血府逐瘀汤、桃红四物汤化裁；⑤滋阴养血、益气复脉法，常用炙甘草汤加减。临证常见患者兼有脾虚肝郁者，可酌加疏肝解郁、理气宽胸醒脾之品，如木香、川芎、郁金等[17]。

名医验案

朱进忠心律失常验案

于某，女，42 岁。

两年多以前，在工作过程中，突然出现心烦心悸，心前区憋闷，急查心电图发现有 T 波倒置、期前收缩、心房纤颤，即刻住院进行治疗。经过会诊，诊为冠心病、期前收缩、心房纤颤。住院后，先以西药进行治疗，半年不效，后又配合中药冠心二号方、栝蒌薤白白酒汤加减，治疗 1 年多，仍然无明显效果。细审其证，见头晕目眩，心前区憋闷，隐隐作痛，心烦心悸，气短乏力，口苦咽干，纳呆食减，舌苔薄白，脉弦滑结，偶见代脉。综合脉症，并参考前医所用方药效果后，反复考虑，此乃肝郁气滞，痰热不化所致也。拟疏肝理气，化痰散结，用小柴胡汤加味。

处方：柴胡 10g，半夏 10g，黄芩 10g，党参 10g，甘草 10g，生姜 5 片，大枣 5 个，瓜蒌 15g。

服药 5 剂后，胸满胸痛，心烦心悸，头晕目眩，气短乏力，食欲不振等均明显好转，精神大增。某医见其药效甚佳，问之曰：何如此之效也？《伤寒论》云：脉结代，心动悸，炙甘草汤主之，此病为何不用炙甘草汤？答曰：结脉在疾病性质上有虚实之分，虚者可用炙甘草汤，实者则不可用，若实者之因气滞者应理气，瘀血者当活血，痰滞者当化痰，此病脉见滑结，乃痰气郁结所致，故以化痰理气治之。至于为什么用栝蒌

薤白白酒汤加减无效，我认为其病主要在肝胆而不在肺心，栝
蒌薤白白酒加减方乃治肺心之剂，而非治肝之品，故不效，正
如喻嘉言所说，不明脏腑经络，开口动手便错，即此意耳。继
服 10 剂，除以上诸症好转外，脉间歇次数亦由每分钟三四次，
减为每小时五六次。后因某些特殊原因，患者改用逍遥散加减
治之，服药 5 剂后，诸症又加剧，不得已，又改用上方治之，
服药 60 剂后，诸症消失，心电图亦恢复正常。

　　按：心悸之从肝治者，即使均见肝郁气滞之证，亦应分其
夹痰、夹血虚、夹气滞而分别论治，否则往往事倍功半。［朱
进忠．朱进忠老中医难病奇治经验．太原：山西科学技术出版
社，2016.］

　　3. 失眠

　　失眠虽属心神疾病，但患者起病多具有不同程度的情志内
伤史，《张氏医通》曰："平人不得卧，多起于劳心思虑，喜
怒惊恐。"肝是主情志的重要脏腑，具有疏达气机，调畅情
志，藏血而舍魂的生理功能。情志不舒，气机郁滞，血行不
畅，或暴怒伤肝，气郁化火伤阴，或肝经血虚，魂不守舍，皆
可影响心神，导致神不安宁而病不寐。因而宋代许叔微《普
济本事方·卷一》云："平人肝不受邪，故卧则魂归于肝，神
静而得寐。今肝有邪，魂不得归，是以卧则魂扬若离体也。"
故从肝入手调治是治疗失眠的重要思路与方法。

　　滕晶等认为情志所伤、心神不安是失眠形成的重要病因病
机。以心肝合治法治疗失眠，分五型论治：①心肝气郁证，
方选柴胡疏肝散加减。②心肝血瘀证，方选血府逐瘀汤加
减。③肝火扰心证，方选龙胆泻肝汤加减。④心肝血虚证，

方取四物汤合酸枣仁汤加减。⑤阴虚火旺证，方选滋水清肝饮加减[18]。

名医验案

何念善不寐验案

买某，女，54 岁，维吾尔族。初诊时间：2019 年 1 月 22 日。

入眠困难 1 个月。

入眠困难，多梦易醒，偶有心慌心悸，烦躁，乏力，多汗，饮食、二便尚可，表情抑郁，形体正常，面色微黄。舌红苔白，脉弦细。

西医诊断：睡眠障碍。

中医辨证：不寐。

治法：补肝活血，宁心安神。

处方：柴胡 15g，黄芪 50g，丹参 20g，川芎 15g，葛根 30g，龙骨 30g，牡蛎 30g，首乌藤 50g，半夏 10g，远志 15g，地黄 20g，太子参 15g，甘草 6g，黄芩 12g，浮小麦 30g，郁金 15g，磁石 30g，酸枣仁 30g。7 剂，水煎服。

医嘱：慎食辛辣凉食，畅情志，勿过劳。

二诊：服上方入眠困难、多梦易醒及多汗减轻，心慌心悸消失。上方去远志、郁金，加麦冬 20g，五味子 12g。7 剂，水煎服。

按语：本例肝气虚衰，肝用不足，肝气失于疏泄、藏血，气不行血，气血失调，魂神不安，而发失眠。笔者喜用黄芪，张锡纯《医学衷中参西录》说："肝属木而应春令，其气温而性喜条达，黄芪性温而上升，以之补肝，原有同气相求之妙用。"张锡纯明确表述了黄芪具有补益肝气之功效。故方中重用黄芪，以柴胡、郁金、黄芩疏木达郁，清泻肝经热邪。丹参、川芎、地黄、酸枣仁、首乌藤滋肝阴，补血活血。生龙牡、夜交藤、磁石滋阴潜阳，宁心安神。复诊加生脉散益气养阴止汗。

焦树德失眠验案

汪某，男，36岁，北京某医院胸外科医生。初诊日期：1967年12月17日。

彻夜不眠已3~4天。

患失眠症已数年，因每晚均服安眠药，渐致服一般安眠剂如"眠尔通"等均无效，而改服水合氯醛，并且用量亦渐渐增大，常常一次服用超过一般用量的数倍，习以为常，大便经常溏泄。参加卫生部赴西北医疗队到甘肃后，仍每晚服用水合氯醛等安眠药。近6~7天来因做手术多，工作过于劳累，精神紧张，故虽服大量安眠药也是通宵不能入睡。最近2~3晚每于睡前一次服10%水合氯醛液100mL，也不能入睡，反而烦躁不能静卧，时而从床上下来，在地上蹲一会儿，时而开门站着吹吹风，时而到门外走一走再回来，总之，一夜不能卧、不能眠，眩晕，不思食，大便一日6~7次。心慌，心跳（有时达140/分），性情烦躁。为此特由集体宿舍搬到旅馆住单人房间已数日。

望诊：发育正常，营养一般，神情紧张。舌苔白，略乏津液。

闻诊：言语清楚，声音正常。

切诊：腹诊未见异常。脉沉细滑数，右尺弱。

辨证：肝为罢极之本，因过度疲劳而彻夜不寐，性情急躁，头目眩晕，知为肝阳偏旺，阴阳失调，阳不入于阴中所致。肝旺害脾，则不思食，且大便溏泄。后天失养，生化乏源，而见脉细血虚，血不荣心，再兼用心过度，致心神不守，而严重失眠，且见心慌心跳。右尺脉弱为肾阳不足，肾阳虚不能温煦中焦，中湿不化，不但加重大便之溏泄，而且影响心肾之相交，亦加重失眠。综观脉症，诊为肝阳偏旺，心神不守，脾肾两虚所致的失眠。

治法：平肝潜阳，养心安神，健脾和中。

处方：生石决明30g（先煎），生龙骨15g（先煎），生牡蛎15g（先煎），生赭石25g（先煎），炒枣仁15g，朱远志9g，朱茯神12g，杭白芍9g，生白术9g，清半夏9g，北秫米9g，明天麻6g，双钩藤15g，炙甘草4g。1剂。

方义：方中生石决明养肝阴、潜肝阳，生龙牡潜阳安神，生赭石重镇平肝并能安神，为主药。炒枣仁敛神养心，朱远志交通心肾以安神，朱茯神养心安神并能益脾，杭白芍柔肝益脾，为辅药。清半夏配北秫米和中益脾而安神，生白术配炙甘草健脾益气，为佐药。双钩藤、明天麻平肝息风，为使药。诸药合用，共成平肝潜阳、养心安神、和中健脾之剂。

二诊（12月18日）：药后夜间能静卧，据其爱人说曾睡了一会儿，昨晚服中药，只吃眠尔通两片，未服水合氯醛。大便次数增多，一日约10次，但精神好转，头晕减轻。舌苔化薄了一些。再以前方加减。

处方：生石决明15g（先煎），煅龙骨15g（先煎），煅牡蛎 15g（先煎），朱远志 9g，朱茯神 12g，清半夏 9g，北秫米 9g，杭白芍 9g，炒白术 9g，明天麻 6g，双钩藤 15g，炒枣仁 12g，炮姜 3g，炙甘草 6g，诃子 9g，煨葛根 6g。1 剂。

三诊（12 月 19 日）：已能安卧，大便一日 3 次，夜间能睡一会儿，食欲增加。未服西药安眠剂亦能入睡，自觉身体有恢复，已与在北京时差不多了。舌、脉同上次，再以前方加减。

处方：煅龙骨 15g（先煎），煅牡蛎 15g（先煎），朱远志 9g，朱茯神 12g，炒白术 9g，党参 9g，白芍 9g，肉豆蔻 9g，诃子 9g，煨葛根 6g，补骨脂 9g，肉桂 2.5g，炙甘草 5g，钩藤 15g。2 剂。

四诊（12 月 21 日）：日夜均能安卧，每夜能睡 2～3 小时，已停服一切西药安眠剂，自动搬回医疗队集体宿舍来住。食欲好，大便一日 5 次，头脑清楚。舌苔已全部化完，脉神见静，已无弦数之象，略滑细。

处方：煅龙骨 15g（先煎），煅牡蛎 15g（先煎），朱远志 9g，朱茯神 9g，炒枣仁 12g，北秫米 9g，炒白术 9g，生白芍 15g，党参 9g，补骨脂 9g，五味子 3g，煨葛根 6g，诃子 9g，炮姜 5g，炙甘草 5g。2 剂。

五诊（12 月 23 日）：睡眠已稳，精神、食欲均佳，虽已多日不服西药安眠药，仍能一次睡眠 3 小时左右，其他时间亦能静卧休息。仍投上方 3 剂，以巩固疗效。

此后精神、食欲均佳，能正常工作。［焦树德．焦树德从病例谈辨证论治．北京：中国医药科技出版社，2017．］

第四节　心病从脾论治

一、理论基础

1. 心脾经络相连

心经与脾经相接于心中，如《灵枢·经脉》曰："脾足太阴之脉，起于大趾之端……入腹属脾，络胃，上膈，挟咽，连舌本，散舌下。其支者，复从胃别上膈，注心中。"又云："脾之大络，名曰大包，出渊腋下三寸，布胸胁。"又言："足太阴之筋，结于肋，散于胸中。"说明脾的支脉，上联于心，脾之络脉、经筋亦分布于心系所主区域。心与脾也通过胃之经别相联系，如《灵枢·经别》曰："足阳明之正，上至髀，入于腹里属胃，散之脾，上通于心，上循咽出于口。"心与脾是以脾胃之支脉、络脉、经筋、经别等密切关联着的，气血阴阳相通，互相影响。

2. 心与脾在五行为"相生"

心五行属火，脾五行属土，火生土，心和脾是母子相生的关系。脾胃腐熟水谷、运化万物，需要得心火的温煦，方能生化不息。而脾胃为气血生化之源，心之气血的充盈与否又与脾胃的运化功能密切相关。若子病及母或子盗母气均可因脾胃功能失调而波及心脏。

3. 心脾生理特性与功能相关

脾为后天之本，气血生化之源，并主运化、升清、统摄血液。脾胃正常运化，腐熟水谷，化生精微，是人体一切生命活动得以维持以及气血津液生化的先决条件。正如《医宗必读》所说："一有此身，必资谷气，谷入于胃，洒陈于六腑而气至，和调于五脏而血生，而人资之以为生者也，故曰后天之本在脾。"心主血脉，心之血脉盈亏与正常运行依赖于脾胃运化的水谷精微而生成。如《灵枢·营卫生会》云："人受气于谷，谷入于胃，以传于肺，五脏六腑，皆以受气，其清者为营，浊者为卫，营在脉中，卫在脉外。"《灵枢·本神》云："脾藏营。"《灵枢·邪客》云："营气者，泌其津液，注之于脉，化以为血。"《灵枢·营气》说行于脉中的营气为"从脾注心中"。心脏依靠脾胃的生化奉养，方能血脉充盛。心主神志，血液则是神志活动的重要物质基础。脾胃运化功能正常，机体气血充足，则神志得安。脾气能够统摄血液，脾气旺盛，则血液只能行于脉中，不致妄行。因此心主血脉与脾主统血在血液的运行方面都起到重要的作用，心气的推动与脾气的统摄相辅相成，是血行于脉的重要生理基础。脾胃生理功能正常是心脏维持正常运行之强有利保障。正如《杂病源流犀烛·脾病源流》云："脾也者，心君储精待用之府也。"

4. 心脾病理相关

饮食不节、劳倦或思虑过度都会伤脾，脾胃虚弱，一方面运化水谷精微之功能失常，气血生化乏源，造成心之气血阴亏。阴血不足，心神失养；宗气失养，不能贯心脉，心气不足，血脉不畅。气虚日久，必损及阳，不能温煦心脉，出现心脾阳虚证候，阳虚寒凝，血脉不通，导致瘀血内停；阴虚则火旺，火扰心神，心神不宁，则心主血脉的功能失常，出现结、代之脉象。另一方面，脾运化水湿的功能失常，津液不归正化，水溢肌肤则水肿，上凌心肺则心悸、喘咳；聚湿生痰，痰湿阻滞，心脉不畅。痰湿同时又可阻滞气机，从而加重气滞，导致气滞血瘀。另外，心气不足，推动无力，血行不畅，亦可造成气虚血瘀。

心火下交于肾，使肾水不寒，肾水上济于心，使心火不亢，而呈心肾交泰之常。脾胃位居中焦，乃气机升降之枢纽，若脾胃枢机不利，亦可导致心肾不能相交，致心肾俱病。

二、临床应用

1. 冠心病

冠心病是临床常见的心血管疾病，属于中医学"胸痹""心痛"等范畴。《灵枢·厥病》言："厥心痛，痛如以锥针刺其心，心痛甚者，脾心痛也。"强调心与脾之间疾病上的联系。调理脾胃治疗心痛，最早见于《灵枢·杂病》："心痛，腹胀，啬啬然，大便不利，取足太阴。"汉代张仲景开创了运用药物从脾胃论治胸痹的先河。如《金匮要略·胸痹心痛短气病脉证并治》指出："胸痹，心中痞气，气结在胸，胸满，胁下逆抢心，枳实薤白桂枝汤主之，人参汤亦主之。""胸痹，胸中气塞，短气，茯苓杏仁甘草汤主之，橘枳姜汤亦主之。"人参汤（即理中汤）、橘枳姜汤等方是从中焦脾胃治疗胸痹的。唐代孙思邈《备急千金要方》云："心劳病者，补脾以益之，脾旺则感于心矣。"也体现"从脾治心"的治疗理念。金元时期的李东垣，在《脾胃论》中指出："夫饮食入胃，阳气上行，津液与气，入于心，贯于肺……今饮食损胃，劳倦伤脾，脾胃虚则火邪乘之，而生大热，当先于心分补脾之源。"

主张用补脾胃泻阴火升阳汤调理脾胃，以治心病之源。清代程国彭的《医学心悟》记载了用归脾汤"治气血虚弱，以致心痛"。

路志正教授认为，脾的功能失调影响于心所致的心痛称为脾心痛。此病虽在心，实则由脾功能失常所引起。相当于冠心病心绞痛伴有脾虚症状者。临床分为7种证型：①心脾两虚：症见心中隐痛或刺痛，心悸气短，食少纳呆，失眠多梦，面色无华，便溏，舌淡，脉细弱。治以益气健脾，补血宁心，药用黄芪、太子参、白术、茯苓、木香、当归、枣仁、丹参、炒谷麦芽等。②宗气匮乏：症见心中隐痛或闷痛，纳呆乏力，食后腹胀，面色萎黄，舌淡苔白，脉缓无力。治以补益宗气，健脾和胃，药用黄芪、人参、白术、茯苓、半夏、山药、木香、砂仁、丹参、炒枳壳、升麻等。③脾虚湿困：症见心中闷痛，脘腹痞满，纳呆，头目昏蒙，口干不欲饮，舌苔滑或腻，脉濡缓或滑缓。治以芳香化浊，和胃降逆，药用藿香、藿梗、荷梗、茯苓、苍术、白术、清半夏、厚朴花、杏仁、薏仁、枳实、生谷麦芽等。④痰热壅阻：症见心中窒闷而痛，纳呆泛恶，口干口苦或口黏，面色晦暗，精神委顿，大便黏滞不爽，舌红苔黄腻，脉弦滑。治以清热涤痰，和胃降逆，药用清半夏、竹茹、茯苓、旋覆花、厚朴、枳实、杏仁、薏苡仁、黄连、石菖蒲、郁金等。⑤脾胃虚寒：症见胸中闷痛，背寒肢冷，口淡纳呆，大便稀溏，舌淡，脉迟缓。治以温中祛寒，通阳散结，药用瓜蒌、半夏、干姜、桂枝、人参、白术、茯苓、高良姜、肉豆蔻等。⑥肝气犯脾：症见心中闷痛或刺痛，脘腹胀痛，连及两胁，嗳气，情绪急躁易怒，每因情绪不畅而心痛加重，脉弦或结代。治以疏肝解郁，健脾通络，药用当归、白芍、柴胡、佛手、八月札、香附、木香、丹参、枳实、川芎等。⑦脾肾阴虚：症见心中隐痛或刺痛，知饥不食，口燥咽干，饮不解渴，大便干燥，腰膝酸软，烘热汗出，心烦不寐，舌红少苔，脉细数。治以滋阴补脾肾，养胃生津，药用太子参、麦冬、沙参、黄精、女贞子、旱莲草、生石膏、淡竹叶、焦栀子、川牛膝、柏子仁等[19]。

名医验案

路志正脾心痛验案

患者，女，50岁，汉族，已婚，北京市人。

既往有胃病史多年，近两年来渐感左胸前不适，经心电图等检查诊断为冠心病。1周前因劳累、情志不畅而突发左胸刺痛难忍，伴头晕气短，恶心欲吐，乏力欲倒，经医院急救后，虽已脱险，但胸痛日发3~4次，经用西药控制不理想，而求诊于中医。就诊时症状：心痛日作，胸闷气短，口干纳呆，心烦易怒，大便干结，舌尖红，舌体胖有齿痕，苔薄白，脉细数。心电图示胸前导联ST-T改变。本例素体脾胃虚弱，运化无力，气虚血少，心脉失养，久之发生心痹，因劳累、情志不畅而发作。证属心脾两虚，气阴不足，夹有虚热。治以补脾益心，通络止痛。

处方：太子参12g，黄芪15g，桂枝1.5g，丹参15g，黄精12g，天冬12g，麦冬12g，小麦15g，炒柏子仁15g，石菖蒲10g，郁金12g，枳实12g，生牡蛎30g（先煎）。

药后胸痛发作明显减轻，继服药14剂，心痛消失，心电图各导联明显改善。

本案心痛发作因心脾两虚，心脉失养，虚火内扰所致。故以太子参、黄芪健脾益气；黄精、天冬、麦冬、柏子仁、小麦、生牡蛎养阴生津，安神宁心；用石菖蒲、郁金开郁宣痹；枳实理气通便，并助运化；恐久病入络，以丹参与少量桂枝合用，取通阳和络之意。诸药合用，既有补脾益气、养心安神之功，又有养阴清热、通络止痛之效，故药到心痛即止。［苏凤哲，冯玲，刘喜明，等．脾心痛证治——路志正教授学术思想探讨．世界中西医结合杂志，2010，5（7）：564 – 566.］

2. 心律失常

黄春林教授[20]认为"心脾不分家"，心血管疾病与脾胃病密不可分，从脾入手治疗心悸。治本在于杜绝痰湿滋生之源，固宗气之旺盛，治标则当祛痰散结，配合理气健脾，具体从健脾治本、祛痰治标、理气为辅三方面入手治疗。

李振华教授[21]认为，脾失运化是室性早搏的基础。心脏跳动的正常节律依赖脾脏运化功能的正常，室性早搏的发生表现在心，但与脾胃功能失调密切相关。因此，治疗上应健脾益气补其本，化痰通络治其标，以使脉律复常，此"心脾同治"之法。

名医验案

李振华频发室性早搏验案

患者，女，48 岁，2010 年 5 月 25 日初诊。

间断心慌不适 1 年余。

患者于 2009 年 3 月因劳累出现心慌不适，后进行心电图及动态心电图等检查示频发室性早搏，服用西药疗效不佳，于2010 年 5 月前来本院就诊。症见：心悸，气短，脘腹不适，下肢沉困，头晕，便溏，舌质暗淡，舌体胖大，边有齿痕，脉弦滑。体格检查：体温正常，血压 130/75mmHg，心率 88 次/分，律不齐，心界无扩大。血常规、生化检查、心脏彩超、冠脉双源 CT 检查均正常。24h 动态心电图诊断为频发室性早搏，5328 /24h，有时呈二联律。

西医诊断：心律失常。

中医诊断：心悸，证属痰湿阻滞，心脉不畅。

治法：健脾益气，豁痰化瘀。

处方：党参 15g，白术 10g，茯苓 15g，橘红 10g，半夏 10g，节菖蒲 10g，远志 10g，炒枣仁 15g，枳壳 10g，厚朴 10g，木香 8g，桂枝 6g，当归 10g，丹参 15g，甘草 3g。10 剂，水煎服。

服药后胸闷疼痛、心悸、气短头晕、下肢沉困等症状均减轻，早搏减少。守方继服 10 天，自觉症状及早搏消失，24h 动态心电图检查窦性心律，室性早搏 35/24h。随访 3 个月，无心慌不适等症状。

按语：方取四君子汤，以党参、白术、茯苓、炙甘草健脾益气，渗利水湿；橘红、旱半夏、枳壳、厚朴燥湿化痰，理气降逆；桂枝温阳通脉，使血气流通，则脉始复常；当归、丹参通行血脉，养血安神；节菖蒲、远志、炒枣仁化湿透窍，安神定悸；木香理气醒脾，使补而不滞。全方共奏健脾益气、养心安神、温阳通络、燥湿化痰、疏调气血之效。方证挈合，故能获效于数剂之间，充分体现心脾同治法在室性早搏中的治疗作用。［韩景辉. 国医大师李振华心脾同治法治疗功能性室性早搏经验. 中医研究，2011，24（6）：61 - 62.］

3. 心衰

田芬兰教授提出了"从脾论治心病"的理论，因此创立了心病发病的"脾胃轴心，痰瘀互结，五脏相关学说"。其中"顾护脾胃"的思想对慢性心衰的治疗及预防、康复有着重要的意义。田教授认为脾运失健是慢性心力衰竭发生发展的关键环节，也是瘀血、水饮等病理产物产生的主要原因。治疗上当从温阳益气、健运脾胃角度入手，使宗气得充，心气得养，脾胃健运，则气血调和，正复邪去，血瘀水饮之邪亦自化，从而达到防变、逆转之目的。心衰病程较短而阳气不足者，脾阳虚为主，治当温脾；病程较长而阳气衰微者，肾阳虚为主，治宜温肾；脾肾两虚者，宜双补，助阳则阳生阴长，精血自沛，阴津自复。田老补脾阳善用四君子汤加减，温肾阳喜用四逆汤加减。善用炮姜、砂仁等药温脾阳，附子、肉桂等温肾阳[22,23]。

名医验案

田芬兰心衰验案

马某，男，65 多。2012 年 11 月 29 日初诊。

症见喘促，动则喘甚，心悸，纳差，畏寒肢冷，双下肢浮肿，口干欲热饮，大便 3 ~ 4 日一行，尿少，舌淡暗，苔白，脉数。诊为心衰。

附片 4g，细辛 3g，蜜麻黄 4g，黄芪 22g，茯苓 30g，山药 20g，砂仁 14g，北沙参 20g，白术 16g，墨旱莲 20g，女贞子 20g，防己 6g，冬瓜皮 30g，三棱 6g，玉竹 16g，黄精 20g，牛膝 12g，炮姜 3g。10 剂，水煎服，每天 1 剂。

二诊：喘促、畏寒肢冷好转，尿量增多，纳可，下肢浮肿减轻，但觉口干咽干，腹胀，大便干，活动后微喘心悸，舌淡暗，苔白略干，脉沉。田师认为此为热药过多伤及胃阴，胃失和降所致。故原方去附片、细辛、蜜麻黄，加用肉桂10g以治胸阳不振，莱菔子20g以治腹胀，10剂，水煎服，每天1剂。

三诊：喘促、心悸、口干咽干、腹胀、下肢浮肿等症均消，活动自如，二便调，舌淡，苔薄白，脉滑。田师认为诸症已解，当去除利水及辛热之品，酌加滋阴养血之品，以达到"阴中求阳"之目的。故原方去三棱、炮姜、莱菔子，酌加麦冬20g，当归15g。

谨守病机，服药共10剂，症状完全消失。

按：田师认为，"治病必求于本"，脾胃为后天之本，脾肾阳虚则水湿运化不利，水饮上凌于心，故发喘促、心悸、肢肿等心衰的症状，顾护胃气，补益脾气，贯穿在整个治疗的始终。心衰患者也应重视阳气的顾护，应益气温阳以振奋心阳，同时酌加利水之品以祛除水湿，防止湿邪困脾，治疗后期可加用滋阴养血之品，以防辛热利水之剂过分耗伤其阴精和血液。
[张建平，张红霞，杜武勋，等. 田芬兰教授从脾论治心力衰竭经验. 湖南中医杂志，2013，29（5）：30-31.]

参考文献

[1] 王建伟，郑书敏，王学工. 中医从肺论治冠心病心绞痛理论研究进展. 河北中医，2018，40（8）：1276-1280.

[2] 张毅，范平. 冠心病从肺论治探析. 山东中医杂志，1998，17（6）：243-244.

[3] 陈萍. 刘桂延从肺论治冠心病心绞痛经验拾粹. 实用中医内科杂志，2002，16（2）：52-53.

［4］孙浩．冠心病从肺论治验案4则．江苏中医药，2011，43（3）：56－57.

［5］苏凤哲，冯玲，刘喜明，等．肺心痛证治——路志正学术思想探讨．中医临床研究，2010，2（14）：1－2.

［6］林寿宁．林沛湘从肺论治心律失常经验．广西中医药，1994，17（1），26－28.

［7］许明余．病毒性心肌炎从肺论治．安徽中医临床杂志，1997，9（5），265－266.

［8］刘弼臣，郝珍．从肺卫论治小儿病毒性心肌炎的经验．中国医药学报，1990，5（2），44－46.

［9］张伟，张艳，王军，等．基于"心病治肺"浅谈慢性心力衰竭的治疗．中医学报，2021，36（5），941－944.

［10］吴华芹，王新建，胡元会．从肺论治心力衰竭经验探析．中西医结合心脑血管病杂志，2018，16（18）：2736－2738.

［11］周铭心，巩新城．心病治肾——张绚邦教授学术思想初探．新疆中医药，1993，13（3）：43－46.

［12］郭文勤，陈子扬，郭茂松．再论冠心病表现于心根源于肾．北京：第二届国际中医心病学术研讨会，2005.

［13］路志正．肾心痛辨治．中国中医药信息杂志，2000，7（4），5－7.

［14］朱明军，王振涛．孙建芝教授从肝论治冠心病经验．河南中医，2003，23（1）：20－21.

［15］路志正．肝心痛证治．北京中医，1994（1），17－20.

［16］赵颖，杨文丽．舒肝复律汤治疗室性期前收缩疗效观察——附96例报告．新医学，2007，38（5）：342－343.

［17］梁东辉．心病从肝论治的理论及临床应用．环球中医

药，2015，8（11）：1401-1403.

[18] 滕晶，张继香. 谈失眠从心肝论治. 山东中医杂志，2005，24（1）：6-7.

[19] 苏凤哲，冯玲，刘喜明，等. 脾心痛证治——路志正教授学术思想探讨. 世界中西医结合杂志，2010，5（7）：564-566.

[20] 钟言，梁蕴瑜，李新梅. 黄春林心脾同治治疗心悸经验介绍. 新中医，2019，51（12）：355-356.

[21] 韩景辉. 国医大师李振华心脾同治法治疗功能性室性早搏经验. 中医研究，2011，24（6）：61-62.

[22] 张建平，张红霞，杜武勋，等. 田芬兰教授从脾论治心力衰竭经验. 湖南中医杂志，2013，29（5）：30-31.

[23] 张红霞，曹旭焱，林杨. 田芬兰教授培土制水法治疗慢性心力衰竭辑要. 天津中医药，2019，36（1）：13-14.